148 Anaesthesiologie und Intensivmedizin
Anaesthesiology and Intensive Care Medicine

vormals „Anaesthesiologie und Wiederbelebung"
begründet von R. Frey, F. Kern und O. Mayrhofer

Herausgeber:
H. Bergmann · Linz (Schriftleiter)
J.B. Brückner · Berlin   M. Gemperle · Genève
W.F. Henschel · Bremen   O. Mayrhofer · Wien
K. Peter · München

Regionalanaesthesie

Ergebnisse des
Zentraleuropäischen Anaesthesiekongresses
Berlin 1981
Band 1

Herausgegeben von J.B. Brückner

Mit 125 Abbildungen und 43 Tabellen

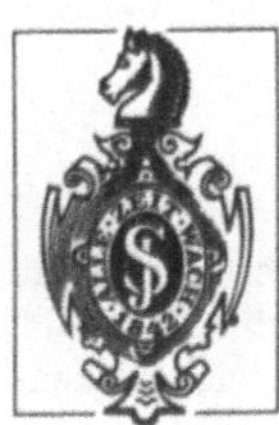

Springer-Verlag
Berlin Heidelberg New York 1982

Prof. Dr. Jürgen B. Brückner
Institut für Anaesthesiologie der
Freien Universität Berlin
Klinikum Charlottenburg
Spandauer Damm 130
D-1000 Berlin 19

ISBN-13: 978-3-540-11744-5   e-ISBN-13: 978-3-642-68705-1
DOI: 10.1007/978-3-642-68705-1

CIP-Kurztitelaufnahme der Deutschen Bibliothek
Regionalanaesthesie / Zentraleurop. Anaesthesiekongreß 1981, Berlin,
,,ZAK 81''. J.B. Brückner. — Berlin; Heidelberg; New York: Springer, 1982
(Anaesthesiologie und Intensivmedizin; Bd. 148)

NE: Brückner, Jürgen B. [Hrsg.]; ZAK <1981, Berlin, West>; GT

Satz: Schreibsatz-Service Weihrauch, Würzburg

Vorwort

Dieser Band faßt die Vorträge und Ergebnisse der wissenschaftlichen
Ausstellung (Postersession) zum Thema „Regionalanaesthesie" zusammen, die auf der 17. Gemeinsamen Tagung der Österreichischen
Gesellschaft für Anaesthesiologie, Reanimation und Intensivtherapie, der Schweizerischen Gesellschaft für Anaesthesiologie und
Reanimation sowie der Deutschen Gesellschaft für Anaesthesiologie
und Intensivmedizin − Zentraleuropäischer Anaesthesiekongreß −
vom 15. bis 19. September 1981 im Internationalen Congress
Centrum (ICC) in Berlin gehalten wurden.

Die Regionalanaesthesie hat in der letzten Dekade eine wichtige und bemerkenswerte Renaissance gehabt. Die vor vielen Jahren
entwickelten Methoden wurden überprüft und unter Verwendung
neuer Medikamente weiterentwickelt. Die Definition der speziellen
Indikationen für Risikopatienten macht Fortschritte.

Um dem interessierten Leser einen Überblick über den aktuellen
Stand der Forschung auf diesem Gebiet zu geben, haben wir deshalb die auf dem Kongreß aus organisatorischen Gründen verstreu-
ten Beiträge zu diesem Hauptthema zusammengefaßt.

Im einzelnen handelt es sich um die Manuskripte der Vorträge
des Panels E 16 „Regionalanaesthesie − Aktuelle Probleme"
(Moderator: H. Bergmann, Linz) sowie freie Vorträge aus den Ver-
anstaltungen „Regionalanaesthesie I", G 1 (Vorsitz: K.H. Weis und
J. Wüst, Düsseldorf), G 8 (Vorsitz: W. Haider, Wien und P.M. Suter,
Genf), G 14 (Vorsitz: P. Frey, Zürich und F. Jesch, München),
„Regionalanaesthesie II", G 15 (Vorsitz: E. Lanz, Mainz und
G. Mitterschiffthaler, Innsbruck), G 18 (Vorsitz: R. Dennhardt,
Berlin-Steglitz und K.F. Rothe, Tübingen) sowie der Postersession.

Den Vorsitzenden sei an dieser Stelle noch einmal Dank gesagt
für die straffe Leitung der Sitzungen und die lebhaften Diskussionen nach den Vorträgen.

Berlin-Charlottenburg, Juni 1982   J.B. Brückner

Inhaltsverzeichnis

Spinalanaesthesie

Epiduralanaesthesie

Andere Blockaden
Lokalanaesthesie

Verzeichnis der Referenten

Bhate, H., Dr. med., Abteilung für Anaesthesiologie und Intensivmedizin, St.-Brigida-Krankenhaus, D-5107 Simmerath

Börner, U., Dr. med., Abteilung für Anaesthesiologie und Intensivmedizin am Klinikum der Justus-Liebig-Universität Gießen, Klinikstr. 29, D-6300 Gießen

Eckstein, K.-L., Dr. med., Anaesthesieabteilung des Kreiskranken-
hauses Ellwangen, Dalkingerstr. 8–12, D-7090 Ellwangen

Gebert, E., Dr. med., Anaesthesieabteilung des Krankenhauses
Maria Hilf, Dahlienweg 3, D-5483 Bad Neuenahr-Ahrweiler

Hack, G., Dr. med., Institut für Anaesthesiologie der Universität
Bonn, Sigmund-Freud-Str. 25, D-5300 Bonn

Hartung, H.-J., Dr. med., Institut für Anaesthesiologie und Reanimation an der Fakultät für klinische Medizin Mannheim der
Universität Heidelberg, Theodor-Kutzer-Ufer 1, D-6800 Mannheim

Helms, U., Priv.-Doz. Dr. med., Abteilung für Anaesthesiologie und
operative Intensivmedizin des Städtischen Krankenhauses Landshut,
Robert-Koch-Str. 1, D-8300 Landshut

Hempel, V., Prof. Dr. med., Institut für Anaesthesiologie der Universität Tübingen, Calwer Str. 7, D-7400 Tübingen

Hoffmann, P., Dr. med., Abteilung für Anaesthesiologie I der
Städtischen Kliniken, Beurhausstr. 40, D-4600 Dortmund

Klose, R., Prof. Dr. med., Institut für Anaesthesiologie und Reanimation an der Fakultät für klinische Medizin Mannheim der Universität Heidelberg, Theodor-Kutzer-Ufer 1, D-6800 Mannheim

Kluge, E., Dr. med., Abteilung für Anaesthesiologie am Klinikum
der Justus-Liebig-Universität, Klinikstr. 29, D-6300 Gießen

Koch, T., Dr. med., Institut für Anaesthesiologie der Universität
Mainz, Langenbeckstr. 1, D-6500 Mainz

Koßmann, B., Dr. med., Zentrum für Anaesthesiologie der Universität Ulm, Prittwitzstr. 43, D-7900 Ulm

Kroh, U., Dr. med., Interdisziplinäres Zentrum, Abteilung für Anaesthesie und interdisziplinäre Intensivmedizin der Philipps-Universität Marburg, Robert-Koch-Str. 8, D-3550 Marburg

Lanz, E., Priv. Doz. Dr. med., Institut für Anaesthesiologie der Johannes-Gutenberg-Universität, Langenbeckstr. 1, D-6500 Mainz

Lips, U., Dr. med., Institut für Anaesthesiologie der Medizinischen Hochschule Hannover, Abteilung IV, Oststadtkrankenhaus, Podbielskistr. 380, D-3000 Hannover 51

Meyer, J., Dr. med., Institut für Anaesthesiologie des Klinikums Minden, Bismarckstr. 9, D-4950 Minden

Niemer, M., Dr. med., Anaesthesieabteilung des Städtischen Krankenhauses Ingolstadt, Sebastianstr. 18, D-8070 Ingolstadt

Niesel, H.C., Dr. med., Chefarzt der Anaesthesieabteilung, St.-Marien-Krankenhaus, Salzburger Str. 15, D-6700 Ludwigshafen

Palas, T.A.R., Dr. med., Dept. für Anaesthesie der Universität Basel, Kantonsspital Basel, CH-4031 Basel, Schweiz

Ponz, L., Dr. med., Departamento de Anaestesiologia, Clinica Universitaria de Navarra, Avenida Pio XII, Pamplona, Spanien

Reinecke, H., Priv.-Doz. Dr. med., Anaesthesieabteilung des Karl-Olga-Krankenhauses, Schwarzenbergstr. 7, D-7000 Stuttgart 1

Renz, D., Dr. med., Anaesthesieabteilung der Chirurgischen Klinik und Poliklinik, Universitätskrankenhaus Eppendorf, Martinistr. 52, D-2000 Hamburg 20

Salehi, E., Dr. med., Sperberweg 35, D-5100 Aachen-Walheim

Simgen, W.L.A., Dr. med., Institut für Anaesthesiologie, Klinikum Steglitz der Freien Universität Berlin, Hindenburgdamm 30, D-1000 Berlin 45

Sprotte, G., Prof. Dr. med., Institut für Anaesthesiologie der Universität Würzburg, Josef-Schneider-Str. 2, D-8700 Würzburg

Theiß, D., Dr. med., Institut für Anaesthesiologie der Universität Mainz, Langenbeckstr. 1, D-6500 Mainz

Tolksdorf, W., Dr. med., Institut für Anaesthesiologie und Reanimation am Klinikum der Stadt Mannheim, Fakultät für klinische Medizin der Universität Heidelberg, Theodor-Kutzer-Ufer 1, D-6800 Mannheim

Ungemach, J., Dr. med., Institut für Anaesthesiologie und Reanimation an der Fakultät für klinische Medizin Mannheim der Universität Heidelberg, Theodor-Kutzer-Ufer 1, D-6800 Mannheim

Vettermann, J., Dr. med., Zentrum der Anaesthesiologie und Wiederbelebung der Johann-Wolfgang-Universität Frankfurt, Theodor-Stern-Kai 7, D-6000 Frankfurt 70

Wüst, H.-J., Prof. Dr. med., Institut für Anaesthesiologie der Universität Düsseldorf, Moorenstr. 5, D-4000 Düsseldorf

Aktuelle Probleme der
Regionalanaesthesie

Klinische Relevanzen der Pharmakokinetik in der Lokalanaesthesie

M. Niemer

Die *Pharmakokinetik* versucht *Wirkstoffkonzentrationsverläufe* innerhalb des Körpers in ihrem zeitlichen Zusammenhang zu beschreiben sowie deren Beeinflussung zu quantifizieren. Im Fall der Lokalanaesthesie (LA) liegen insofern besondere Verhältnisse vor, als unterschieden werden muß zwischen:
1. *Lokaler Pharmakokinetik* — von Mather auch als „Neurokinetik" bezeichnet —
2. Systemischer *Pharmakokinetik* und
3. *Diaplacentarer* bzw. *Neonataler Pharmakokinetik* bei Schwangeren

Lokale Pharmakokinetik

Ein Merkmal der LA besteht darin, daß das möglichst nervnah injizierte Pharmakon hydrophile und hydrophobe Medien passieren muß, ehe es die Nervenmembran erreicht.

Die *lokale Pharmakokinetik* wird im wesentlichen von drei Faktoren bestimmt:
1. Dem *Hauptstrom* des Anaesthetikums am Injektionsort — von de Jong als „Bulk Flow" bezeichnet
2. Der *Diffusion*, die sich weitgehend von den physikochemischen Eigenschaften der Substanz abhängig zeigt und
3. Von der *Resorption* durch das Gefäßsystem

Ausmaß und Geschwindigkeit der Ausbreitung des LA sind abhängig von:
1. Dem injizierten *Volumen* der *Lösung* in ml bzw. mg. Größere Injektionsvolumina einer definierten Konzentration führen zu einer weiteren Ausdehnung der Anaesthesie.
Beispiel: die Plexus-Axillaris-Blockade
Für die PDA scheint nach Angaben von Bromage in einem Konzentrationsbereich zwischen 2–5% eher die Nettomenge in mg als das Volumen der Lösung von Bedeutung, solange nicht ein kritisches Injektionsvolumen unterschritten wird. Im Sonderfall der *rückenmarksnahen Blockaden* muß zgl. der Einfluß der Lagerung auf die Ausbreitung der Anaesthesie mitberücksichtigt werden.
2. Der *Injektionsgeschwindigkeit*. Erdemir und Mitarb. konnten zeigen, daß bei einer Injektionsgeschwindigkeit von 1 ml/s. die Ausdehnung der PDA gering zunahm, die Motorblockade jedoch um 14% verkürzt war und eine erhöhte Versagerquote auftrat.
3. Der *Größe* und *spezifischen Beschaffenheit* des *Injektionsareals:* je größer der Raum, in den injiziert wird, desto mehr Anaesthetikum wird erforderlich sein, um die gewünschte Ausdehnung der Blockade zu erreichen. Umgekehrt macht z.B. die Einengung des Subarachnoidalraums der Schwangeren oder des Adipösen eine Dosisreduktion bei Spinal- oder Periduralanaesthesie erforderlich.

Die *Struktur* des *Injektionsareals* ist aus dreierlei Gründen von Interesse:
a) Areoläres Gewebe oder Liquor bieten dem „Bulk Flow" weniger Widerstand als z.B. eine Narbenplatte.
b) Etwa vorhandene Bindungs- bzw. Speicherpotentiale deponieren bis zu ihrer Absättigung lokal Wirksubstanz und geben diese dann protrahiert frei.
Folge: meist verlangsamtes Einsetzen — jedoch oft verlängerte Dauer der Blockade.
c) von der Intensität der örtlichen Durchblutung ist der unerwünschte, vorzeitige Abtransport des Pharmakons bestimmt.

Die langsam vonstatten gehende *Diffusion* zeigt sich abhängig von:
a) Nichtspezifischen Bindungen an Eiweiß, Fett und Bindegewebe sowie Dilution des Anaesthetikums in Gewebswasser. Diese Faktoren führen insgesamt zu einer Erniedrigung des Konzentrationsgradienten und damit der Diffusionskapazität.
b) Physiologischen Besonderheiten der Blockadeform und anatomisch-histologischen Eigenschaften des Injektionsortes. So werden die lediglich von Pia umscheideten Spinalnerven im Subarachnoidalraum nach Diffusion des Anaesthetikums durch den Liquor relativ ungehindert und rasch erreicht.
c) Die Passage der bereits genannten extraneuralen Gewebshindernisse erschwert durch axonfernes Trapping von Wirksubstanz die Penetration neuraler Strukturen wie: Epineurium, das teilweise Fett, Bindegewebe und Gefäße beinhaltet, Perineurium und Endoneurium. Der zunehmende Abfall des Konzentrationsgradienten entlang der Diffusionsstrecke führt zu einer kontinuierlichen Abnahme der Anaesthetikum-Molekül-Zahl, so daß u.U. die minimale blockierende Konzentration (Cm) für die myelinhaltigen Fasern unterschritten wird. Mit anderen Worten: die Zahl der verfügbaren Anaesthetikum-Moleküle ist zu gering, um den für die Blockade notwendigen Verschluß der Natrium-Kanäle an oder in der Nervenmembran zu erreichen.
d) Lokale pH-*Differenzen* haben einen überragenden Einfluß auf die *Diffusion:* in welchem Ausmaß die *kationische-wasserlösliche* bzw. die *basische-fettlösliche Komponente* des Anaesthetikums vorliegt, hängt ab von der pKa-pH-Differenz der Lösung und der Puffer-Kapazität des Gewebes.
Der pKa-Wert stellt die *Dissoziationskonstante* dar. Diese liegt für alle LA in einem Bereich von über 7,4 — hingegen der pH-Wert der Hydrochlorid-Salze — und in dieser Form liegen die Anaesthetika in wässriger Lösung vor — in einem Bereich zwischen 4—7.

Mit Zunahme der pKa-pH-Differenz (d.h. einer Azidose) nimmt der basische, für die Penetration verantwortliche Teil ab, während der kationische proportional steigt.

Mit Ansteigen des pH (d.h. Alkalose) steht mehr nicht-ionisierte Base zur Verfügung, die sich in lipophilen Strukturen anreichert, während das bei pH-Abnahme überwiegende Kation sich hauptsächlich im hydrophilen Extrazellulärraum und im Blut verteilt.

Diese grundlegenden Erkenntnisse wurden in der Entwicklung der *carbonisierten LA* vorteilhaft genutzt. Die Freisetzung von CO_2 auf Gewebsebene progagiert die Bildung freier Base und damit Diffusion und Penetration. Die gleichzeitige Erniedrigung des pH im Axoplasma durch das diffundierende CO_2 führt zu verstärkter Bildung der für die Nervenblockade ausschlaggebenden Kation-Komponente.
Resultat: kürzere Anschlagszeit, niedrigere Versagerquote!
e) Neben Konzentrationsgradienten und der pKa-pH-Beziehung spielen *pharmakologische Besonderheiten* wie der von der Molekülgröße (genauer Molekülvolumen) abhängige Diffusionskoeffizient und vor allem der Verteilungskoeffizient des Pharmakons eine Rolle. Dieser steht in enger Beziehung zu der *Lipophilität* der Substanz, d.h.: je höher er ist, desto intensiver werden Fettbindung und Wirksamkeit des Anaesthetikums sein.

Beispiele: Der Koeffizient beträgt für Procain 0,6, für Tetracain 80, für Etidocain sogar 141, so daß daraus gefolgert wurde, die Affinität des Etidocains sei zu den markhaltigen Fasern größer als zu den sensiblen, wodurch die intensive Motorblockade und die häufig inkomplette Unterbrechung sensibler Fasern erklärt werden könnten. Eine ausgeprägte Proteinbindung kann das Fixieren des jeweiligen Pharmakons an Lipoproteinmembranen verstärken. Umgekehrt ist aber auch denkbar, daß die an Proteine gebundene Substanz nicht zum Wirkort gelangt. Hohe Eiweißbindungskapazität scheint wie hohe Lipophilität mit der Wirkdauer zu korrelieren!

Die *systemische Pharmakokinetik* läßt sich unterteilen in:

a) *Resorption*, die naturgemäß auch die lokale Kinetik betrifft

b) *Verteilung*

c) *Metabolismus* und *Ausscheidung*

Die *Resorption* wird bestimmt von:

a) Der Gefäßversorgung des Injektionsortes. Die Blutspiegelmaxima nehmen in der Reihenfolge ab: Intercostalblockade, Caudal-Epiduralanästhesie, Plexus brachilis-N. ischiadicus Block, sc. Infiltration.

b) Der Art der Applikation. Die Abb. 1 zeigt die Blutspiegelverläufe nach Applikation von jeweils 30 mg Tetracain.

c) Dem Injektionsvolumen und der Konzentration. Größere Injektionsvolumina ermöglichen ausgedehnteren Kontakt zu der resorptiven Gefäßoberfläche. Zunahme der Konzentration führt nach Absättigung der Speicher und Bindungen zu mehr frei verfügbarer Substanz sowie zu ausgeprägterer intrinsischer Vasodilatation.

d) Der Injektionsgeschwindigkeit. Diese scheint zumindest bei der PDA nach Ansicht von Abouleish die Resorption des Anaesthetikums zu steigern.

e) Der Zahl und Intervalle der Injektionen. Mather und Tucker zeigten am Beispiel der kontinuierlichen PDA, daß bei Nachinjektionen mit kurzwirkenden Anaesthetika die Blutspiegel sukzessive ansteigen, so daß die Gefahr der Intoxikation potentiell gegeben ist. Bei

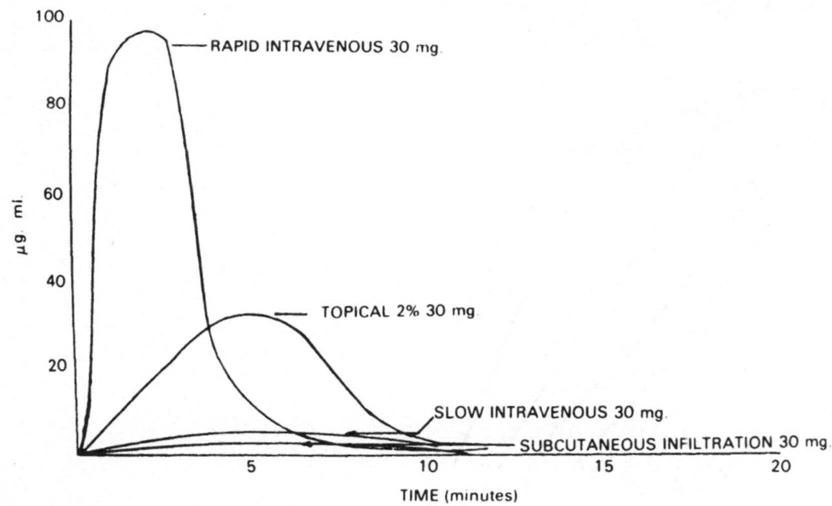

Abb. 1. Vergleich der Blutkonzentration nach Applikation von 30 mg Tetracain: schnell i.v., topisch, langsam i.v. und sc

langwirkenden Pharmaka steht eher die lokale Akkumulation im Vordergrund, während die Blutspiegel beim „Top Up" annähernd konstant bleiben. Die Bedeutung der lokalen Akkumulation blieb bisher ungeklärt. Nach de Jong ist erst nach Erschöpfen der großen örtlichen Speicherreserven zu erwarten, daß ein Rebound im Sinne eines Blutspiegelanstiegs entsprechend dem Gewebe-Blut-Konzentrationsgradienten auftritt. Bromage beschreibt, daß bei kontinuierlicher PDA mit Lidocain Ausdehnung und Qualität der Anaesthesie konsekutiv abnahmen und die Dosisintervalle verkürzt werden mußten. Als Ursachen für dieses Phänomen sieht er:

— Lokale Vasodilatation und Ödem
— Lokale Gewebsreaktionen mit Fibrinablagerungen und Mikroblutungen
— Zunehmende Erniedrigung des Gewebe-pH durch Nachinjektion saurer Anaesthesielösung.

   Durch Verwendung langwirkender Anaesthetika ohne Adrenalin und zeitgerechte Nachinjektion (d.h. bei Zwei-Segment-Regression des Blocks) läßt sich die Tachyphylaxieentwicklung aufschieben — jedoch nicht verhindern!

f) Resorption und damit die Blutspiegel von LA werden auch von den physikochemischen Eigenschaften der Substanz moduliert. Die verzögerte Resorption von Bupi- oder Etidocain auf Grund der hohen Lipophilität und Eiweißbindung — bzw. des niedrigen *Blut-Gewebe-Verteilungskoeffizienten* — vermindert die Risiken der systemischen Toxizität!

g) *Vasokonstriktorzusatz* — üblicherweise und am günstigsten Adrenalin 1:200 000, d.h. 5 mcg/ml Anaesthesielösung vermindert die Resorption und intensiviert den Block. Vorteilhaft aus Gründen der Basizität erweist sich die frische Beimischung zur Anaesthesielöung. Der Effekt des Vasokonstriktors zeigt sich am ausgeprägtesten bei der Interkostalblockade und scheint in seiner Intensität auch pharmakonspezifisch, da Bupivacain und Etidocain vermutlich auf Grund ihrer starken lokalen Bindung den Vasokonstriktoreffekt überdauern und damit weniger von der Adrenalinwirkung profitieren.

h) Hyperkinetische Kreislaufreaktionen wie bei der Schwangerschaft erhöhen die Resorption

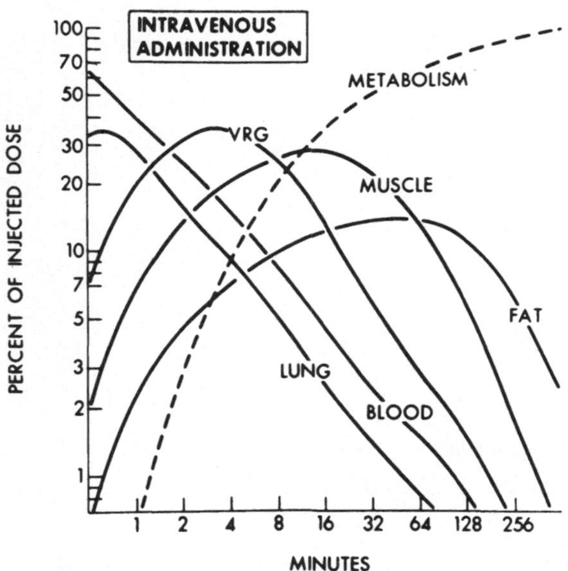

Abb. 2. Verteilung von Lidokain nach i.v.-Injektion

– Hypovolämie und zgl. Hypotension z.B. durch PDA – vermindern den lokalen Abtransport – und verlängern die Wirkzeit des Anaesthetikums.

Die *Verteilungskinetik* soll exemplarisch im i.v. injizierten Lidocain mit der Abb. 2 nach Rowland erklärt werden. In der sog. schnellen Verteilungsphase (T/2 Alpha) werden ca. 30% des Likokain-Bolus innerhalb 1 Min. auf Grund des hohen Gewebe/Blutverteilungsquotienten in der Lunge sequestriert. Nach Lungenpassage verteilt sich das LA bevorzugt in Gewebe mit guter Perfusion (VRG) wie: Leber, Gehirn, Nieren. Bereits jetzt beginnt der Metabolismus, der kontinuierlich an Intensität zunimmt. An die nun folgende langsame Phase der Verteilung (T/2 Beta) in Depots und Rückverteilung entsprechend den Diffusionsgradienten, pH-Differenzen und Bindungskapazitäten schließt sich die endgültige Elimination (T/2 Gamma) an. Während T/2 Alpha für alle LA annähernd gleich ist, gilt dies nicht für T/2 Beta und Gamma. Hier existieren sogar erhebliche interviduelle Differenzen, die auf unterschiedlichen Speicherkapazitäten beruhen könnten. Die Clearance der Anaesthetika steigt in der Reihenfolge: Bupivacain – Mepivacain – Lidocain – Etidocain.

Biotransformation und Ausscheidung von Lokalanaesthetika

Die LA vom Estertyp werden vorwiegend durch die Pseudocholinesterase hydrolisiert. Je schneller die Reaktion abläuft, desto geringer die Toxizität der Substanz. So wird Chloroprocain z.B. ca. 15mal schneller abgebaut als Tetracain. Als primäre Abbauprodukte aller Procain-Derivate entstehen: Paraaminobenzoesäure – zu 80% unverändert über die Nieren ausgeschieden – und Diethylaminoethanol, das großteils weiter metabolisiert wird. PAS scheint für die allergisch-hyperergischen Reaktionen verantwortlich, die gelegentlich nach Procain auftreten.

Die LA vom Amidtyp verstoffwechselt im wesentlichen die Leber. Zahlreiche Abbauprodukte sind beschrieben, die bezüglich pharmakologisch-toxischer Wirkungen nur bei Kumulation – bedingt durch Leber- oder Nierensuffizienz – von Bedeutung sein dürften. Zwei *Beispiele:* die Abbauprodukte des Lidokains: Monoethylglycin-Xylidid und Glycinxylidid können speziell bei antiarrhythmischer Dauermedikation akkumulieren. Sie erhöhen das Konvulsionspotential von Lidokain.

Das Abbauprodukt Orthotoluidin der Substanz Prilocain ist ein Methämoglobin-Bildner. In Dosen über 600 mg ist eine Sauerstofftransportstörung zu befürchten, die bei gleichzeitiger Phenacetinmedikation noch ausgeprägter wird. Die Methämoglobinämie kann innerhalb von 15 Min. durch Gabe von Methylenblau 1–2 mg/kg KG i.v. sicher antagonisiert werden.

Die Säureamide erscheinen zu etwa 95% als Abbauprodukte im Harn. Ansäuerung des Urins auf einen pH von ca. 5 vergrößert den kationischen, wasserlöslichen Anteil des LA, der dann leicht renal eliminiert werden kann. Der lokale Metabolismus der LA spielt eine unbedeutende Rolle.

Eine *verminderte Toleranz* von LA – damit eine erhöhte Toxizität – droht bei folgenden Krankheitszuständen oder Situationen: Thompson u. Mitarb. (Tabelle 1) beschreiben nach i.v. Gabe von Lidokain bei Herzinsuffizienten eine Verminderung des Steady-state Verteilungsvolumens (VDss) durch autoregulatorische Blutumverteilung zugunsten von Herz und Gehirn, eine Abnahme der Clearance (CL) infolge reduzierter Leberdurchblutung, Leberzellschädigung und intrahepatischer Shunts. Die HWZ (T/2) ist in diesem Fall nur dann wesentlich verlängert, wenn eine schwere Leberinsuffizienz vorliegt.

Tabelle 1. Halbwertszeit (T/2), Steady-State-Verteilungsvolumen (V_{Dss}), Clearance (Cl). Von Lidocain (nach: Thompson, P., et al. 1973)

	T/2 (h)	V_{Dss} (L/kg)	Cl (ml/kg/min)
Normal	1,8	1,32	10,0
Herzinsuffizienz	1,9	0,88	6,3
Leberinsuffizienz	4,9	2,31	6,0
Niereninsuffizienz	1,3	1,2	13,7

Bei Leberinsuffizienten ist die Hydrolyse von Estern durch Störung der Pseudocholinesterase-Bildung meist nur gering verzögert. Von größerer Bedeutung ist zweifellos die Abbauverzögerung von Säureamiden bei Leberzirrhotikern. T/2 und VDss sind erhöht, die Clearance durch gesteigerten enzymatischen Abbau verzögert.

Bei Niereninsuffizienten nimmt die Procain-Hydrolyse entsprechend dem Harnstoffanstieg wegen relativen Pseudocholinesterasemangels ab. Die HWZ der Säureamide kann bei Urämikern auf Grund anämiebedingter Hyperzirkulation um bis zu 30% verkürzt sein, wenn nicht ein gleichzeitig vorhandener Leberschaden die Clearance verzögert.

Bei Fieber muß mit beschleunigter Resorption, erhöhter Toxizität — aber auch verstärktem Metabolismus gerechnet werden. *Eiweißmangel* und *Kachexie* führen zu Defizit an Enzymeiweiß und verminderter Proteinbildung. Damit besteht die Gefahr von Toxizität und unberechenbarer Wirkungsverlängerung.

Dekompensierte azidotische Störungen des Säure-Basen-Haushalts bewirken eine Erniedrigung der ZNS-Intoxikationsschwelle. Extrazelluläre Alkalose mit Überwiegen der leicht penetrierenden Base und gleichzeitige intrazelluläre Azidose mit Fixation des kationischen Anteils stellen dabei theoretisch die ungünstigste Konstellation dar.

Hypoxie führt über Drosselung der Leberdurchblutung zu verzögertem Abbau von Anaesthetika.

Unreife Leber und Nieren des *Neugeborenen* haben verzögerten Abbau und verlangsamte Exkretion der LA zur Folge.

Eine erhöhte Toleranz gegenüber LA beruht im wesentlichen auf mikrosomaler Enzyminduktion und vermutlich anderer, ungeklärter Ursachen und findet sich bei: Chronischem Alkoholismus, Antirheumatika-Analgetikaabusus, Antikonvulsivbehandlung, Dauermedikation mit barbiturathaltigen Schlafmitteln oder Sedativa.

Enzyminduktionsvorgänge mögen bei den angeführten Bedingungen in manchen Fällen eine Erklärung für das Versagen der Lokalanaesthesie bieten.

Literatur

1. Abouleish E (1980) Pain control in obstetrics. JB Lippincott Co., Philadelphia, p. 74
2. Adriani J, Campbell B (1956) Fatalities following topical application of local anesthetics to mucous membranes. J Am Med Assoc 162:1527
3. Bromage PR (1978) Epidural Analgesia. WB Saunders Co, Philadelphia London Toronto, p. 100
4. Bromage PR (1975) Mechanism of action of extradural analgesia. Br J Anaesth 46:504
5. de Jong RH (1977) Local Anesthetics. Ch C Thomas Publ Springfield Ill., p. 220

6. Erdemir HA, Soper LE, Sweet RE (1966) Studies of factors affecting peridural anesthesia. Anesth Analg (Clevel.) 44:400
7. Rowland M (1976) Local Anesthetic Absorption, Distribution and Elimination. In: Eger II EI (ed.) Anesthetic Uptake and Action. The Williams & Wilkins Co., Baltimore, p. 349
8. Thompson P et al. (1973) Lidocaine pharmacokinetics in advanced heart failure, liver disease and renal failure in human. Ann Int Med 78:499
9. Tucker GT, Mather LE (1980) Absorption and disposition of local anesthetics: pharmacokinetics. In: Cousins MJ, Bridenbaugh PhO (eds.) Neural Blockade JB Lippincott Co., Philadelphia, p. 62

Diskussion

Bergmann: Wir haben dieses Thema an den Anfang gestellt, weil es ein Anliegen war, dem Kliniker gedanklich in diese Richtung ein wenig mehr hinzuführen, als dies üblicherweise der Fall ist. Darf ich um Wortmeldungen bitten.

Die Tachyphylaxie ist bei der kontinuierlichen Methode der Regionalanaesthesie doch immer ein Vorgang, der uns stört. Wechsel des Lokalanaesthetikums zur Vermeidung der Tachyphylaxie: ja oder nein?

Niemer: Wie in dem Referat bereits angedeutet, ist es sicherlich vorteilhaft, bei der Periduralanaesthesie vom kontinuierlichen Typ sich auf die Pharmaka zu beschränken, die eine Langzeitwirkung haben. Bei der Tachyphylaxie spielt besonders eine Rolle, daß saure Anaesthesielösung in kürzeren Abständen zugeführt wird. Dies führt nun tatsächlich zu einer verminderten Penetration und das bedingt die Tachyphylaxie.

Man sollte folgendermaßen vorgehen: bei einer Initialdosis beispielsweise Bupivacain oder Etidocain sollte nach 20 min eine Folgedosis injiziert werden, die ca. 20% der Anfangsdosis beträgt. Der initiale Block wird so komplettiert und intensiviert. Die Ausdehnung wird nicht größer dabei. Der Block wird jedoch perfekter sein. Danach sollte man in Abständen von 2 Stunden nach Auftreten der 2-Segment-Regression 50% der Initialdosis nachinjizieren.

Wüst: Gilt das für den intraoperativen oder auch für den postoperativen Verlauf?

Niemer: Ich würde diese Aussage auf den intraoperativen Verlauf beziehen.

N.N.: Wie machen Sie es dann postoperativ?

Niemer: Das stellt natürlich ein rein organisatorisches Problem dar. Ich gebe zu, daß gerade bei diesen Patienten doch die Tachyphylaxiequote groß ist. Wenn diese interanalgetische Zeit überschritten wird, wenn man also 10 min darüberliegt, dann hat das ja schon zur Konsequenz, daß man eine Tachyphylaxie propagiert.

N.N.: Sehen Sie eine Lösungsmöglichkeit durch kontinuierliche Infusionstechnik?

Niemer: Das wäre aus verschiedenen Gründen keine Lösung: a) es besteht doch die Möglichkeit, daß Zwischenfälle durch technische Fehler bedingt auftreten, die unter Umständen tödlich sein können. Ich denke daran, daß z.B. der Periduralkatheter die Dura perforieren kann, es empfiehlt sich vor jeder Nachinjektion zu aspirieren, um sicher zu sein, daß keine Duraperforation stattgefunden hat. Das fällt natürlich weg, wenn ich mit einer Motorspritze arbeite. Außerdem kann z.B. irgend jemand, z.B. vom Personal, etwas an der Einstellung der Infusionspumpe ändern, ohne daß dies sicher ausgeschlossen werden kann. Außerdem wird die Tachyphylaxie durch kontinuierliche Gabe eher propagiert.

Wüst: Wir verfügen in Düsseldorf über eine ca. 8jährige Erfahrung mit dieser Technik. Wir hatten übliche Anfangsschwierigkeiten, bei denen Ärzte und Pflegepersonal informiert und erzogen werden mußten, es sind z.B. Kalium- und Heparininfusionen über den Epiduralkatheter vorgekommen. Nur nach längerem, intensivem Training konnten wir diese Gefahren überwinden. Heute passiert das nicht mehr. Das erfordert natürlich einen besonderen Einsatz und wir haben in den 8 Jahren nicht einen Katheter bei der kontinuierlichen Infusionstechnik perforieren sehen.

Niemer: Aber Sie werden zugeben, daß die Möglichkeit nicht auszuschließen ist.

Wüst: Es ist nicht auszuschließen.

Bergmann: Abgesehen von diesen technischen Überlegungen geht es mir vor allem darum, die Tachyphylaxie bei der prolongierten Regionalanaesthesie als einen Störfaktor zu sehen. Wie können wir am besten diesen Störfaktor ausschließen, abgesehen von der Möglichkeit, daß zusätzliche Komplikationen auftreten?

Meyer: Noch eine weitere Frage an Herrn Wüst: mir ist nicht klar, welche Effekte die kontinuierliche Applikation des Anaesthetikums hat, im Vergleich zur fraktionieren Gabe? Mir fehlt das Verständnis, welche Vorteile die kontinuierliche Applikation denn nun bringt. Daß die Tachyphylaxie zunimmt, haben wir selbst auch gesehen.

Wüst: Das mit der Tachyphylaxie können wir nicht ganz bestätigen. Die Injektionsfrequenzen, wo wir also „Top-up"-Dosen geben mußten, waren länger bei der intermittierenden Technik und es ist auch ein organistorisches Problem: wir haben ein Pavillonsystem, wir geben Regionalanaesthesien in der Gynäkologie, Orthopädie, Chirurgie und Urologie und da sind Wege von über einem Kilometer dazwischen. Im Schnitt kommen 10–15 Patienten pro Tag, die dann 4 Tage überwacht werden müssen. Wir haben mit der intermittierenden Technik angefangen und denken nur noch sehr ungern an die damals abgeleisteten Sondernachtdienste.

Kossmann: Wir mußten aus reiner Praktikabilität sehr rasch von der intermittierenden Methode auf die Infusionstechnik übergehen, weil vorher ein Anaesthesist Tag und Nacht mit dem Nachinjizieren beschäftigt war. Wenn die Initialdosis genügend hoch gewählt wird, wir infundieren zwischen 8–20 ml/h Bupivacain 0,2%, hat man ganz selten Tachyphylaxie.

Bergmann: Ich habe diese Frage nicht ohne Grund angeschnitten, wie Sie sehen konnten. Es liegen m.E. keine harten Daten vor, mit welcher Methode die Tachyphylaxierate oder das Ausmaß dieses Phänomens größer ist. Es gehört dahin auch die Frage nach der Semiquantitierung dieser Tachyphylaxie. Von der pharmakokinetischen Seite her ist die Wahrscheinlichkeit, daß die Tachyphylaxie bei der kontinuierlichen Zufuhr größer ist, augenscheinlich. Von der Praktikabilitätsseite her spricht einiges dafür, daß die kontinuierliche Methode eher vorgezogen werden kann.

Noch eine kurze Frage an Herrn Niemer: Wenn man hört, daß die CO_2-Lokalanaesthetika entsprechende Vorteile gegenüber den CO_2-freien bieten, so wundert es, daß die Verbreitung der CO_2-haltigen Pharmaka sich auch nach Einführung kaum vergrößert hat. Es ergibt sich die Frage: warum?

Niemer: Kostengründe.

Bergmann: Ist die klinische Wirksamkeit dieser Präparationen vielleicht doch nicht so augenscheinlich, daß viele sich zu einem Wechsel nicht entschließen können!

Niemer: Ich glaube, daß man in der Klinik komplettere Blockaden mit den CO_2-haltigen Pharmaka erreicht. Dies gilt insbesondere für die Periduralanaesthesie, wo man ja doch häufiger Schwierigkeiten hat, die S1/2 Segmente mitzuerfassen.

Gerade in diesem Punkt sind wir uns ja alle einig, daß da ein echter Fortschritt erreicht wurde. Ich meine schon, daß es daran liegt, daß Bupivacain-CO_2 teurer ist und aus diesem Grunde gerade in unseren kleinkarierten Kreiskrankenhäusern doch nicht auf die Medikamentenliste kommen.

Physiko-chemische Betrachtungen zur Barizität

E. Lanz

Über die Steuerbarkeit der Blockade bei der isobaren Spinalanaesthesie besteht weniger
Klarheit als bei der hyperbaren Technik. Deshalb untersuchten wir mehrere Parameter,
von denen wir annehmen, daß sie die Ausbreitung der Blockade beeinflussen:
1. Dichte des Liquors [1, 4]
2. Dichte von zur isobaren Spinalanaesthesie verwendbaren Lokalanaesthetika-Lösungen
[3, 6, 10]
3. Einfluß von Volumen, Dichte, Körperlage, Injektionsgeschwindigkeit, Barbotage, Richtung
der Spinalnadel und ihrer Öffnung [2, 5, 6, 9, 10].

Dichte von Liquor und Lokalanaesthetika

Wir untersuchten die Dichte von Liquor und Lokalanaesthetika mit einem Gerät (DMA 02),
dessen Meßgenauigkeit die unserer klinischen Erfordernisse übertraf [7].

Der Liquor stammte von 22 neurologisch und metabolisch gesunden Patienten, die
Lokalanaesthetika waren handelsübliche Substanzen.

Die mittlere *Liquordichte* betrug bei 37 °C 1000,2 mg/cm^3, ihr Streubereich von
3 SD lag zwischen 999,5 und 1000,9 mg/cm^3 (Tabelle 1). Die Streuung der Liquordichte
ist also gering. *Wasser* hat bei 37 °C eine Dichte von 993,3 mg/cm^3 (Tabelle 1).

Für die isobare Spinalanaesthesie eignen sich mehrere Lokalanaesthetika-Lösungen, z.B.
Mepivacain 2%, Lidocain 2%, Prilocain 2%, Carticain 2%, Bupivacain 0,5% und Tetracain 0,5%.
Da die Lösungen bei der Injektion Raumtemperatur haben und nach der Injektion innerhalb
weniger Minuten Körpertemperatur annehmen, wurde ihre Dichte bei 25 °C und 37 °C gemessen.

Die Dichte dieser Lösungen streute bei 25 °C zwischen 1001 und 1005 mg/cm^3, bei
37 °C zwischen 997 und 1001 mg/cm^3 (Tabelle 1, Abb. 1). Der Dichteunterschied zwischen
25 °C und 37 °C beträgt also etwa 4 mg/cm^3. Mepivacain 2% hatte die geringste Dichte.
Bei 25 °C ist die Lösung isobar, bei 37 °C hypobar. Die Lokalanaesthetika Bupivacain,
Lidocain und Prilocain sind bei 25 °C hyperbar, bei 37 °C isobar. Carticain 2% hat die
größte Dichte. Es ist bei 25 °C und 37 °C hyperbar.

Das Lösen von 0,5% Tetracain in Liquor steigert die Dichte nur um 0,5 mg/cm^3
(Tabelle 1). In Liquor gelöstes Tetracain ist also die isobarste Lösung, da individuelle Schwankungen der Liquordichte keine Rolle spielen. Der Zusatz von Adrenalin 1:200 000 zu Bupivacain machte die Lösung um 0,5 mg/cm^3 schwerer. Der Zusatz von 1 IE Ornipressin (POR
8) zu 5 ml Lokalanaeesthetikum veränderte die Dichte nicht meßbar. Die Dichte der hypo-

Tabelle 1. Dichte von Liquor und Lokalanaesthetika bei 25 °C und 37 °C (g/cm³)

	25 °C	37 °C
Liquor (n = 22)		
$\bar{x} \pm$ SD		1,00021 ± 0,00024
$\bar{x} \pm$ 3 SD		0,99949 – 1.00093
Lokalanaesthetika		
Aqua dest. (Ampuva)	0,997047	0,993332
Tetracain 0,5% (Pantocain) in H_2O	0,9977	0,9939
Tetracain 0,5% (Pantocain)		
5 mg Trockensubstanz in 1 ml Liquor		
erhöhen die Dichte um $\bar{x} \pm$ SD	0,00046 ± 0,00007	0,00046 ± 0,00005
Mepivacain 2% (Scandicain)	1,0009	0,9972
(Meaverin)	1,0012	0,9974
Etidocain 1% (Duranest)	1,0030	0,9991
Bupivacain 0,5% (Carbostesin)	1,0031	0,9993
(Meaverin ultra)	1,0031	0,9993
Bupivacain 0,5% + Adrenalin 1:200 000		
(Carbostesin)	1,0036	1,0001
(Meaverin ultra)	1,0038	1,0000
Lidocain 2% (Xylocain)	1,0039	1,0000
Prilocain 2% (Xylonest)	1,0040	1,0001
Prilocain 2% + Ornipressin (POR 8) 1 IE/5 ml	1,0040	1,0001
Carticain 2% (Ultracain)	1,0051	1,0012
Tetracain 0,5% (Pantocain) in Glukose 5%	1,0171	1,0131

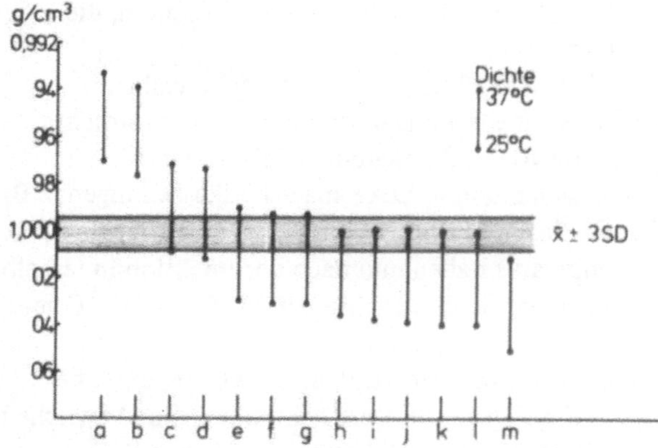

a   Aqua dest (Ampuva)
b   Tetracain 0,5% in H_2O
c   Mepivacain 2% (Scandicain)
d   Mepivacain 2% (Meaverin)
e   Etidocain 1% (Duranest)
f   Bupivacain 0,5% (Carbostesin)
g   Bupivacain 0,5% (Meaverin ultra)
h   Bupivacain 0,5% + Adrenalin 1:200 000 (Carbostesin)
i   Bupivacain 0,5% + Adrenalin 1:200 000 (Meaverin ultra)
j   Lidocain 2% (Xylocain)
k   Prilocain 2% (Xylonest)
l   Prilocain 2% + Ornipressin (POR 8) 1 IE/5 ml
m   Carticain 2% (Ultracain)

Abb. 1. Streubereich der Dichte von Liquor bei 37 °C (x ± 3 SD, n = 22) und Dichte von Lokalanaesthetika bei 25 °C und 37 °C. Darstellungsweise in Anlehnung an Ernst [6]. Lokalanaesthetika, die bei Raumtemperatur injiziert werden, ändern im Liquor von 37 °C ihre Dichte

baren Lösung 0,5% Tetracain in Aqua dest. beträgt 993,9 mg/cm^3, der hyperbaren Lösung in Glucose 5% 1013 mg/cm^3.

Modelluntersuchungen zur Ausbreitung

Um die Faktoren besser zu verstehen, die die Blockade-Ausbreitung bestimmen, untersuchten wir ihren Einfluß an einem Modell des Subarachnoidalraums [9].

Modell

Der Subarachnoidalraum entstand dadurch, daß eine das Rückenmark imitierende Glasröhre in eine weitere Glasröhre eingeschoben wurde, die den Duraschlauch simulierte (Abb. 2). Das Volumen von 30 ml und seine Verteilung entsprachen dem spinalen Subarachnoidalraum eines Erwachsenen.

Der Liquor wurde durch Ringer-Lösung ersetzt, deren Dichte bei 37 °C im physiologischen Streubereich des Liquors liegt. Ihre Viskosität entspricht der des Liquors. Zur Thermostatisierung auf 37 °C wurde der Warmwassermantel durchspült.

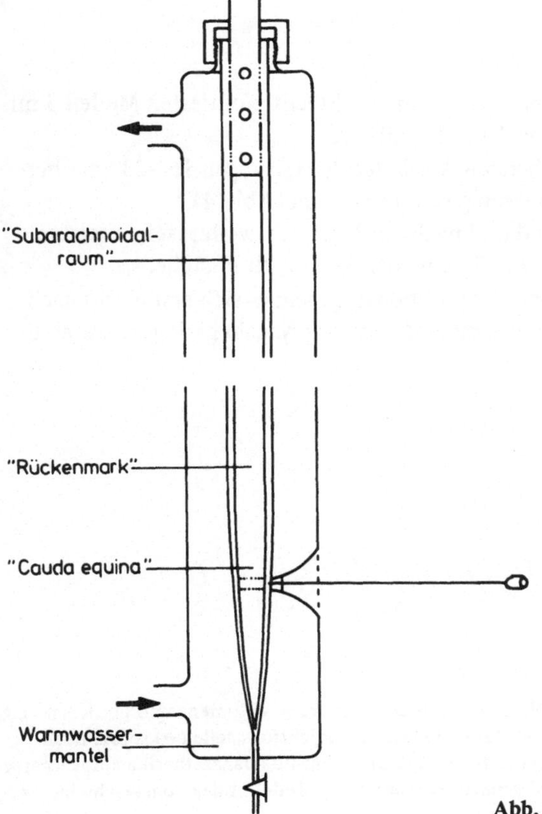

Abb. 2. Modell des Subarachnoidalraums

Das Volumen des Modell-Subarachnoidalraums konnte sich nach kranial über ein Steigrohr ausdehnen. Zur Punktion bei L3/L4 bestand ein Zugang über eine Spinalnadel.

Das Modell berücksichtigt nicht die Krümmungen der Wirbelsäule, die Spinalwurzeln, die Verformbarkeit der Strukturen im Spinalkanal bei Injektion und Lagewechsel, die Aufnahme des Lokalanaesthetikums ins Gewebe und seinen Abtransport über die Gefäße.

In den Subarachnoidalraum des Modells injizierten wir die 6 Lösungen, die wir auf Grund der geschilderten Dichtebestimmungen für nahzu isobar hielten. Diese Lösungen wurden mit Methylenblau angefärbt, wodurch ihre Dichte nur unwesentlich zunahm.

Die Ausbreitung des Lokalanaesthetikums wurde nach der kranialsten und kaudalsten Ausdehnung der Blaufärbung beurteilt.

1. Injiziertes Volumen

Um den Einfluß des injizierten Volumens darzustellen, wurden 3, 5 und 7 ml der Lokalanaesthetika mit einer Geschwindigkeit von 1 ml/4 s injiziert.

Die Injektion von 3 ml Lokalanaesthetika führte zu einer Ausbreitung zwischen 10 und 16 cm kranial der Injektionsstelle (Abb. 3); die Erhöhung des injizierten Volumens auf 5 bzw. 7 ml bewirkte eine Zunahme der kranialsten Ausdehnung um jeweils 4 bis 8 cm; die kaudale Ausbreitung nahm nur gering zu.

Hier wurde der überragende Einfluß des injizierten Volumens auf die Ausbreitung der Spinalanaesthesie deutlich.

2. Dichte

Um den Einfluß der Dichte zu verdeutlichen, wurden am senkrecht montierten Modell 5 ml der Lösungen mit einer Geschwindigkeit von 1 ml/4 s injiziert.

Am Ende der Injektion sah man die obersten Ausläufer der Lösungen 16–23 cm oberhalb der Injektionsstelle, die kaudale Ausdehnung betrug 3–6 cm (Abb. 4).

Das hypobare Mepivacain stieg während und nach der Injektion weiter; sein oberster Ausläufer erreichte in der 4. min die Höhe von 50 cm über der Injektionsstelle.

Bupivacain verhielt sich zunächst isobar, dann hypobar, indem es sich erst 6 min nach der Injektion kranialwärts bewegte. Bei Raumtemperatur ist Bupivacain gering schwerer als

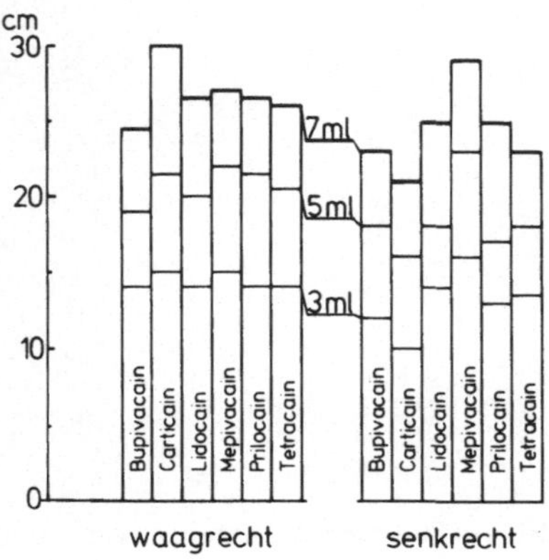

Abb. 3. Einfluß des injizierten Volumens und der Körperlage. Ausbreitung kranial der Injektionsstelle (→) sofort nach Injektion von 3, 5 und 7 ml Lokalanaesthetika am waagerecht und senkrecht montierten Modell. Injektionsgeschwindigkeit 1 ml/4 s

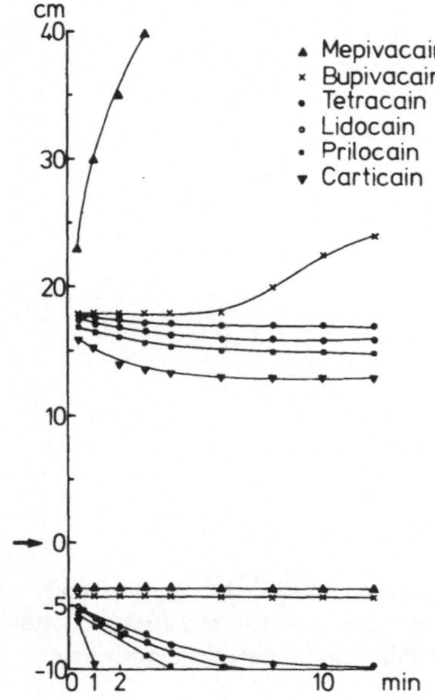

Abb. 4. Einfluß der Dichte. Kranialste und kaudalste Ausbreitung nach Injektion von 5 ml Lokalanaesthetika mit einer Geschwindigkeit von 1 ml/4 s am senkrecht montierten Modell. → = Injektionsstelle

Ringer-Lösung. Bei 37 °C ist Bupivacain um 0,4 mg/cm³ leichter als Ringer-Lösung. Dieser geringe Unterschied genügt bereits, um den Anstieg von Bupivacain zu verursachen.

Die 4 Lokalanästhetika Carticain, Lidocain, Prilocain und Tetracain verhielten sich gering hyperbar: die kraniale Grenze sank geringfügig ab. Ein kaudaler Ausläufer der Lokalanaesthetika erreichte das untere Ende des Subarachnoidalraums nach wenigen Minuten.

Um den Einfluß der Dichte eindrucksvoller zu demonstrieren, wurden von 0,5% Tetracain folgende Lösungen hergestellt: eine hypobare durch Auflösen der Trockensubstanz in Aqua dest., eine isobare Lösung durch Auflösen in Ringer-Lösung und eine hyperbare Lösung durch Auflösen in Glucose 5%. Diese Lösungen wurden in den Subarachnoidalraum am senkrecht montierten Modell injiziert.

Die hypobare Lösung erreichte das kraniale Ende des Subarachoidalraums innerhalb von 2,5 min (Abb. 5). Der Dichteunterschied zwischen dieser Lösung und Ringer-Lösung beträgt bei 37 °C 6 mg/cm³.

Die isobare Lösung blieb in ihrer kranialsten Ausbreitung konstant, in ihrer kaudalsten Ausbreitung fiel sie gering ab, wahrscheinlich bedingt durch den Temperaturunterschied zwischen Lösung von Raumtemperatur und Liquor von Körpertemperatur.

Die stark hyperbare Lösung erreichte die geringste kraniale Ausbreitung. Die kaudalste Ausbreitung erreichte das kaudale Ende des Subarachnoidalraums bereits am Ende der Injektion. Im Verlauf von wenigen Minuten wurde das kaudale Ende immer intensiver verfärbt, ein Hinweis dafür, daß eine Bewegung der Lösung weiterhin nach kaudal erfolgte.

Betrachtet man die schnelle Bewegung der echt hypobaren Lösung nach kranial und die schnelle Bewegung der echt hyperbaren Lösung nach kaudal, so wird deutlich, daß die hier untersuchten Lösungen als annähernd isobar angesehen werden können. Ihre geringen Dichteunterschiede zum Liquor sind für die Ausbreitung von untergeordneter Bedeutung.

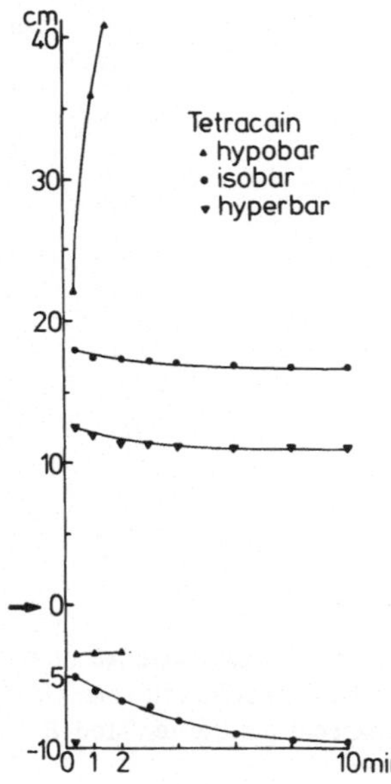

Abb. 5. Einfluß der Dichte. Kranialste und kaudalste Ausbreitung nach Injektion von 5 ml hypo-, iso- und hyperbarem Tetracain 0,4% mit einer Geschwindigkeit von 1 ml/4 s am senkrecht montierten Modell. → = Injektionsstelle

3. Körperlage

Um die Auswirkung der Körperlage zu untersuchen, wurden am senkrecht wie am waagerecht montierten Modell 3, 5 und 7 ml der Lokalanaesthetika mit einer Geschwindigkeit von 1 ml/4 s injiziert.

Am senkrecht montierten Modell erstreckte sich die Ausbreitung aller Lokalanaesthetika, außer bei Mepivacain, gering weniger nach kranial (Abb. 3). Die bei Raumtemperatur injizierten Lösungen sind gering hyperbar. Am deutlichsten war dieser Unterschied bei Carticain. Dieses Lokalanaesthetikum ist bei 37 °C gering hyperbar.

Mepivacain breitete sich am senkrecht montierten Modell gering weiter nach kranial aus. Mepivacain ist bei 37 °C gering hypobar.

Am waagerecht montierten Modell verteilten sich die geringfügig hypobaren Lösungen vorwiegend an der nach oben weisenden Seite des Subarachnoidalraums, die geringfügig hyperbaren Lösungen an der nach unten weisenden Seite.

Bei den gering hyperbaren Lösungen ist also die Körperlage von untergeordneter Bedeutung. Bei der gering hypobaren Lösung Mepivacain machte sich am senkrecht montierten Modell der Einfluß der Dichte bemerkbar.

4. Injektion am sitzenden Patienten, Umlagerung in die Horizontale

Um die klinische Situation zu imitieren, bei der das Lokalanaesthetikum am sitzenden Patienten injiziert wird und der Patient kurz danach in die Horizontale umgelagert wird, wurde am senkrecht montierten Modell mit einer Geschwindigkeit von 1 ml/4 s injiziert, 20 s später wurde das Modell in die Horizontale gekippt.

In der Waagerechten veränderte sich die Ausbreitung aller Lokalanaesthetika nicht mehr wesentlich (Abb. 6). Nur bis zur Umlagerung in der 20. s war das hypobare Mepivacain höher angestiegen.

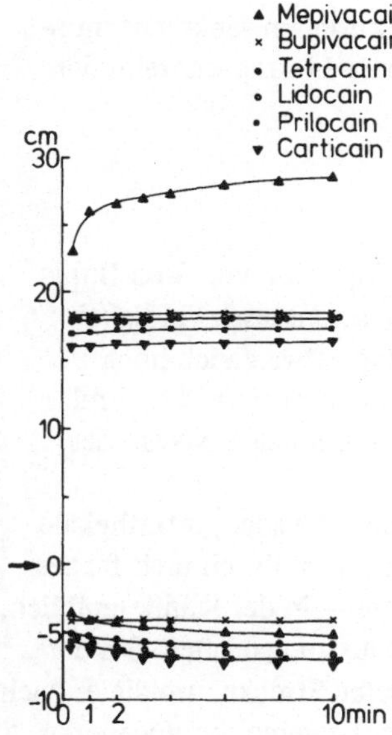

Abb. 6. Kranialste und kaudalste Ausbreitung nach Injektion von 5 ml Lokalanaesthetika mit einer Geschwindigkeit von 1 ml/4 s am senkrecht montierten Modell, das 20 s nach Injektionsende in die Horizontale gekippt wurde

Punktion und Injektion in Seitenlage und anschließende Rückenlage verhindern also Veränderungen der Ausbreitung aufgrund der Dichte.

5. Injektionsgeschwindigkeit

Um den Einfluß der Injektionsgeschwindigkeit zu bestimmen, wurden die Lösungen mit Geschwindigkeiten von 1 ml/1 s, 1 ml/4 s und 1 ml/12 s am waagerecht und senkrecht montierten Modell injiziert.

Am waagerecht wie am senkrecht montierten Modell war die Ausbreitung um so größer, je schneller die Injektionsgeschwindigkeit war (Abb. 7).

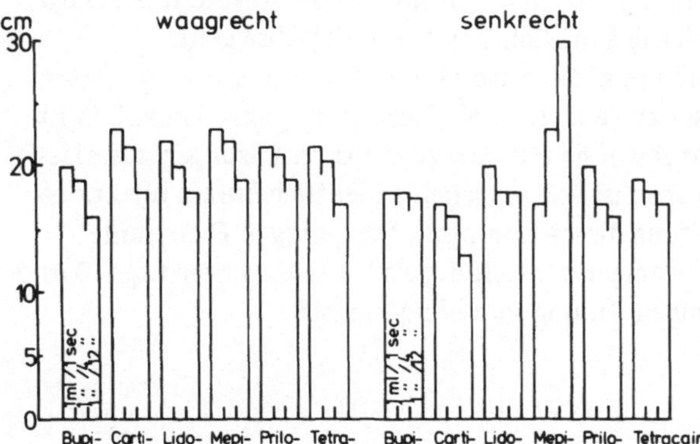

Abb. 7. Einfluß der Injektionsgeschwindigkeit. Ausbreitung sofort nach Injektion von 5 ml Lokalanaesthetika mit Geschwindigkeiten von 1 ml/1 s, 1 ml/4 s und 1 ml/12 s am waagerecht und senkrecht montierten Modell

Nur das hypobare Mepivacain breitete sich bei langsamer Injektion am senkrecht montierten Modell höher aus. Dies ist dadurch bedingt, daß die hypobare Lösung während der langen Injektionszeit am senkrechten Modell aufsteigt.

6. Barbotage

Um die Auswirkungen der Barbotage zu prüfen, wurden nach der Injektion von 5 ml Bupivacain 0,5% 3 ml aus dem Modell aspiriert und re-injiziert. Die Injektionsgeschwindigkeit betrug immer 1 ml/4 s. Die Ausbreitung war mit und ohne Barbotage etwa gleich hoch.

Nach diesem überraschenden Befund wurde mit 5 ml mehrfach barbotiert, d.h. 5 ml injiziert, aspiriert und re-injiziert. Die Erstinjektion führte zu einem kranialen Niveau des Lokalanaesthetikums bei 19 cm, die 4. Re-injektion bei 27 cm.

So führt die Barbotage nach Injektion des Lokalanaesthetikums, die sog. „intrathekale Barbotage" zu keinem relevanten Anstieg des Lokalanaesthetikums. Erst durch mehrfaches Barbotieren des gesamten injizierten Lokalanaesthetikum-Volumens — in der Klinik unüblich, weil mit 25-G-Nadeln nahezu unmöglich — sind Anstiege des Niveaus zu erreichen. Bei der Aspiration fällt der Spiegel des Lokalanaesthetikums um fast dieselbe Strecke, um die er nach Re-injektion wieder anstiegt. Die Barbotage führt lediglich zu einer besseren, homogeneren Durchmischung.

Die „extrathekale Barbotage", d.h. die Aspiration von Liquor zum Lokalanaesthetikum vor dessen Injektion erhöht das Injektionsvolumen und damit die kraniale Ausbreitung des Lokalanaesthetikums.

7. Richtung der Spinalkanüle und Nadelöffnung

Schließlich prüften wir den Einfluß der Richtung der Spinalkanüle und der Richtung der Nadelöffnung.

Die Richtungsänderung der Spinalnadel um 30 °C blieb ohne Auswirkung auf die Ausbreitung des Lokalanaesthetikums. Offensichtlich wird der Strahl gleichwelcher Richtung an der Kanülenöffnung so stark gebremst, daß es dort nur zu einer Durchmischung des Liquors mit Lokalanaesthetikum kommt. Die weitere Ausbreitung erfolgt durch Verdrängung des Liquors. Die Richtung der Nadelöffnung war ohne Einfluß auf die Ausbreitung. Dies war zu erwarten, da der Strahl aus der Kanüle in Richtung der Nadelachse geht.

Unsere Modelluntersuchungen halfen uns, die Ausbreitung eines Lokalanaesthetikums bei der isobaren Spinalanaesthesie besser zu verstehen. Sie bestätigen unsere klinischen Erfahrungen, nach denen sich die Spinalanaesthesie mit nahezu isobaren Lösungen zuverlässig steuern läßt [8, 11]. Das injizierte Volumen ist von entscheidender Bedeutung. Injektionsgeschwindigkeit vergrößert die Ausbreitung dieser Lösungen. Die geringen Dichteunterschiede kommen bei horizontaler Lage weniger zur Geltung als bei senkrechter Lage. Barbotage, Richtung der Kanüle und der Kanülenöffnung sind ohne Einfluß.

Literatur

1. Becker J, Theiss D, Lanz E, Erdmann K (1979) Dichte von Liquor und Lokalanaesthetika. Anaesthesist 28:81
2. Bergmann H (1978) Diskussionsbeitrag „Für und wider die isobare Spinalanaesthesie". 5. Int. Symposium über Regionalanaesthesie. „Neuere Erkenntnisse der Spinalanaesthesie", Minden, 28. 1. 1978
3. Davis H, King WR (1952) Densities of common anesthetic solutions at body temperature. Anesthesiology 13:184
4. Davis H, King WR (1954) Density of cerebrospinal fluid of human beings. Anesthesiology 15:666
5. Ernst EA (1967) Construction of a human spinal canal model. Anesthesiology 28:939
6. Ernst EA (1968) In-vitro changes of osmolality and density of spinal anesthetic solutions. Anesthesiology 29:104
7. Kratky O, Leopold H, Stabinger H (1969) Dichtemessung an Flüssigkeiten und Gasen auf 10^{-6} g/cm^3 bei 0,6 cm^3 Präparat-Volumen. Z Angew Physik 4:273
8. Lanz E, Schellenberg B, Theiss D (1979) Isobare Spinalanaesthesie mit Bupivacain und Tetracain. Regional-Anaesthesie 2:25
9. Lanz E, Theiss D, Erdmann K, Becker J (1980) Modelluntersuchungen zur Ausbreitung der „isobaren" Spinalanesthesie. Regional-Anaesthesie 3:4
10. Rosenberg H, Goldberger N (1978) Density of local anesthetics: Clinical implications. Regional Anesthesia 3:4
11. Schellenberg B (1980) Isobare Spinalanesthesie mit Lidocain, Mepivacain, Bupivacain und Tetracain – Klinische Untersuchungen zur Sensibilität und Motorik. Dissertation, Mainz

Iso- oder hyperbare Spinalanaesthesie: Differentialindikation oder Glaubensbekenntnis

J. Meyer

Vor etwa 85 Jahren erschien die klassische Publikation von Bier „Versuche über die Cocainisierung des Rückenmarks". Seit dieser Zeit werden nicht nur das Pro und Kontra zur Spinalanaesthesie an sich, sondern auch die anzuwendenden Techniken und Medikamente heftig diskutiert.

Im Laufe der Zeit erfreute sich die Methode der Spinalanaesthesie — wie verschiedene andere Anaesthesietechniken — wechselnder Zu- bzw. Abneigung. Seit etwa 12 Jahren ist in Europa und speziell in Deutschland eine Wiedergeburt der Regionalanaesthesie und besonders der Spinalanaesthesie zu beobachten.

Die Ursachen hierfür sind profundere Kenntnisse über die Physiologie und Pathophysiologie der subduralen Blockade, die Intensivierung der Ausbildung jüngerer Anaesthesisten und die damit verbundene Verbesserung der Technik sowie die Einführung langwirkender Lokalanaesthetika, wie z.B. des Bupivacains.

Die meisten Anaesthesisten, die sich der Technik der Spinalanaesthesie heute in Europa wieder häufiger bedienen, bevorzugen die traditionelle Spinalanaesthesie unter Verwendung hyperbarer Anaesthesielösungen. Eine klare Indikationsstellung zur Spinalanaesthesie im Vergleich zur Epiduralanaesthesie oder anderer Regionalanaesthesieverfahren, läßt sich jedoch nicht ohne weiteres erkennen. Das gleiche trifft natürlich auch auf die Verwendung der isobaren bzw. hyperbaren Lokalanaesthesielösungen zu.

Seit 12 Jahren verwenden wir in Minden die isobare 0,5%ige Bupivacainlösung zur Spinalanaesthesie. Unseres Erachtens hat sie den Vorteil, daß die isobare Lösung sich aufgrund des injizierten Volumens und der Injektionsgeschwindigkeit sehr gut steuern läßt.

Die durchschnittliche segmentale Ausbreitung der sensorischen Blockade nach cranial liegt bei Verwendung von 3 ml einer Lokalanaesthesielösung im Mittel bei D_8. Diese Ausbreitung reicht für Unterbaucheingriffe sowie für Operationen im Bereich der unteren Extremitäten und evtl. auch für operative Eingriffe im mittleren Abdominalbereich völlig aus.

Bei weiteren Untersuchungen konnten wir feststellen, daß durch Kopftieflagerung um ca. 15° 5 Minuten nach Injektion der Lösung, lediglich eine zunehmende Ausbreitung um höchstens 1 bis 2 Segmente feststellbar war. Dieses dürfte gegenüber der hyperbaren Technik, bei der 3 bis 4 Segmente cranialer Ausbreitung beobachtet werden, ganz besonders dann von Vorteil sein, wenn Kopftieflagerungen für die Operationen gewünscht werden. Die isobare Lösung ist im Durchschnitt bereits nach 7 bis 10 min fixiert.

Die immer wieder vorkommenden Blutdruckabfälle während der Spinalanaesthesie sind bei einem korrekten Management sicherlich in Grenzen zu halten, denn welcher Anaesthesist führt heute noch eine Anaesthesie ohne gleichzeitige intravenöse Infusion durch.

Der Wirkungsmechanismus der Spinalanaesthesie — ob hyperbar oder isobar — führt immer zu einer sympathischen Blockade und damit zu einem möglichen Blutdruckabfall.

Der Volumenersatz ist hier sicherlich die Therapie der Wahl. Aufgrund der Vasodilatation sollten im Mittel 500 ml präanaesthesiologisch infundiert werden, um Blutdruckabfälle zu vermeiden.

Wie sich die isobare Spinalanaesthesie im Vergleich zur hyperbaren in bezug auf Änderungen der segmentalen Blockade bei Änderung der Lagerung des Patienten auswirkt, haben wir untersucht. Feststellen konnten wir, daß 5 Minuten nach Anlegen einer Spinalanaesthesie die 25°-Trendelenburgsche Lagerung einen wesentlich geringeren cranialen Anstieg der sensorischen Blockade bei isobaren Lösungen im Vergleich zu hyperbaren Lösungen zeigte. Bei isobarer Spinalanaesthesie beträgt der Anstieg der segmentalen Ausbreitung im Mittel 2 Segmente, während es bei der hyperbaren Spinalanaesthesie 4 Segmente ausmacht. Dieses bedeutet, daß bei initial auftretender Hypotension die Patienten nach isobarer Spinalanaesthesie weniger zusätzliche Risiken eingehen, die Trendelenburgsche Lagerung als therapeutische Maßnahme durchführbar ist, was man bei hyperbaren Techiken nicht ohne Risiko tun kann.

Die immer wieder gefürchtete Hypotension bei Verwendung der isobaren Spinalanaesthesie wird wohl damit ad absurdum geführt werden, daß diese Hypotensionen auch nach Verwendung hyperbarer Lösungen beobachtet werden.

Die hyperbare Spinalanaesthesie wollen wir nicht pauschal ablehnen, können ihr aber auch nicht unsere zweifelsfreie Zustimmung geben. Der Vorteil der hyperbaren Spinalanaesthesie mag darin liegen, daß wenn erforderlich, die insuffiziente Ausbreitung nach Anlegen der Spinalanaesthesie dann noch über einen gewissen Zeitraum in „höher geschaukelt" werden kann. Ein sicherlich nicht unbedeutender Nachteil der hyperbaren Spinalanaesthesie dürfte der sein, daß die Patienten über einen Zeitraum von 10 bis 20 Minuten in der gewünschten Seitenlagerung bleiben müssen, um eine wirkliche unilaterale Wirkung zu erzielen. Dieses trifft insbesondere für die Traumatologie zu, wie aber auch gerade bei Durchführung von Hüftgelenkersatz. Nicht unerwähnt bleiben dürften hierbei auch insbesondere pathologische Veränderungen der Wirbelsäule mit rechts- oder linkskonvexer ausgeprägter Skoliose im Lendenwirbelsäulenbereich, da bei diesen Patienten mit segmentalen Ausfällen gerechnet werden muß.

Um diese unsere Ansicht beweisen zu können, haben wir untersucht, ob das spezifische Gewicht der verwendeten Lösung von Bupivacain 0,5%ig einen Einfluß hat auf:
1. Die Ausbreitung der Analgesie,
2. den Grad und die Intensität der motorischen Blockade,
3. die Dauer der Blockade.

Dabei haben wir Bupivacain 0,5%ig mit 5%, 8% bzw. ohne Glukosezusatz verwendet. Die Dosis betrug generell 3 ml = 15 mg Lokalanaesthesielösung. Hierzu wurden 60 Patienten, die für Operationen in Spinalanaesthesie vorgesehen waren, willkürlich in 3 Gruppen eingeteilt. In jeder Gruppe wurden jeweils 20 Patienten genommen. Die segmentale Ausbreitung und die Dauer der Analgesie und der Grad und die Dauer der motorischen Blockaden wurden untersucht. Die Ergebnisse zeigten:
1. Durch Zusatz von Glukose zu Bupivacain läßt sich eine größere Ausbreitung und längere Dauer der Analgesie nicht erzielen,
2. die Dauer der motorischen Blockade nahm mit wachsender Glukosekonzentration ab.

Die Ergebnisse dieser Arbeit stehen daher in deutlichem Widerspruch zu einer bestehenden Ansicht, daß durch Zusatz von Glukose zum Lokalanaesthetikum eine Verbesserung der Blockade und eine Verminderung der Komplikationen, insbesondere der totalen Spinalanaesthesie, erreicht werden könne.

Nach diesen Untersuchungen kann die isobare Spinalanaesthesie als mindestens gleichwertig im Vergleich zur hyperbaren Spinalanaesthesie angesehen werden.

Die Vorteile zur Verwendung der isobaren Spinalanaesthesie sind daher:

1. Es können die gleichen Lokalanaesthesielösungen verwendet werden, wie zu allen anderen Regionalanaesthesietechniken auch.

2. Besondere Vorbereitung der Lösung, d.h. Mischen der Lösung mit Zusätzen von Glukose, sind nicht erforderlich.

3. Negative Einflüsse aufgrund der Lagerung des Patienten sind kaum zu erwarten.

4. Die Steuerung der segmentalen Ausbreitung ist neben der Barbotage besonders durch das zu injizierende Volumen gut und sicher möglich.

5. Die Einstichhöhe zur Spinalanaesthesie und die verabreichte Dosis sind relativ unwichtig, wie bereits Scott und andere feststellen konnten.

Als Nachteile der isobaren Spinalanaesthesie im Vergleich zur hyperbaren Spinalanaesthesie im Vergleich zur hyperbaren Spinalanaesthesie finden sich nicht sehr wesentliche Punkte, die jedoch erwähnt werden sollten:

1. Ist eine segmental begrenzte Anaesthesie kaum möglich,

2. eine Halbseitenanaesthesie ist nicht möglich,

3. eine Anwendung zur diagnostischen und prognostischen subduralen Nervenblockade ist begrenzt.

Bei allem Abwägen der Vor- und Nachteile einer iso- bzw. hyperbaren Spinalanaesthesie, bleibt es doch immer der Erfahrung des einzelnen Anaesthesisten überlassen, welcher Technik er den Vorzug gibt.

Wir haben bereits 1970 auf dem Symposium über Bupivacain als Langzeitanaesthetikum zur Regionalanaesthesie in Bad Oeynhausen postuliert, daß der Spinalanaesthesie in Form der isobaren Spinalanaesthesie die Zukunft gehören werde. Aufgrund unserer persönlichen Erfahrungen mit der Spinalanaesthesie seit über 12 Jahren und in mehr als 11 000 Fällen, glauben wir guten Gewissens sagen zu können, daß die Vorteile zur Verwendung der isobaren Spinalanaesthesie die Vorteile der hyperbaren Spinalanesthesie erheblich übersteigen.

Damit können wir wie folgt zusammenfassen: Iso- oder hyperbare Spinalanaesthesie — Differentialindikation: Fraglich; Glauben: nein! Bekenntnis: Absolut ja!

Diskussion zu den Vorträgen Lanz und Meyer

Bergmann: Sowohl Herr Lanz als auch Herr Meyer haben in ihrem Glastubus Untersuchungen, die entweder nur die isobare oder die hyperbare Variante der Spinalanaesthesie betreffen, präsentiert. Es mußte also jeweils eine Gewichtung in eine bestimmte Richtung jeweils erfolgen. Wir können jetzt darüber diskutieren.

Theiss: Ein weiterer Vorteil der isobaren Spinalanaesthesie ist der, daß die Latenzzeit der Ausbreitung und damit auch der sympathischen Blockade länger sind und sowohl der Patient als auch der Anaesthesist mehr Zeit haben, um Blutdruckabfällen entgegenzuwirken. Mich wundert, daß Sie mit 3 ml nach D 8 kommen. Wir brauchen dazu 4 ml! Ich vermute, daß Sie Liquor hinzuaspiriert haben, um dann das ganze Volumen zu injizieren.

Meyer: Es ist natürlich auch von der Injektionshöhe abhängig: wir geben normalerweise bei L 2–3 ein. Dann reichen in der Regel 3 ml — man kann wenn erforderlich durchaus auch 4–5 ml nehmen — aus, weil wir zunächst aspirieren und mit dem Lokalanaesthetikum vermischen. So erreichen wir spielend die Höhe von D_8.

Theiss: Das ist für den unbefangenen Zuhörer mißverständlich, er meint jetzt, er müsse bis D_8 kommen, das erreicht er aber erst mit 4 ml!

Meyer: Sie aspirieren in die 3 ml Lokalanaesthesielösung 1 ml Liquor.

Theiss: . . . und dann haben Sie ein Injektionsvolumen von 4 ml.

Bergmann: Ohne jetzt die Milliliterdiskussion weiter forcieren zu wollen, werfe ich ein, daß wir Th_8 mit 2,4 ml hyperbar erreichen.

Ich bin Herrn Lanz dankbar, daß er nicht mehr vom spezifischen Gewicht gesprochen hat, sondern von der Dichte. Würden Sie beide Ausdrücke hinsichtlich ihrer Definitionen einmal gegenüberstellen.

Lanz: Dichte ist ein physikalischer Begriff der Masse, mit dem normalerweise von den Physikern Substanzen definiert werden. Das spezifische Gewicht ist ein relativer Begriff, der die Dichte von einer bestimmten Substanz mit der Dichte von Wasser bei einer definierten Temperatur zum Vergleich setzt.

Bergmann: . . . und das bisher übliche Vorgehen hinsichtlich der Barizität von Spinalanaes-thetika, den Begriff des spezifischen Gewichtes verwendet zu haben, hat eigentlich nur zur Verwirrung geführt und erst im deutschen Schrifttum, nicht zuletzt auch durch Ihre Hin-weise, ist hier der Weg endlich richtig geworden, daß man von der Dichte sprechen soll. Nun, wenn Sie 0,4 mg/ccm beim Bupivacain, bei der Veränderung der Temperatur in den Subarachnoidalraum bei Raumtemperatur einbringen und Temperaturausgleich in ca. 60 s erreichen, dann ist das doch eigentlich eher ein Hinweis dafür, daß wir, wenn wir von isobarer Spinalanaesthesie sprechen, überhaupt keine isobare Technik anwenden, sondern von diesen Veränderungen abhängig sind, die sehr an der Grenze zur Isobarizität einmal nach oben, einmal nach unten ausschlagen und das ist für die Vertreter der hyperbaren Spinalanaes-thesie ein Hinweis darauf, daß sie mit ihren an Sicherheit im hyperbaren Bereich liegenden Lokalanaesthetika gezielter vorgehen können.

Lanz: Das ist richtig, wir arbeiten nur mit nahezu isobaren Lösungen, wie ich zeigen konnte. Allerdings ist es von klinischer Bedeutung nur dann, wenn wir bei Bupivacain und Mepivacain, wenn die Injektion an sitzenden Patienten vorgenommen wird, ihn nach der Injektion noch für Minuten in dieser Lage belassen. Bei Mepivacain genügen schon 1–2 min, Bupivacain kommt erst nach einigen Minuten. Wer läßt nun aber den Patienten nach der Injektion noch für Minuten sitzen, üblicherweise werden sie doch sofort nach der Injektion in die Horizon-tale gebracht? Für einen Sattelblock, wo Sie den Patienten sitzen lassen, eignet sich die iso-bare Technik sowieso nicht.

Bergmann: Da haben wir also jetzt eine klare Indikation selbst vom einem Isobaristen ge-geben für die hyperbare Technik, nämlich den auf S. 3–4 beschränkten, für die Reithosen-anaesthesie gedachten Sattelblock!

Meyer: Sind die Barizitätsänderungen infolge der Nahrungskarenz auch bedacht worden? Da haben wir ja auch beträchtliche Schwankungen, die auch mit berücksichtigt werden müßten. Zwischen dem Gesunden, der in der letzten Stunde noch getrunken hat und dem Patienten mit einer 12stündigen Nahrungs- und Flüssigkeitskarenz, bestehen sicherlich er-hebliche Unterschiede.

Lanz: Das weiß ich nicht, diese Untersuchungen wurden an gesunden, nüchternen Patienten kurz vor einer Spinalanaesthesie durchgeführt. Es gibt einen Literaturhinweis, daß z.B. eine Glukosegabe zu einer Dichteerhöhung im Liquor führt. Aber denken Sie daran, um welche Schwankungen es sich hier handeln kann: 100 bis maximal 200 mg pro 100 ml. Wenn es zu einer völligen Equilibrierung zwischen Blut und dem Subarachnoidalraum käme, was ich bezweifle, dann würde das 1 mg/ml ausmachen, das ist höchst wahrscheinlich

nicht der Fall. Ansonsten weiß ich nicht, ob sich die Zusammensetzung des Liquors bei
Nahrungskarenz wesentlich innerhalb kurzer Zeiten ändert. Wahrscheinlich liegen dazu
bisher keine Untersuchungen vor, methodisch sehe ich Schwierigkeiten, es ist ja sehr invasiv,
vor und nach der Karenz Liquorproben zu entnehmen.

Bergmann: Es ist anzunehmen, daß der Interstistialraum eher eindickt und daß die Liquordichte höher wird und damit der Trend von der angenäherten Isobarizität zur Hypobarizität
geht, die wieder beim liegenden Patienten keinen wesentlichen Einfluß hat.

Theiss: Wir haben festgestellt, daß die Einstichhöhe doch eine Rolle spielt, vor allem bei
Adipositas. Haben Sie ähnliche Beobachtungen gemacht?

Meyer: Körpergröße und Adipositas spielen natürlich eine Rolle. Das sind alles Parameter,
die man bei der Wirkung mit bedenken muß.

Bergmann: Ich mache jetzt von dem Recht des Moderators Gebrauch, das letzte Wort haben
zu dürfen und kann den 8000 isobaren Spinalanaesthesien aus Minden 15 000 hyperbare
aus Linz gegenüberstellen, die wir mit absolut guten Effekten über die Runden gebracht
haben. Abgesehen vom Sattelblock und den mehr hypothetischen Vorteilen einer Hemianal-
gesie, sehe ich keine Vorteile, so daß ich doch den Begriff des Glaubensbekenntnisses in der
Gegenüberstellung beider Varianten hier heranziehen möchte.

Kreislaufeffekte der Periduralanaesthesie bei Risikopatienten

H.-J. Wüst

Die Kreislaufreaktion auf eine rückenmarksnahe Leitungsanaesthesie, wie sie die Epiduralanaesthesie darstellt, ist abhängig von der Ausbreitung der sensiblen Blockade und der sie
begleitenden Sympathikusblockade. Die Sympathikusblockade ist 3—4 Segmente höher als
die sensible Blockade anzusetzen. Bei thorakaler Epiduralanaesthesie ist durchaus die Th1-C7
mitbetroffen und die sakralen Segmente. Bei tieferer Punktion ist mehr der Splanchnikusbereich betroffen und die Innervation der Beine. Einen Einfluß auf den Vagus haben wir
nicht. Entsprechend ist bei dieser Ausbreitung eine Beeinträchtigung der Herzfrequenz zu
erwarten und zwar bei Blockaden um Th_1. Bei mehr distaler Ausbreitung dominiert die
Vasodilatation.

Wir haben uns gefragt, was nun beim Risikopatienten speziell bei Gefäßoperationen
passiert. Wir haben bei diesen Patienten praktisch bei jedem zweiten mit Symptomen von
Seiten des Kreislaufs zu rechnen. Bei gefäßchirurgischen Eingriffen an der Aorta abdominalis
unter NLA und Halothan kommt es erwartungsgemäß zu Drucksteigerungen, die bei unseren
Patienten mindestens 40 mmHg betragen haben. Bei Freigabe der Aorta treten gleich große
Blutdruckabfälle auf. Diese Kreislaufprobleme setzen sich postoperativ fort. Zusätzlich
kommen respiratorische Probleme in einem erheblichem Ausmaß hinzu, die zu einer sehr
hohen Letalität führen.

Die intraoperative Kreislaufsituation ist abhängig einmal von der Herzfrequenz und dem
Blutdruck bei Einleitung der Anaesthesie. Ein Vergleich zwischen Epiduralanaesthesie und
NLA zeigt, daß bei den NLA-Patienten es nach einem initialen Abfall der Herzfrequenz des
Herzindex und des Blutdruckes zu einem Anstieg von Blutdruck, Herzfrequenz und totalen
peripheren Widerstand, wenn die Operation beginnt, kommt.

Intraoperativ zeigen sich zwei auffällige Gruppen, einmal eine relative Tachycardie
unter NLA und Halothan und eine relative Bradycardie unter Epiduralanaesthesie. Dies bedeutet, daß unter der Regionalanaesthesie der Sauerstoffverbrauch des Myokards geringfügig
niedriger als in Allgemeinnarkose ist. In NLA verändert sich der Druck nicht, während er unter Halothan und Epiduralanaesthesie gesenkt ist. Parallel dazu dürfte eine Minderung des
Sauerstoffverbrauchs des Herzens gehen. Die Pumpleistung des Herzens war in allen drei untersuchten Anaesthesieverfahren unverändert. Das heißt, die beobachteten Druckänderungen
reflektieren Unterschiede im peripheren Widerstand.

In der NLA-Gruppe war bei Einleitung der Narkose auffällig, daß 50% der Patienten
einen Anstieg und der Rest einen Abfall des Druckes hatten, Folgen der Änderungen im
Widerstand und Herzindex. Bei den untersuchten Patienten unter Halothan- und Epiduralanaesthesie überwogen die Abfälle des Druckes und des Widerstandes. Der Einfluß der
Sypathikolyse wird noch deutlicher, wenn ein zusätzlicher Streß wie z.B. Abklemmung

der Aorta dazukommt. In Epiduralanaesthesie ist diese Reaktion sehr gering, in Halothan tritt eine leichtere Reaktion auf, in NLA steigt bei Aneurismen der Blutdruck sehr deutlich an, kann aber bei einem Leriche-Syndrom sowohl Blutdruckanstiege als auch Abfälle zeigen. Unter NLA ist eine große Variation der Kreislaufreaktion zu beobachten gewesen.

Zwischen den drei untersuchten Anaesthesieverfahren bestehen somit deutliche Unterschiede bezüglich der Reaktion des arteriellen Hochdrucksystems, das für die Versorgung der Gewebe verantwortlich ist. In Epiduralanaesthesie konnten wir eine relative Hypotension und Bradykardie feststellen und das ist für die meisten Anaesthesisten eine gefürchtete Situation.

Wir haben uns gefragt, wie die Körperperipherie versorgt wird. Normalerweise kommt es bei einer Minderversorgung zur Entwicklung einer metabolischen Azidose. Der P_{CO_2} blieb unter Halothan und in NLA im Normbereich, während er unter den gleichen Beatmungsbedingungen in Epiduralanaesthesie abfällt. Wie hyperventilieren unsere Patienten. Der P_H-Wert war unter Epiduralanaesthesie und in Halothan praktisch bis zur Freigabe der Aorta im Normbereich. In der NLA-Gruppe kam es dagegen zu einem kontinuierlichen Abfall des des P_H-Wertes auf im Mittel 7,31. In Halothan und unter Epiduralanaesthesie waren deutliche Auswascheffekte bei Freigabe der Strombahn zu beobachten, gegen Ende der Narkose zeigte sich bereits eine Erholungstendenz.

Das Niederdrucksystem wird durch die Infusionstherapie beeinflußt. Alle Patienten bekamen etwa 6 Liter Flüssigkeitszufuhr während einer 5stündigen Operation, die Venasaphena-Bypass Patienten 4 l, wobei ein Unterschied zwischen den untersuchten Gruppen nicht festzustellen war (15–18 ml/kg x h Elektrolytlösung). Es kommt im Laufe der Operation zu einem Anstieg des Venendrucks (CVP), wobei in der NLA-Gruppe möglicherweise als Folge der Beatmung ein stärkerer Anstieg festzustellen war. Die Drücke im venösen System sind aber vom Blutvolumen und von der Kapazität des Systems abhängig. Bei gleicher Volumenzufuhr verhält sich das Blutvolumen unterschiedlich. In der NLA-Gruppe war das Blutvolumen um 17% = ca. 1 l, niedriger und in der Epiduralanaesthesie um ca. 1 l höher als präoperativ. Unter Halothan war dagegen keine Änderung festzustellen. Das heißt, die Kapazität des Niederdrucksystems wird ebenso wie das Widerstandsverhalten im arteriellen Teil des Kreislaufs durch das Narkoseverfahren beeinflußt. Wir konnten feststellen, daß unter NLA und in Epiduralanaesthesie eine Tendenz zur Korrelation zwischen CVP und Blutvolumen besteht. Die Messung des CVP hat eine gewisse Aussagekraft allerdings nur in Epiduralanaesthesie.

Das Niederdrucksystem hat die Funktion, das linke Herz zu füllen. Wir konnten feststellen, daß in Epiduralanaesthesie bei Erhöhung des Füllungspotentials des Herzens das HZV ansteigt. In Halothan dagegen bestätigte sich die negative Inotropie, während unter NLA keine Abhängigkeit zwischen Füllungspotential und dem HZV nachzuweisen war.

Diese Beziehungen zwischen Anaesthesieverfahren und Kreislaufbeeinflussung setzten sich in die postoperative Phase hinein fort und beeinflussen das Zustandsbild unserer Patienten. Die Epiduralanaesthesie bietet dabei den Vorteil, Narkose und postoperative Analgesie mit einem Verfahren durchführen zu können. Es bestehen Vorteile hinsichtlich der myokardialen Sauerstoffversorgung und auch der Gewebsoxygenation, so daß eine Ökonomisierung der Herzarbeit zustande kommt. Die Unterdrückung der Streßreaktion ist ein weiterer Vorteil, wie auch die Vermeidung postoperativer pulmonaler Komplikationen. Ich meine, daß Anaesthesie nicht gleich Anaesthesie ist, daß es ein Leben nach der Anaesthesie gibt und dieses durch das gewählte Anaesthesieverfahren entscheidend beinflußt wird. (Wiedergabe des Bandmitschnitts des Vortrages, da kein Manuskript einging)

Die thorakale Katheter-Periduralanaesthesie

B. Koßmann

Die Methoden der Regionalanaesthesie wie Spinalanaesthesie, Periduralanaesthesie und periphere Nervenblockaden haben in den letzten Jahren eine weite Verbreitung und Popularität erfahren. Ihren festen Platz haben diese Methoden zur Anaesthesie und postoperativen Analgesie bei Extremitäten- und Unterbaucheingriffen sowie zur Analgesie in der Geburtshilfe. Beeindruckend waren die geringeren postoperativen Komplikationsraten sowie die ausgezeichnete Analgesie im Vergleich zu systemischer Analgetikagabe [5]. Die Schwierigkeiten, eine gute Analgesie über einen lumbalen Periduralkatheter für Oberbaucheingriffe zu erhalten [9], die größere Menge an Lokalanaesthetikum, die dafür erforderlich ist, sowie der nicht vorhersehbare Verlauf des Periduralkatheters, wenn er von lumbaler Punktion vorgeschoben wird [2, 3] führen, für besonders schmerzhafte Eingriffe, wie sie z.B. zwerchfellnahe Eingriffe darstellen, zu der Empfehlung der thorakalen Periduralanaesthesie.

Das Prinzip der thorakalen Periduralanaesthesie ist die segmentale Analgesie, durch Injektion des Lokalanaesthetikums in das Zentrum des Schmerzes.

Abhängig von der gewählten Injektionsstelle ist die technische Durchführung. Die Dornfortsätze der Wirbel verlaufen im oberen und unteren thorakalen Bereich weniger steil als im mittleren thorakalen Bereich. Die Punktion kann deshalb im oberen und unteren Thorakalbereich in der Medianlinie durchgeführt werden, im mittleren Bereich der Brustwirbelsäule ist dies jedoch schwierig, so daß hier der paramediane oder laterale Zugang zu bevorzugen ist.

Wir führen diese Punktion in der Regel beim sitzenden Patienten durch, selten beim auf die Seite gelagerten Patienten. Für das Einführung eines Periduralkatheters verwenden wir ein fertig gepacktes Set, das verschiedene Plastikspritzen, Kanülen zum Aufziehen von physiologischer Kochsalzlösung, ein Lokalanaesthetikum zur Infiltration der Haut, sowie Schlitztuch und sterile Kompressen enthält.

Nach Entfetten der Haut mit Alkohol wird diese im Bereich der Punktionsstelle desinfiziert und mit einem Schlitztuch abgedeckt. Eine subcutane Quaddel wird etwa 1,5 bis 2 cm lateral vom Dornfortsatz gesetzt und mit der Kanüle in einem Winkel von etwa $50°$ zur horizontalen und $15°$ zur vertikalen eingeführt. Die subcutanen Gewebe so wie das Periost des Wirbelbogens werden mit Mepivacain infiltriert. Nach der Perforation der Haut mit einem Stichskalpell, wird die Periduralnadel, eine 18-Gauge-Tuohy-Nadel in gleicher Stichrichtung eingeführt. Nach Auftreffen auf den Wirbelkörper wird die Nadel langsam abgesenkt, der Periduralraum mit der Stempeldruckmethode oder der Methode des hängenden Tropfen aufgesucht. Nach Identifizierung des Periduralraumes wird ein Katheter eingeführt, nach negativem Aspirationstest wird dieser steril mit Tupfer abgedeckt und mit Pflaster fixiert. Der Patient wird an einen EKG-Monitor angeschlossen, um ein kontinuierliches

Monitoring bereits während der Injektion des Lokalanaeasthetikums zu gewährleisten. Nach Injektion einer Testdosis von 3 ml Bupivacain 0,5% wird 5 Minuten später die restliche Menge des Lokalanaesthetikums nachinjiziert. Um eine ausreichende Analgesie zu erhalten, injizieren wir 1 ml Bupivacain pro Segment, d.h. zwischen 8 und 10 ml. Eine segmentale Analgesie von Th 4 bis L 1 wird bei Oberbaucheingriffen angestrebt. Intraoperativ sind Nachinjektionen, die Hälfte der Initialdosis alle 90 Minuten, zur Aufrechterhaltung der restlichen Blockade notwendig.

Um die Patienten während des Eingriffs schlafen zu lassen, wird die Periduralanaesthesie mit einer Allgemeinnarkose kombiniert. Nach Einleitung mit Flunitrazepam oder Thiopental und Relaxation mit Succinylcholin werden die Patienten intubiert, die Narkose mit einem Lachgas/Sauerstoffgemisch sowie einer einmaligen Gabe eines niedrig dosierten Analgetikums aufrechterhalten. Die Patienten werden relaxiert und kontrolliert beatmet. Grundsätzlich ist bei kooperativen Chirurgen und abhängig vom operativen Eingriff sowie vom Patienten eine Spontanatmung unter Zugabe niedrig dosierter Inhalationsanaesthetika möglich. Hierfür sind kontinuierliche Überwachung der Atmungsparameter über CO_2-Messung sowie engmaschige Blutgasanalysen erforderlich. Durch die Einsparung von Analgetika und Relaxanzien sind die Patienten unmittelbar am OP-Ende wach und kooperativ ohne Medikamentenüberhang. Postoperativ kann die Analgesie des Patienten entweder mittels intermittierender Nachinjektionen oder kontinuierlicher Infusion über einen Perfusor eingeführt werden. Bei der intermittierenden Nachinjektion sind Steigerung der Konzentration von 0,125% bei 0,375% notwendig, infolge auftretender Tachyphylaxie. Der Großteil der Patienten erhält bei uns eine kontinuierliche Infusion von 12–20 ml 0,2%iges Bupivacain. Vorteil der intermittierenden Infusion ist die individuelle Anpassung an den Patienten. Der Nachteil besteht in der großen Zeitaufwendigkeit durch die häufige Nachinjektionen, die alle 2 bis 3 Stunden erforderlich sind. Dies führt bei uns dazu, daß wir mehr und mehr auf die kontinuierliche Perfusion übergingen.

Durch die gute Analgesie bei erhaltener Beinmotorik können die Patienten früh mobilisiert werden. Die Ausschaltung des Sympathikus führt bei volumensubstituierten Patienten zu stabilen Kreislaufverhältnissen, ohne hypertone Phasen im perioperativen Verlauf. Die Darmperistaltik wird im Gegensatz zu der Gabe von Opiaten nicht beeinflußt und somit eine Prophylaxe der postoperativ auftretenden Darmatonie betrieben. Die Steigerung der Blutströmungsgeschwindigkeit führt zu einer Verbesserung der Durchblutung der Extremitäten. Dies wirkt sich besonders positiv bei gefäßchirurgischen Operationen aus [10]. Das Fehlen der Atemdepression, wie es nach Opiatgabe auftritt, sowie der kooperative, wache Patient, bei dem physiotherapeutische Maßnahmen wesentlich besser durchgeführt werden können, führt zu einer wesentlich geringeren Beeinflussung der Lungenfunktion, wie es nach systemischer Analgetikagabe beobachtet wird [8]. Eine Modifikation der endokrinologisch metabolischen Reaktion auf den Operationsstreß, durch die peridurale Sympathicusblockade, wie sie von Kehlet und Brandt [6] bei Hysterektomien beschrieben wurde, konnten wir bei vergleichender Untersuchung von NLA und NLA in Kombination mit thorakaler Periduralanaesthesie an Hand der Hormone Insulin, Glukagon und Cortisol nicht nachweisen. Der einzige Unterschied bestand in einem intra-operativ geringeren Anstieg des Blutzuckers. Im weiteren postoperativen Verhalten fanden sich keine Unterschiede [7].

Aufgrund der Vorteile der thorakalen Periduralanaesthesie in bezug auf die Lungenfunktion sollte diese bei Thorakotomien und zwerchfellnahen Oberbaucheingriffen, sowie bei Rippenserienfrakturen, sofern nicht Beatmung wegen einer Lungenkontusion oder

Bewußtlosigkeit infolge zusätzlichen Schädel-Hirntraumas erforderlich ist, durchgeführt werden. Bei großen gefäßchirurgischen Eingriffen wie es z.B. aortobifemorale Bypassoperationen darstellen, bei denen es sich häufig um ältere, pulmonal und cardial vorerkrankte Patienten handelt, sowie wegen der Vorteile der Sympathikolyse, ist auch hier eine thorakale Periduralanaesthesie indiziert. Bei operativen Eingriffen am Pankreas sowie der akuten Pankreatitis wirkt sich die Sympathikusblockade in einer verbesserten Durchblutung des Pankreas sowie einer Spasmolyse des Sphinkter Oddi und Duodenum aus. Dies führt zu einem verbesserten Abfluß der Pankreassekrete sowie einem Rückgang des Pankreasödems [1].

Die am meisten befürchtete Komplikation der thorakalen Katheterperiduralanaesthesie ist die direkte Traumatisierung des Rückenmarks mit anschließender Paraplegie des Patienten. Obwohl diese Komplikation [2] im Schrifttum bisher nur bei zwei Patienten berichtet wurde — bei diesen Patienten wurde nicht nur das Rückenmark punktiert, sondern auch Volumen injiziert — sollte sich jeder, der diese Maßnahmen durchführt, dieser schwerwiegenden Komplikation immer bewußt sein.

Die Durchführung einer thorakalen Katheter-Periduralanaesthesie muß deshalb einem in der lumbalen Periduralanaesthesie vertrauten und geübtem Anaesthesisten vorbehalten bleiben. Die Punktion selbst soll nur am wachen Patienten durchgeführt werden. Bei jeglicher Schmerzangabe muß der Punktionsversuch abgebrochen werden. Auf keinen Fall darf zum Beispiel NaCl-Lösung injiziert werden.

Bei gezielter segmentaler Analgesie über den Bereich von Th 4 oder bei akzidentell zu hoch aufsteigender Blockade muß wegen der Ausschaltung der Nervi accelerantes Atropin · injiziert werden, um bedrohliche Bradykardien bis hin zum Herzstillstand zu vermeiden. Einem Low-output-Syndrom, welches durch ungenügende Volumensubstitution und durch die Sympathikolyse bedingten geringeren venösen Rückstrom hervorgerufen wird, muß durch eine konsequente Volumensubstitution vorgebeugt werden. Ein Pneumothorax, der durch nicht exakte Technik und durch Abweichen von der Mittellinie theoretisch denkbar wäre, ist bisher noch nie beschrieben worden.

Während der postoperativen Phase sind regelmäßige Blutdruck- und Pulskontrollen, zum frühzeitigen Erkennen von Volumenmangel, die Kontrolle der segmentalen Analgesie zum frühzeitigen Erkennen zu hoch aufsteigender Blockaden sowie eine tägliche orientierende neurologische Untersuchung zur Früherkennung von neurologischen Komplikationen erforderlich.

Die Durchführung einer thorakalen Periduralanaesthesie an einem wachen Patienten, durch einen in der Methode geübten Anaesthesisten, bei guter perioperativer Überwachung, bietet dem Patienten eine schonende intraoperative Anaesthesie und eine gute postoperative Analgesie mit Vorteilen, wie sie bei systemischer Analgetikagabe nicht beobachtet wird.

Unter Einhaltung dieser Forderungen ist eine weitere Verbreitung dieser Anaesthesiemethode zu begrüßen.

Literatur

1. Bonica JJ (1954) The management of pain. Lea & Febiger, Philadelphia, p 1383
2. Bromage PR (1978) Epidural Analgesia. W.B. Saunders, Philadelphia London Toronto, p 387
3. Dawkins CJM (1969) An analysis of the complications of extradural and caudal blocks. Anaesthesia 24:554
4. Dittmann M et al. (1978) A rationale for epidural analgesia in treatment of multiple rib fractures. Intens Care Med 4:193

5. Holmdahl MS, Modig J (1975) The role of regional block versus parenteral analgesics in pain manage-
    ment with special emphasis on the treatment of postoperative pain. Br J Anaesth 47:264
6. Kehlet R, Brandt MR (1980) Influence of neurogenic blockade on the endocrinic metabolic response
    to surgery. In: Wüst HJ, Zindler M (eds) Neue Aspekte in der Regionalanaesthesie. Springer Berlin
    Heidelberg New York, 1:112
7. Koßmann B, Völk E, Spilker HD, Maier V, Fehm HL (1981) Perioperative Glucoseregulation bei
    Operation eines aortobifemoralen Bypasses unter NLA im Vergleich zu thorakaler Periduralanaes-
    thesie. Vortrag ZAK Berlin
8. Naumann CP (1980) Influence of different methods for postoperative pain relief on pulmonary
    function after thoracic surgery. In: Wüst HJ, Zindler M (eds) Neue Aspekte in der Regionalanaes-
    thesie. Springer Berlin Heidelberg New York, 1:161
9. Renck H (1978) Thoracic epidural analgesia in the relief of postoperative pain. Acta Anaesth Scand
    [Suppl] 70:43
10. Sandmann W, Wüst HJ (1980) Das quantitative Verhalten der Blutströmung in rekonstruierten
    Arterien in Abhängigkeit von Narkoseverfahren und Analgesieverfahren. In: Wüst HJ, Zindler M
    (eds) Neue Aspekte in der Regionalanaesthesie. Springer Berlin Heidelberg New York, 1:40

Rückenmarksnahe Leitungsanaesthesie im Kindesalter

G. Sprotte

Herr Bergmann hat mich gebeten, zu diesem Thema zu sprechen. Unaufgefordert hätte ich mich zu diesem Thema noch nicht geäußert, da wir mit unseren eigenen Erfahrungen nur bedingt Anspruch auf eine Allgemeingültigkeit ableiten können. Dies betrifft vor allem die Beurteilung des Risikos und die damit verbundene Frage der Indikationsstellung dieser Anaesthesietechniken im Kindesalter.

Auch bei Durchsicht der einschlägigen Literatur findet man nur sehr geringe Fallzahlen, die bestätigen, daß diese rückenmarksnahen Leitungsanaesthesien im Kindesalter nicht nur in diesem Lande unüblich sind; unüblich unter anderem deshalb, weil beim Kind das Anlegen einer Leitungsanaesthesie zumindest eine kurze Allgemeinnarkose voraussetzt und sich jeder Anaesthesist fragen muß, wofür er eigentlich das zusätzliche Risiko der Leitungsanaesthesie tragen soll. Im Erwachsenenalter ist es durchaus üblich, dieses zusätzliche Risiko einer Allgemeinanaesthesie in Kauf zu nehmen, da einige Vorteile der Regionalanaesthesie im Einzelfall durch eine evtl. erforderliche Kombination erhalten bleiben und auch das kombinierte Risiko rechtfertigen können.

Zu den Vorteilen ist hier einmal aufzuführen die Verminderung der Gefahrenquellen bei der intra- und postoperativen Überwachung vor allem dann, wenn der Anaesthesist diese Aufgaben an weniger kompetente Personen delegieren muß. Zum zweiten liegen Vorteile in der Möglichkeit, auf der Basis einer langwirkenden Regionalanaesthesie die postoperative Analgesie effektiver und auch risikoärmer gestalten zu können. Der dritte Vorteil liegt in der Möglichkeit einer frühzeitig oralen Flüssigkeits- und Nahrungsaufnahme bei Extremitäteneingriffen. Diese Vorteile könnten prinzipiell auch für die Kinderanaesthesie gelten, die beiden Letztgenannten um so mehr, als vom Kind keine Einsicht in die Notwendigkeit zum Erleiden von Schmerzen, Durst und Infusionen erwartet werden kann. Mit diesem Leistungsvergleich sind allerdings die Analogien zwischen den rückenmarksnahen Leitungsanaesthesien dieser beiden Altersklassen bereits erschöpft. Die Besonderheiten der rückenmarksnahen Leitungsanaesthesien im Kindesalter möchte ich Ihnen nachfolgend aufzeigen.

Mit einfließen sollen dabei die Erfahrungen, die wir in den letzten 5 Jahren selbst sammeln konnten. Bei kinderorthopädischen Eingriffen führten wir bis Dezember 1980 527 sakrale und lumbale PDA's durch, davon waren 340 Sakralanaesthesien und 187 PDA's. Für einen statistischen Überblick waren von diesen Anaesthesien nur 340 verwertbar, da nur bei diesen eine exakte segmentale Ausbreitung bestimmt wurde und die Dosierung in Bezug zur segmentalen Ausbreitung stellt ja das wesentliche Problem dieser Techniken im Kindesalter dar.

Die Sakralanaesthesie dominierte bei Altersgruppen bis zum Schulalter, danach verwendeten wir häufiger die PDA. Die miniaturisierten Verhältnisse in Säuglings- und Kleinkindesalter sprechen nicht für die PDA, während der sehr einfache sakrale Zugang gerade bei diesen Kindern ausgesprochen einfach ist. Die Besonderheiten, welche das Anlegen dieser Techniken im Kindesalter mit sich bringen, lassen sich in 5 Punkten zusammenfassen:
1. Die erforderliche segmentale Dosierung des Lokalanaesthetikums ist im Kindesalter überproportional größer als beim Erwachsenen. Dies könnte in dem relativ geringem Anteil des Längenwachstums der Wirbelsäule am Gesamtkörperwachstum begründet sein.
2. Das kaudale Ende des Rückenmarks reicht im Kindesalter weit in den lumbalen Wirbelkanal hinein. Wir haben hier also die gleiche Problematik, wie bei der thorakalen PDA. Dies hat einen eventuellen Einfluß auf die Indikation der lumbalen PDA, nämlich das Säuglings- und Kleinkindesalter ausschließend.
3. Die extraduralen Anaesthesien zeigen beim Kind eine deutlich bessere Wirksamkeit. Unblockierte Segmente werden nicht beobachtet. Die Latenzzeit ist kürzer und es können ohne wesentliche Einbußen bei der Wirkungsdauer niedrigere Konzentrationen des Lokalanaesthetika gegeben werden.
4. Die therapeutische Breite der Lokalanaesthetika ist, bezogen auf das Körpergewicht im Kindesalter wesentlich größer. Der relative Anteil des extrazellulären Wassers an der Gesamtkörpermasse nimmt vom Jugendlichen bis zum Säugling erheblich zu, damit auch der Verteilungsraum für das Lokalanaesthetikum. Bestätigt wird dieser Zusammenhang durch Blutspiegeluntersuchungen nach Sakralanaesthesien. Nach Dosierungen bis zu 4 mg traten nie Blutspiegel auf, die über 1,2 μg/ml lagen. Für das Lidocain wurde eine Maximaldosis von 10 mg/kg ermittelt, unter welcher ebenfalls keine bedrohlichen Blutspiegel beobachtet wurden. Unsere mittlere Dosierung lag bei 3 mg/kg Bupivacain. Das heißt, wir liegen bei den kleinen Kindern wesentlich höher als bei den Erwachsenen.
5. Als wesentliches Merkmal zeigt sich eine deutliche Verschiebung im Spektrum bekannter Nebenwirkungen rückenmarksnaher Leitungsanaesthesien. Während bei Erwachsenen Kreislaufreaktionen auf ausgedehnte Sympathikusblockaden beobachtet werden, fehlen diese komplett im Säuglings- und Kleinkindesalter, korrektes Vorgehen vorausgesetzt. Auf volumenwirksame Infusionen vor oder während des Anlegens der Anaesthesie kann daher verzichtet werden. Häufiger dagegen muß bei Kindern mit versehentlichen intravasalen Injektionen gerechnet werden. Dies betrifft vor allem die Sakralanaesthesie mit Kathetern oder Stahl/Plastik-Kanülen. Ein wirksamer Schutz besteht in einer betont langsamen oder besser fraktionierten Injektion adrenalinhaltiger Lokalanaesthetika unter obligatem EKG-Monitoring. Pulsfrequenzbeschleunigung deutet auf eine intravenöse Lage der Kanüle sofort hin.

Die praktische Durchführung zeigt im Kindesalter so viele Besonderheiten, daß ich nur auf einige wesentliche Punkte eingehen kann. Im Säuglingsalter wird vor dem Anlegen eines venösen Zuganges und der Sakralanaesthesie am besten eine Inhalationseinleitung vorgenommen. Eine fortführende Sedierung oder leicht dosierte Allgemeinanaesthesie ist für diese Altersgruppe nicht obligat. Klein- und Schulkinder erhalten bei uns initial Ketamine 1—3 mg/kg KW zum Anlegen der Anaesthesie. Die weitere Sedierung wird über eine Dauertropfinfusion ebenfalls mit Ketamin und Diazepam fortgeführt. Unsere mittlere Gesamtdosierung lag für das Diazepam bei 0.2 mg/kg x h, für das Ketamin einschließlich der Einleitungsdosis bei 2.0 mg/kg x h. Die Sedierung erfolgt so, daß eine Erweckbarkeit erhalten bleibt, ein Monitoring der Atmung muß nicht unbedingt außer der klinischen Überwachung durchgeführt werden und schon gar keine Unterstützung der Atmung durch Markenbeatmung.

Verlangt der operative Eingriff eine zuverlässige thorakale Ausbreitung der Anaesthesie und eine Relaxierung im Hüftgelenk, ist entweder eine lumbale PDA zu bevorzugen, oder bei der Sakralanaesthesie eine spezielle Lagerung vorzunehmen.

Schliff, Länge und Durchmesser der Periduralkanülen sollten den verkleinerten anatomischen Verhältnissen im Kindesalter angepaßt sein. Die im Handel angebotenen Kanülen sind meist ungeeignet.

Abschließend möchte ich vor einer unkritischen Weiterverbreitung dieser Anaesthesietechniken im Kindesalter warnen. Dazu liegen noch zu wenige Erfahrungen vor. Auch für ein striktes Ablehnen der Regionalanaesthesie im Kindesalter gibt es keinen Grund. Unsere begrenzten, aber ungetrübten Erfahrungen haben gezeigt, daß mit diesen Anaesthesiemethoden vielen Kindern die Angst vor weiteren Eingriffen genommen werden kann. In der Kinderorthopädie ist dies ein wesentlicher Beitrag zur Humanisierung des Leidensweges mißgebildeter Kinder.

(Wiedergabe des Bandmitschnitts des Vortrages, da ein Manuskript nicht einging).

Diskussion zu den Vorträgen Wüst, Koßmann und Sprotte

Bergmann: Zunächst zu dem Vortrag von Herrn Wüst zur Hämodynamik von Risikopatienten. Wir wollen doch festhalten, daß Herr Wüst unter dem Begriff „Risikopatient" eine Gruppe von gefäßchirurgischen Patienten verstanden hat und nicht den Gesamtbereich des Risikopatienten an sich! Zweitens erreichen wir mit der Regionalanaesthesie die von Herrn Sprotte zuletzt dargestellten grundsätzlichen Vorteile auch bei anderen Patienten. Gibt es nun spezifische Vorteile der Regionalanaesthesie für Gefäßpatienten?

Wüst: Wir haben die Sympathikolyse, es kommt zur Vasodilatation und Zunahme der arteriellen Durchströmung. Gleichzeitig ist festzuhalten: was schneller hineinfließt, fließt auch schneller wieder heraus, der venöse Rückstrom nimmt zu und zwar nicht nur Fluß, sondern auch die Strömungsgeschwindigkeit, so daß der Gefahr einer Thrombose entgegengewirkt wird.

Bergmann: . . . liegen hierzu harte Daten vor? Kontrollierte Studien dazu, daß die Thrombosehäufigkeit in Zusammenhang mit dieser Methode im Vergleich zur Allgemeinanaesthesie signifikant niedriger ist?

Wüst: Bei gefäßchirurgischen Eingriffen nicht, aber die Gruppe in Uppsala konnte zeigen, daß das Risiko einer Lungenembolie allein durch das Narkoseverfahren beeinflußt werden kann. Es konnte eine deutlich niedrigere Frequenz von Lungenembolien festgestellt werden bei Hüftoperationen.

Bergmann: Sie haben zufällig keine harten Daten hierzu in Erinnerung?

Wüst: Leider nein.

Wagner: Ihre Gefäßpatienten wurden doch sicher während des Eingriffes heparinisiert? Befürchten Sie da keine Komplikationen?

Wüst: Unsere Patienten haben 5000 E Heparin vor Abklemmen der Aorta erhalten. Wir verfügen jetzt über 3500 Patienten, bei denen das durchgeführt wurde und wir haben bisher keine Komplikationen gesehen. Wir meinen, daß die Vorteile, die wir festgestellt haben unter anderem auch auf die Letalität dieses Krankheitsgutes so schwerwiegend sind, daß man das Risiko, das mit dem Heparin evtl. verbunden ist, in Kauf nehmen kann. Man muß aber wissen, daß es zu Komplikationen kommen kann und man jederzeit einschreiten muß. Deshalb ist eine 1- bis 2malige Kontrolle der Patienten postoperativ, solange die Epiduralanaesthesie läuft, notwendig.

Theiss: Brauchen Sie bei Ihrer kontinuierlichen Zufuhr des Lokalanaesthetikums mehr pro
Zeiteinheit an Anaesthetikum, als wenn Sie es intermittierend machen?
Wüst: Das haben wir leider nicht untersucht. Bei unserer kontinuierlichen Technik führen
wir 0,22 mg/h im Verlaufe von im Mittel 66 Std. zu. Das entspricht einer Gesamtdosierung,
die zwischen 800 und 2600 mg Bupivacain liegt.
Bergmann: Dann möchte ich zur Diskussion des Vortrages von Herrn Koßmann übergehen
zur thorakalen PDA. Man wird sich ja zunächst fragen, ob die Kombination einer Regionalanaesthesie mit einer Allgemeinnarkose nicht doch in ihrer Indikationsstellung sehr deutlich
herausgestellt werden muß, wenn man das kombinierte Risiko eingehen will? Ich bin aber
der Meinung, daß hier die Vorteile der Regionalanaesthesie, die in einer solchen Kombination verfügbar bleiben, doch in dieser Richtung zu einer Bejahung dieser Methode führen
müßten. Ich kann mich erinnern, daß vor ca. 30 Jahren in England diese Methode der Kombination der PDA mit Allgemeinanaesthesie eigentlich viel mehr verwendet wurde, als es in
der Zwischenzeit war . . .
Koßmann: Ich glaube, daß dies auch eine Art der „balanced anaesthesia" darstellt, daß man
versucht, doch die Vorteile der verschiedenen Methoden gegeneinander auszunützen. In
dem Moment, wo ich die Regionalanaesthesie mit einer NLA kombiniere, verwende ich so
geringe Dosen z.B. von Fentanyl, daß ich mit einem Fentanylrebound nicht rechnen brau-
che. Wenn ich Inhalationsanaesthetika zusetze, in Kombination zu einer regionalen Technik,
dann liegen die inspiratorischen Konzentrationen weit weg von negativ inotropen Auswirkungen auf das Herz. Dieser sehr gute Effekt wirkt sich in die postoperative Phase hinein
aus, da ich am Ende der Operation einen Patienten habe, der keinen Medikamentenüberhang
hat, der nicht antagonisiert werden muß, wobei die ganze Problematik der Antagonisierung
wegfällt. Weiterer Vorteil ist, daß der Patient postoperativ sofort kooperativ ist.
Bergmann: Ein wesentlicher Faktor ist doch die Prolongation der postoperativen Analgesie.
Sprotte: Wenn man überlegt, postoperativ ohnehin eine Regionalanaesthesie durchzuführen,
liegt es auf der Hand, daß man diese schon präoperativ anlegt und während der Operation
die Vorteile der Regionalanaesthesie mitnimmt.
Wüst: Man sollte nur bei der Auswahl der zu kombinierenden Medikamente Fentanyl,
Halothan, Sedativa u.a. mögliche Interaktionen mit den Lokalanaesthetika berücksichtigen.
Es sind in vitro Versuche bekannt geworden, daß die Halbwertzeit von Fentanyl durch die
Lokalanaesthetika verlängert wird. Dadurch kann möglicherweise auch bei geringen Dosen
ein Überhang auftreten.
Bergmann: Wir wollen vielleicht festhalten, daß der Begriff des „sozialen Schlafes", der
von Herrn Koßmann in die Diskussion eingeführt wurde, doch über das Adjektivum „so-
zial" hinausgeht und in der Kombination mehr Bedeutung hat, als nur den Begriff
des Schlafes an sich. Sie ermöglichten damit ja auch nicht zuletzt die Beatmung des Patienten während der Operation.

   Herr Koßmann, wie schaut es mit dem negativen Druck des Epiduralraumes im Ver-
gleich zu anderen Bereichen aus?
Koßmann: Der ist etwas geringer, aber man hat dadurch keine Schwierigkeiten, den Peri-
duralraum gut zu identifizieren.
Bergmann: Sie würden also meinen, daß Sie allein von der Technik der Punktion des
Periduralraumes her gesehen, wohl den hängenden Tropfen verwenden können, obwohl der
negative Druck hier weniger verläßlich sein könnte als im lumbalen Bereich?
Koßmann: Ja!

Zink: Sehen Sie Vorteile bei einem der genannten Zugangswege, welchen bevorzugen Sie, den lateralen oder den medianen bei der thorakalen PDA?

Koßmann: Das ist abhängig von der Höhe des Zuganges. Bis ca. Th 1 bis Th 4—5 kann man median eingehen, im unteren thorakalen Bereich so bis Th 8/9 kann man auch median eingehen. In diesen Bereich würde ich primär den medianen Zugang bevorzugen und auch dem Anfänger dazu raten. Man hat von der lumbalen PDA her einfach das Gefühl für die interspinalen Ligamente und es fällt deshalb leichter. Im mittleren thorakalen Bereich ist der mediane Zugang sehr schwierig und der laterale oder paramediane Zugang ist wesentlich leichter zu realisieren.

Zink: Der mediane Zugangsweg ist uns zwar gewohnter, aber oft schwieriger durchführbar.

Bergmann: Bemerkungen oder Anfragen zum Vortrag von Herrn Sprotte? Ich glaube, es war wesentlich, hier einmal darzustellen, daß es so etwas gibt und ich bin Herrn Sprotte dankbar, daß er zuletzt meinte, hier müsse doch noch einiges vor sich gehen, bevor man konkreter Stellung nehmen könnte über die echten Indikationsbereiche.

Bergmann: Herr Gebershagen hat mich vor einer Woche etwa informiert, daß aus begründeten Entwicklungen seines Zeitplanes er nicht im Stande ist, heute hier zu sein. Er hat mir dann die Information zugehen lassen, daß Herr Niesel aus Ludwigshafen freundlicherweise sein Referat übernehmen werde. Ich begrüße Herrn Niesel herzlichst!

Schmerzklinik: Organisationskonzept – Indikationsbereich – Ergebnisse

H.C. Niesel

Das Thema Schmerztherapie ist ein sehr problematisches, weil wir Anaesthesisten gewohnt sind, in der Regel sehr objektive Daten zu benutzen. Die Ausnahme ist vielleicht die Intensivtherapie, wo wir auch aus der klinischen Beobachtung Schlüsse ziehen. Die Schmerztherapie ist ein Gebiet, das eigentlich dem Anaesthesisten, der zunächst mehr Therapeut denn Diagnostiker ist, in der Anfangsphase zumindestens etwas fremd vorkommt. Deswegen gehören sicherlich auch einige organisatorische Überlegungen in diesen Themenkreis hinein.

An den Anfang der Therapie haben die Götter die Diagnostik gesetzt. Dies müssen wir als die Voraussetzung ansehen, wenn wir uns mit der Therapie von Schmerzen befassen. Wenn wir einmal zu diesem Aufgabengebiet ja sagen, müssen wir die Breite der gesamten Medizin mit einbeziehen.

Wir sind gewohnt, den Schmerz aus der postoperativen Phase zu kennen, wir kennen auch die Angst aus dem präanaesthetischen Gesprächen mit unseren Patienten. Der chronische Schmerz hat allerdings so viele Bilder, daß erst die Auseinandersetzung, das Gespräch mit dem Patienten uns klarmacht, daß der Charakter dieses Empfindens erhebliche Variationen aufweist und wir auch daraus Schlüsse ziehen können. An den Anfang der Schmerzanalyse gehört das lange Gespräch mit dem Patienten, grundsätzlich hat sich dabei eine feste Organisation bewährt, bei der wir in Form von Fragebögen mit klaren Aussagen von Seiten des Patienten und klaren Anfragen von unserer Seite eine gewisse Übersicht in die oft sehr lang laufende, überlagerte Anamnese bringen können.

Vor dem Begriff Schmerzklinik sollten wir uns scheuen, wenn Beschränkung auf Blocktherapie allein vorherrscht. Schmerzklinik ist ein weitgehender Begriff, der erhebliche Konsequenzen beeinhaltet und einen relativ großen Apparat bedingt. In erster Linie werden wir uns also mit somatischen und sympathischen Blockaden beschäftigen und dann ist ja noch das periphere Schmerzgebiet als Angriffspunkt da, ein weiteres Gebiet, wo wir sehr erfolgreich arbeiten können.

Erst aus der Summe der Dinge könnten wir ein positives Resultat erreichen. Neben der Diagnostik, der Dokumentation und der therapeutischen Blockadetechnik steht eigentlich sehr wesentlich im Vordergrund, daß bevor wir therapieren, klarstellen sollten, ob wir sinnvoll therapieren können. Deswegen sollte man in die Frühphase der Schmerztherapie, nach dem Gespräch mit dem Patienten, der Diagnostik unter evtl. Einbeziehung von Konsiliarien eine diagnostische Regionalanaesthesie durchführen mit sehr niedrig dosierten kurzwirkenden Pharmaka. Das hat auch den Vorteil, daß bei evtl. auftretenden Komplikationen der Patient nicht erschreckt ist, denn wir müssen bei dem Patientengut, daß zur Behandlung chronischer Schmerzen uns begegnet, sehr stark mit psychischen Reaktionen auf Effekte, der psychischen Antwort, rechnen und haben dann natürlich große Schwierigkeiten, das

Vertrauensverhältnis zum Patienten zu erhalten. Es ist sehr wichtig, daß man den Patienten über alle Varianten von Komplikationen informiert. Wenn man z.B. eine Stellatum-Blockade vornimmt und der Patient wird heiser, dann kann das ihn deutlich erschrecken. Das ist alles nicht vergleichbar mit einer Anaesthesie, die von anderen Begleitumständen – Krankenhausaufenthalt und Operation – überlagert ist. Es bleibt also eine ganz spezifische Aufgabe, den Patienten zu informieren, daß er nicht überrollt wird von den Begleiterscheinungen einer Blockade. Das kurzwirkende Lokalanaesthetikum in der diagnostischen Blockade macht es möglich, den erzeugten Effekt zunächst einmal zu beobachten und die Komplikationen in ihrer Wahrscheinlichkeit herabzusetzen und für den Patienten besser verarbeiten zu können. Angriffspunkt sind natürlich insbesondere die sehr empfindlichen, dünneren Fasern, die in der Regel bei niedrigen Dosierungen ansprechen. Diese Fasern interessieren uns auch deshalb, weil sie den sympathischen und den sensorischen Teil des Schmerzes erfassen. Therapeutisch stehen zur Verfügung:
a) Nervenblockaden,
b) Sympathikusblockaden,
c) Spinalanaesthesie,
d) Triggerpunktinfiltration.

Gerade bei dem letzteren Punkt geraten wir in Berührung mit einer speziellen Medizin wie z.B. der Neuraltherapie. Wenn wir Schmerztherapie betreiben, nutzen wir ganz sicher auch ähnliche Effekte aus, wie es der Neuraltherapeut macht und wir sollten uns nicht scheuen, auch dazu ja zu sagen. Wir sollten auf dem Sektor der Triggerpunkte sehr genau suchen, wo der Patient einen Auslöser hat, den wir mit relativ niedrigen Dosierungen unserer Medikamente ausschalten können. Für den Patienten kann es ein Erlebnis sein, daß er schlagartig beschwerdefrei wird. Das sog. „Sekundenphänomen" sollte auch uns im Hintergrund ein bißchen immer die Hoffnung lassen, daß wir wirklich auch einmal mit einer einzigen Injektion einen Patienten beschwerdefrei bekommen. Ob hier der Zufall eine Rolle spielt, möchte ich in Frage gestellt sein lassen. Man kann es sicherlich beobachten.

Es gibt auch periphere Angriffspunkte, die sehr dankbar in der Therapie sind, pseudoradikuläre Syndrome, alles das, was vom Halteapparat und Stützapparat des Körpers ausgelöst ist an Schmerzen. Da hat es wenig Sinn, mit sehr eingreifenden Maßnahmen den Patienten nun vollständig zu anaesthesieren. Dann überlagert man das ganze Bild und bekommt gar kein echtes Resultat, von wo aus das Beschwerdebild ausgelöst wurde. Man kommt praktisch nicht an den Zentralpunkt des Schmerzes heran und nur die fein lokalisierte, genau dosierte Infiltration macht es möglich, beispielsweise ein Band zu finden, das als Auslöser in Frage kommt.

Die Indikationen zu somatischen Blockaden will ich nur kurz streifen, da dies natürlich schon immer zu unserem Erfahrungsschatz gehört und wir können da sicherlich sehr effektiv bei der Diagnostik sein. Die somatischen Nervenblockaden lassen sich sehr effektiv in der Frühphase anwenden, für den Patienten ist es ein Erlebnis, wenn er zum ersten Mal schmerzfrei ist. Man darf sich nur nicht der Illusion hingeben, daß dieser Effekt unbedingt auch schon Therapie bedeutet, und daß wir mit wiederholten Blockaden den Patienten nicht wirklich langfristig therapieren können. Auch hier sollte man mit einer gewissen Skepsis an die Problematik herangehen und nicht meinen, mit einem langwirkenden Lokalanaesthetikum würden wir echt therapieren. Es bedarf einer sehr genauen Kontrolle, Befragung des Patienten, einer echten Dokumentation, um ja oder nein zum Resultat sagen zu können.

Ein sehr dankbares Gebiet sind sicherlich die Sympathikusblockaden, die sich recht breit anwenden lassen. Diese Blockaden sind für eine Serientherapie geeignet, weil wir dort nur durch eine Serie den Circulus vitiosus durchbrechen können und beispielsweise bei dem Reflex-dystrophischen Syndrom, bei vasomotorischen Störungen können wir sehr effektiv, sehr wirksam, eingreifen. Wir müssen allerdings die Blockadetherapie kurzfristig durchführen, wir müssen mit 8 bis 10 bzw. bis 20 Blockaden arbeiten, bis wir wirklich einen gewissen Stillstand erreichen. Es ist auch sehr sinnvoll, bei einem Tumorpatienten diese Blockaden anzuwenden, es ist durchaus nicht so, daß der Tumorschmerz ein so stark im sensorischen Bereich fixierter Nervenschmerz darstellt, sondern sehr häufig sind auch Reflexreaktionen Ursache und auch dort sollte man die Sympathikusblockaden einsetzen und man kann da sehr häufig beobachten, daß mit Einzelblockaden oder wenigen Wiederholungen bereits eine wesentliche Reduktion der parenteral applizierten Analgetika ermöglicht wird.

Wir haben 3 Hauptgebiete, wo wir im Sympathischen angreifen können: den cerviko-thorakalen Bereich, im abdominellen bzw. im lumbalen Bereich des Sympathikussystems. Dabei möchte ich bemerken, daß außer den Blockaden des cerviko-thorakalen Bereichs, also der Stellatum-Blockade es auch sehr gut möglich ist, sehr niedrig dosierte Lokalanaesthetika hochvolumig anzuwenden, beispielsweise in Form einer axillären Plexusblockade. Man erreicht dabei praktisch den gleichen Effekt und für den Patienten ist es angenehmer als die wiederholte Stellatumanaesthesie, die ja bei schmerzgeplagten Patienten, insbesondere wenn der Therapeut nicht sehr trainiert ist, unangenehm sind. Zumindestens sollte man öfter einen Wechsel von Stellatum-Blockaden und axillären Plexusblockaden anstreben.

Im Einzelfall setzten wir uns immer sehr genau mit der Neuroanatomie auseinander. Wir gehen da in eine neue Dimension unserer Therapie über und mit unserem ursprünglichen Rüstzeug kommen wir nicht weiter. Dies bedeutet auch erhebliche theoretische Weiterbildung über das Übliche hinaus.

Auch in oberen Abdomen haben wir Reflexeinflüsse und auch das wird oft in der Neuraltherapie schon erfaßt. Wir müssen die Druckpunkte, die ja Projektionsstellen der inneren Organe sind, genau so erfassen, wie wir irgendwo eine sehr ausgedehnte Anaesthesie machen, die eigentlich dann sich erübrigt, indem wir gezielter arbeiten.

Wann können wir Neurolytika anwenden? Neurolytika sind sehr effektiv in ihrem Langzeiteffekt und das ist im Grunde das, was wir versuchen zu erreichen. Ich habe aber eine gewisse Skepsis und glaube, man muß sich sehr wohl überlegen, daß wir diese sehr eingreifende Langzeittherapie nur in begrenztem Rahmen einsetzen dürfen und deswegen müssen die Indikationen sehr streng gestellt werden, insbesondere beim alten Patienten der inoperabel ist, wo der schlechte Allgemeinzustand die postoperative Phase erheblich gefährden würde.

Wir dürfen auch nicht vergessen, daß hiermit nur für eine begrenzte Zeit ein Effekt zu erreichen ist und die Indikation auch von der Prognose, die der Einzelpatient hat, abhängig gemacht werden muß. Daß wir bei Durchblutungsstörungen großzügiger sein können, und daß die lumbale Sympathikusblockade sicherlich den gleichen Effekt wie die operative Sympathikusresektion hat, ist keine Frage, da die Re-Innervation beim operativen Eingriff mindestens in gleicher Wahrscheinlichkeit erfolgt, da bereits geringere Anteile des Systems, wenn erhalten geblieben, zur Re-Innervation und zu den präoperativen Bild führen können.

Der weitestgehende Eingriff, der uns Anaesthesisten zur Verfügung steht, ist die somatische Dauerblockade im Rückenmarksbereich, wobei wir am sinnvollsten dort arbeiten können, wo sensible, sensorische und motorische Anteile getrennt sind, also bespielsweise im Thorakalbereich. Man kann mit dem hypobaren Alkohol arbeiten oder mit hyperbaren Lösungen. Wir greifen natürlich dabei in ein Gebiet ein, daß auch der Neurochirurg recht gut beherrscht. Man sollte deshalb diesen Spezialisten in die therapeutische Erwägung mit ein-

beziehen, denn der neurochirurgische Eingriff kann in der Regel etwas länger bezüglich
der Wirkung angesetzt werden. Deshalb liegt das Indikationsgebiet für den Tumorschmerz
beispielsweise auch in der begrenzten Lebenserwartung des Patienten.

Der neurochirurgische Eingriff wird bei längerer Lebenserwartung sicherlich der zweck-
mäßigere sein. Neben dem Alkohol können wir auch mit Phenol arbeiten. Wir bevorzugen
z.B. für den Subarachnoidalraum Phenolglycerin. Die Wirkungszeit ist sicherlich nicht so lange wie bei Verwendung von Alkohol. Wenn man aber mit Alkohol arbeitet und der Patient
hustet während der Injektion, dann kann der Alkohol sich schnell verschieben und z.B. im
oberen Thoraxbereich in die Plexusregion kommen. Das Phenolglycerin ist da etwas besser
steuerbar, aber vielleicht ist das auch mehr eine Glaubensangelegenheit ähnlich wie bei dem
hypo-, hyper- und isobaren Spinalanaesthesien.

Wenn man somatische Blockaden durchführt, sollte man sehr genau lokalisieren, damit
man nicht fehlinjiziert insbesondere, wenn man Dauerblockaden erzielen will. Es kann bei
Fehlinjektion zu erheblichen Komplikationen kommen.

Die Diskussion darüber, ob man Amide oder Ester in der Schmerztherapie einsetzen
soll, ist sicher noch nicht abgeschlossen. Prokain hat z.B. erhebliche Effekte auf die Kapillar-
durchlässigkeit, die bei Amiden nicht so deutlich zu reproduzieren sind, so daß bei den
Estern dieser antiphlogistische, ödemhemmende Effekt wahrscheinlich stärker ist.

Man sollte nicht vergessen, daß neben der Blocktherapie auch die Allgemeinbehandlung
sehr wichtig ist und man sollte hierzu sehr konkrete Empfehlungen den mitbehandelnden
Kollegen geben.
(Wiedergabe des Bandmitschnitts)

Diskussion

Bergmann: Herr Niesel, wir sind Ihnen alle sehr dankbar, daß Sie das Referat so kurzfristig
übernommen haben. Dank auch für die Feststellung, daß bei der Schmerzbehandlung, die
der Anaesthesist ursprünglich freizügig als seine Domäne mit bezeichnet hat, sich doch neue
Dimensionen ergeben haben, die wir in unserer Klinik auch gesehen haben. Das bedeutet
für den Anaesthesisten, wenn er in diesem Bereich in Zukunft mithalten will, daß er sich
auch in diese neue Dimension mit einspielt und sich nicht mehr festlegt allein auf den Begriff
der somatischen Nervenblockaden, mit dem wir seinerzeit begonnen haben, unseren „Anspruch" in diesem Bereich herauszustellen.

Ich darf abschließend meinen Referenten hier vom Panel sehr herzlich danken, daß Sie hier
her gekommen sind und daß Sie uns diese Spotlights der Regionalanaesthesie präsentiert
haben. Ich darf den Zuhörern für das rege Interesse danken.

Grundlagen

Ausschaltung der Vigilanz während der Regionalanaesthesie

E. Salehi

Warum viele Patienten die Operation in Regionalanaesthesie ablehnen oder es trotz lege-artis-durchgeführter Technik und optimaler Analgesie zu psychischen Alterationen kommt, wird vielseitig motiviert [2, 3, 4, 7, 9].

Die Ausschaltung der Vigilanz während der Regionalanaesthesie ist oft gerechtfertigt, und zwar aus folgenden Gründen:
1. Den Regionalanaesthesien haftet ein gemeinsames Merkmal an: Das Bewußtsein der Patienten wird nicht ausgeschaltet, und durch optische und akustische Wahrnehmungen bleibt den Patienten der psychische Streß nicht erspart. Das Gefühl, bei vollem Bewußtsein operiert zu werden, löst Angst und psychische Alterationen aus und dies ist der eigentliche Grund, warum Patienten die Operation in Regionalanaesthesie ablehnen.
2. Für die Patienten ist im allgemeinen die Vorstellung einer schmerzlosen Operation mit der des gleichzeitigen Schlafes eng verknüpft, und die Vorstellung, in wachem Zustand operiert zu werden, ist furchterregend.
3. Bei Langzeiteingriffen klagen die Patienten über Rückenschmerzen, die durch die aufgezwungene, unbequeme Rückenlage und die gestreckten Extremitäten bedingt sind.
4. Unbequeme Operationslagerungen, ungewohnte Umgebung, Angst und psychischer Streß beeinflussen die Hämodynamik, was nicht selten pharmakologische Gegenmaßnahmen erfordert und die Ausschaltung der Vigilanz notwendig macht.
5. Ein weiterer Grund, daß oft die Ausschaltung der Vigilanz während der Regionalanaesthesie erwünscht wird, ist die Tatsache, daß die wissenschaftlichen Diskussionen und Anweisungen im Operationssaal vom wachen Patienten u.U. mißverstanden und falsch interpretiert werden können.

Die Ausschaltung der Vigilanz durch konventionelle Prämedikationsmittel allein ist nur bedingt möglich, da diese die Überdosierung der verabreichten Pharmaka und dadurch die Gefahr der kardio-respiratorischen Komplikationen zur Folge haben kann [5, 6].

Die Ausschaltung der Vigilanz während der Regionalanaesthesie durch zusätzliche Applikation von intravenösen oder volatilen Narkotika ist eine wenig glückliche Kompromißlösung, die oft bei sogenannten Versagerfällen, unkompletter Anaesthesie oder bei Unruhe und psychischen Alterationen der Patienten praktiziert wird.

Eine Kombination von Regional- und Allgemeinanaesthesie ist nicht sinnvoll und bringt nur zusätzliche Gefahren mit sich. Allein die mögliche Summation von Nebenwirkungen der beiden grundverschiedenen Anaesthesietechniken und verabreichten Anaesthetika, löst Bedenken gegen diese Art von Kombinationsnarkosen aus. Die Befürworter der kombinierten Regionalanaesthesie (Katheter-Periduralanaesthesie) mit balancierter Allgemeinanaesthesie gehen davon aus, daß durch diese Kombination erheblich an Narkosemitteln

gespart und gleichzeitig eine längere postoperative Analgesie ohne Opiate gewährleistet
werden kann; sie ist aber nur bei ausgewählten Patienten und ausgedehnten Operationen
mit größerem personellen und technischen Aufwand zu verwirklichen. In Wirklichkeit wird
der Patient in Allgemeinanaesthesie operiert. Die Plazierung des Katheters im Periduralraum
ist eine sekundäre und zusätzliche Maßnahme und nicht umgekehrt.

Dem Anaesthesisten obliegen im Operationssaal u.a. drei wichtige Aufgaben:
1. Eine für den Patienten schonende Anaesthesie durchzuführen.
2. Die Arbeit der Chirurgen durch die gewählte Anaesthesieform zu erleichtern und
3. die besonderen Wünsche des Patienten bei der Anaesthesiewahl zu berücksichtigen.

Um spezielle Wünsche der Patienten bei der Anaesthesiewahl zu erfüllen, wurde an
530 chirurgisch-urologischen und gynäkologischen Patienten[1], nachdem sie eingehend
über die Anaesthesie und deren Folgeerscheinungen aufgeklärt worden waren, folgende
Frage gerichtet: Möchten Sie während der Operation schlafen, also in Allgemeinanaesthesie
operiert werden, oder würden Sie eine Teilanaesthesie (Regionalanaesthesie) vorziehen?

Die Antworten, die wir bekamen, waren sehr differenziert. Die Auswertung der Antworten ergab, daß nur ein kleiner Teil der Patienten mit der Operation in Regionalanaesthesie einverstanden war, oder die Wahl der Anaesthesie dem Anaesthesisten überließ. Die Mehr-
heit der Befragten wollte entweder in Allgemeinanaesthesie operiert werden oder äußerte
den Wunsch, trotz Leitungsanaesthesie während der Operation schlafen zu wollen, um
möglichst nichts zu sehen und nichts zu hören.

Zusammengefaßt gaben die befragten Patienten folgende Antworten (Tabelle 1 und 2):
1. 59% der befragten Patienten wollten unbedingt in Vollnarkose operiert werden.
2. 29% waren mit der Operation in Regionalanaesthesie einverstanden, wünschten aber
auch dabei zu schlafen, weil sie fürchteten, psychisch nicht durchhalten zu können.
3. 5% äußerten den Wunsch, möglichst in Regionalanaesthesie operiert zu werden. Sie
wollten während der Operation wach bleiben, weil sie Angst hatten, aus der Narkose nicht
mehr zu erwachen.
4. 7% überließen die Wahl der Anaesthesie dem Anaesthesisten.

Die Patienten, die die Regionalanaesthesie ablehnten und während der Operation
unbedingt schlafen wollten, gaben für ihre Entscheidung folgende Erklärungen an:
1. Ich habe Angst durchzudrehen.
2. Ich habe Angst vor dem Rückenstich und vor Lähmungen.
3. Unzufriedenheit bei früheren Operationen in Leitungsanaesthesie bei sich selbst oder aus
Erzählungen von Bekannten und Angehörigen oder Mitpatienten.

Die Unzufriedenheit bei früheren Operationen in Regionalanaesthesie begründeten
sie z.B. mit:
a) vergeblichen, groben und schmerzhaften Punktionsversuchen,
b) passageren neurologischen Komplikationen, wie Kopfschmerzen, Lähmungen und längeren
Rücken- und Beinschmerzen.
c) Psychischen Alterationen und Kreislaufkollaps und
d) unkompletter Analgesie im Operationsgebiet und zwangsläufigem Übergang auf die
Allgemeinanaesthesie.

---

1 Ein Teil dieser Untersuchungen wurde in der Urologischen Klinik der RWTH Aachen und ein Teil in
der Chirurgischen und Gynäkologischen Abteilung des St.-Brigida-Krankenhauses Simmerath bei Aachen
durchgeführt

Tabelle 1. Wünsche der Patienten bei der Anaesthesiewahl (n = 530 = 100%)

	Patienten	% der Fälle
Allgemeinanaesthesie	312	59
Regionalanaesthesie + Schlaf	154	29
Regionalanaesthesie	26	5
Unentschieden	38	7

Tabelle 2. Patient wünscht Regionalanaesthesie, mit oder ohne Schlaf, oder überläßt die Wahl der Anaesthesie dem Anaesthesisten (n = 218 = 100%)

	Patienten	% der Fälle
Regionalanaesthesie + Schlaf	154	71
Nur Regionalanaesthesie	26	12
Unentschieden	38	17

Bei Patienten, die nach der Aufklärung über die Narkose, die Operation in Allgemeinanaesthesie ablehnten und die Regionalanaesthesie bevorzugten, handelte es sich um Patienten,
a) die bei der letzten Operation in Regionalanaesthesie zufrieden waren,
b) die bei früheren Operationen mit der Allgemeinnarkose Komplikationen hatten,
c) die von Mitpatienten über die Vorteile der Regionalanaesthesie überzeugt waren und
d) die sich gut vorinformiert hatten.

Altersverteilung und Anaesthesiewunsch

Je älter der Patient, desto entgegenkommender war er bei der Anaesthesiewahl. Die über 70jährigen Patienten waren nach der Aufklärung in über 90% der Fälle mit der Operation in Regionalanaesthesie einverstanden oder überließen die Anaesthesiewahl dem Anaesthesisten. Sie gaben vorwiegend den Kommentar: Sie sind der Fachmann, machen Sie, was Sie für richtig halten. Hauptsache, daß ich nichts spüre und wieder gesund werde.

Die jüngeren Patienten wählten überwiegend die Allgemeinanaesthesie und wenn sie auch der Operation in Regionalanaesthesie zustimmten, wünschten sie soweit sediert zu werden, daß sie nichts hören und sehen würden.

Geschlechtsverteilung und der Anaesthesiewunsch

2/3 der Frauen wählten die Allgemeinanaesthesie und 1/3 die Regionalanaesthesie. Am Operationstag hatten aber 10% der befragten Patientinnen ihre Meinung geändert und wollten doch in Vollnarkose operiert werden.

Über 40% der befragten Männer wählten die Regionalanaesthesie, 30% die Allgemeinanaesthesie und 30% überließen die Wahl der Anaesthesie dem Anaesthesisten.

Tabelle 3. Ausschaltung der Vigilanz mit Benzodiazepinen auf i.m., i.v. oder kontinuierlichem Infusionsweg während der Regionalanaesthesie

	Anzahl der Fälle		
Mittel	i.m.	i.v.	Infusion
Diazepam	120	20	–
Flunitrazepam	120	20	–
Midazolam	120	–	60

Um die Wünsche der Patienten nach Schlaf während der Regionalanaesthesie zu erfüllen, wurde bei einem unausgewählten Patientengut die schlafinduzierende Wirkung von Benzodiazepinen nach i.m.- und i.v.-Applikation geprüft. Je 120 Patienten beiderlei Geschlechts im Alter zwischen 18 und 86 Jahren wurden mit Diazepam, Flunitrazepam oder Midazolam i.m. prämediziert und deren Vigilanz während der Operation beobachtet und unmittelbar nach der Operation und einen Tag später über ihr Erinnerungsvermögen für die Zeit im Operationssaal befragt (Tabelle 3).

Ergebnisse

Die i.m.-Prämedikation mit 10–20 mg Diazepam 45 Minuten vor Operationsbeginn führte lediglich zu einer Sedierung, jedoch in keinem Fall zu einer Bewußtseinstrübung oder Schlaf. Die Patienten fühlten sich müde, nicht mehr so nervös und aufgeregt wie vor der Injektion. Sie blieben aber voll ansprechbar und gut orientiert.

Bei 20 Patienten war nach längerer Operationsdauer die i.v.-Applikation von 10–20 mg Diazepam notwendig, um psychische Alterationen zu verhindern und eine Bewußtseinstrübung oder Schlaf zu erzielen. Eine begrenzte Amnesie lag nur bei den Patienten vor, die zusätzlich Diazepam i.v. erhalten hatten.

Nach i.m.-Prämedikation mit 2 mg Flunitrazepam 30 Minuten vor Anaesthesiebeginn war bei über 70% der Probanden eine stärkere Sedierung als bei denen der Diazepam-Gruppe und auch Schlafneigung zu beobachten. Eine lückenhafte Amnesie konnte aber nur bei 35% der Fälle registriert werden. 20 Patienten erhielten zusätzlich intraoperativ 0,4 bis 1,0 mg Flunitrazepam intravenös. Die i.v.-Applikation von Flunitrazepam hatte bei allen Patienten eine rasche Schlafinduktion und Amnesie zur Folge. Wegen Atemdepression und Verschlechterung der blutgasanalytischen Werte war jedoch eine intensivere Überwachung, Sauerstoffinsufflation und vereinzelt auch eine kurzfristige Maskenbeatmung erforderlich.

Auf der Suche nach einem Prämedikationsmittel, das eine sichere anxiolytische und antikonvulsive Wirkung hat, nach i.m.-Applikation eine rasche schlafinduzierende Wirkung nachweist, eine anterograde Amnesie hervorruft und geringere Nebenwirkungen aufweist als die bisherige Substanzgruppe, schien uns das neue, wasserlösliche Benzodiazepine-Derivat Midazolam wegen seiner kurzen Halbwertzeit (1,2–2,3 h) und daher besseren Steuerbarkeit, als Prämedikationsmittel interessant (Tabelle 4).

120 Patienten, die in Regionalanaesthesie operiert werden mußten, wurden mit Midazolam i.m. prämediziert und anschließend die Vigilanz der Patienten bis in die post-

Tabelle 4. Vergleich der klinischen Merkmale nach i.m.-Prämedikation von 3 Benzodiazepin-Derivaten

	Midazolam	Flunitrazepam	Diazepam
Dosis	10 mg	2 mg	10 mg
Wirkungsoptimum	15 min	30 min	45 min
Vigilanz	tiefer Schlaf	Schlafneigung	sediert
Augen- und Rachenreflexe	teilweise Erlöschen	unverändert	unverändert
Atmung	keine zentrale Atem-depression (mech. Verl. mögl.)	zentrale Atem-depression	unverändert
Haemodynamik			
(RR und Puls)	unverändert	schwankend	unverändert
EKG	unverändert	unverändert	unverändert
Muskeltonus	gut relaxiert	herabgesetzt	entspannt
Anxiolyse	ausgezeichnet	befriedigend	ungenügend
Anterograde Amnesie	ausgezeichnet	ausreichend	ungenügend

operative Phase hinein beobachtet. Bei weiteren 60 Patienten wurde die Ausschaltung der Vigilanz während der Operation mit Midazolam-Tropfinfusion versucht. Die Patienten wurden vorher über die Methodik und die Midazolam-Applikation aufgeklärt und ihr Einverständnis eingeholt.

Midazolam intramuskulär

Die i.m.-Injektion von *5 mg* Midazolam (0,10 mg/kg/KG) hatte nur eine sedierende Wirkung ohne Schlafinduktion. Die sedierenden und anxiolytischen Wirkungen entsprachen etwa der i.m.-Applikation von 10 mg Diazepam oder 2 mg Flunitrazepam. Eine anterograde Amnesie war nicht zu erzielen. Die Patienten erinnerten sich am nächsten Tag genau an den sogenannten Rückenstich bei der Spinalanaesthesie, die Operationszeiten im Operationssaal und an die unmittelbare postoperative Phase.

Die i.m.-Injektion von *10 mg* Midazolam (0,16 mg/kg/KG) hatte eine rasche Schlafwirkung. Die Patienten fühlten sich innerhalb von 15 Minuten allmählich müde, fielen in einen normalen, schlafähnlichen Zustand. Sie waren in 50% der Fälle jederzeit erweckbar, wirkten beim Ansprechen jedoch stark desorientiert. Eine Euphorie und Anxiolyse war bereits nach 10 min bei allen Patienten spürbar. Alle Patienten hatten vom Zeitpunkt unmittelbar nach der Midazolam-Injektion an bis weit in die Aufwachphase hinein eine Erinnerungslücke und konnten sich am nächsten Tag an die Anaesthesie und Operation nicht mehr erinnern.

Bei 15 Patienten (37,5% der Fälle) war die Schlaftiefe stärker ausgeprägt. Sie schnarchten, waren schwer zu erwecken und es mußten in 6 Fällen (15% der Fälle) die Atemwege mit dem Güdel-Tubus freigehalten werden (Tabelle 5).

5 Patienten (12,5% der Fälle) fühlten sich müde, wirkten euphorisch, desorientiert, anxiolytisch, blieben aber wach und ansprechbar.

Die i.m.-Injektion von *15 mg* Midazolam (0,18 mg/kg/KG) führte innerhalb von 10 Minuten bei über 85% der Fälle zu einem raschen Schlafbedürfnis, das in 50% der Fälle nach

Tabelle 5. Vigilanzverlauf nach i.m.-Prämedikation mit Midazolam während der Regionalanaesthesie

Dosis	15 mg = 0,18 mg/kg/KG	10 mg = 0,16 mg/kg/KG	5 mg = 0,10 mg/kg/KG
Anzahl der Patienten	70	40	10
A. Tiefer Schlaf mit teilw. Erlöschen der Augen- u. Rachenreflexe. Keine Reaktion auf akustische und Berührungsreize	35 (50%)	15 (37,5%)	–
B. Patient schläft. Augen- u. Rachenreflexe bleiben erhalten. Patient ist erweckbar	25 (37,5%)	20 (50%)	5 (50%)
C. Kein Schlaf. Patient fühlt sich müde, wirkt euphorisch, desorientiert, anxiolytisch	10 (14,3%)	5 (12,5%)	5 (50%)
D. Anterograde Amnesie	70 (100%)	40 (100%)	–
E. Mechanische Verlegung der Atemwege	23 (32,8%)	6 (15%)	–

15 min zu einem tiefen Schlaf führte. In 32,8% der Fälle mußten die Atemwege durch einen Güdel-Tubus und Kopfseitenlagerung freigehalten werden.

Die Schlafdauer war unterschiedlich und hielt vereinzelt bis zu 3 h, also bis in die postoperative Phase hinein an. Die mittlere Schlafdauer betrug 55 min. Die Aufwachphase war angenehm. Die Patienten wirkten noch stark desorientiert und wußten nicht, daß sie operiert worden waren. Der postoperative Verlauf war ohne Störungen und bis zum nächsten Tag bedurften sie keiner Sedativa. Die Pflegepersonen waren durch das ruhige Verhalten der Patienten sehr beeindruckt und wünschten, daß alle Patienten mit Midazolam prämediziert werden sollten.

Nach 10 bzw. 15 mg Midazolam trat bei allen Patienten eine deutliche Muskelerschlaffung ein, die sich von Muskelentspannungen und Entkrampfungen, die wir nach der i.m.-Prämedikation mit Diazepam oder Flunitrazepam kennen, deutlich unterscheidet. Die Relaxation war im Bereich der Extremitäten und der Gesichtsmuskulatur am deutlichsten und nach 15 mg bedeutend ausgeprägter.

Bei einem Teil der Patienten fiel der Unterkiefer nach unten, der Mund blieb offen und die Zunge fiel in den hinteren Rachenraum zurück. Es kam zu Schnarchen und Verlegung der oberen Luftwege, was die Einführung des Güdel-Tubus oder den Esmarchschen Handgriff und die intensive Überwachung der Patienten notwendig machte.

Insgesamt war bei 10 Patienten nach 10 mg und bei 33 Patienten nach 15 mg Midazolam der Esmarchsche Handgriff, die Kopfseitenlagerung und der Gebrauch des Güdel-Tubus erforderlich. Bei 29 Patienten (6mal nach 10 mg und 23mal nach 15 mg Midazolam) war die Einführung des Güdel-Tubus ohne Abwehrreaktion, und der Tubus wurde jeweils 20–60 Minuten gut toleriert. 14 Patienten wurden bei der Einführung des Güdel-Tubus wieder wach und lehnten den Tubus ab. Sie fielen jedoch sofort wieder in tiefen Schlaf und schnarchten weiter.

Eine zentrale Atemdepression oder Atemfrequenzänderungen wurden nicht beobachtet; lediglich durch starken Verlust des Schlundmuskeltonus war, wie bereits erwähnt, in 32,8% der Fälle nach 15 mg und in 15% der Fälle nach 10 mg eine mechanische Verlegung der Atemwege festzustellen, die eine Kopfseitenlagerung oder den Esmarchschen Handgriff erforderlich machte.

Midazolam-Tropfinfusion

Bei 60 Patienten im Alter zwischen 18 und 81 Jahren und einem mittleren Körpergewicht von 68 kg, die in Spinal- oder Plexusanaesthesie operiert wurden, erfolgte die Ausschaltung der Vigilanz während der gesamten Operationsdauer mit Midazolam-Tropfinfusion. Die Operationsdauer lag zwischen 45 und 360 min. Es handelte sich um Gefäßoperationen an den oberen und unteren Extremitäten, arteriovenöse Shunt-Operationen bei Dialysepatienten, aortofemoralen Bypass, Osteosynthese nach Schenkelhalsfrakturen sowie Blasen- und Prostataoperationen. Alle Patienten bekamen als Prämedikation 0,5 mg Atropin i.m. 30 min vor Anaesthesiebeginn.

Methodik

Eine Ampulle Midazolam (15 mg) wurde in 250 ml 0,9%iger NaCl-Lösung gemischt und eine 6%ige Midazolamlösung hergestellt. Nach erfolgter Spinalanesthesie oder axillärer Plexusblockade mit 0,5%igem Bupivacain, Lagerung des Patienten auf dem Operationstisch, Kontrolle von Puls, Blutdruck, Atmung und EKG, wurde parallel zu den üblichen Infusionen, die Midazolaminfusion angeschlossen und in einer Geschwindigkeit von 20–30 Tropfen/ min so lange infundiert, bis der Patient schlief; d.h. Lidreflexe wurden träger oder erloschen und der Patient reagierte nicht mehr auf akustische Reize. Danach wurde die Tropfzahl bis auf 5–15 min reduziert und die Patienten bis zum Operationsende in einem schlafähnlichen Zustand balanciert gehalten.

Die Tropfzahl wurde jeweils so variiert, daß die Lidreflexe erhalten blieben und die Patienten, die auf Verlangen die Augen öffneten, schlossen sie wieder und schliefen weiter.

10 min vor Operationsende wurde die Midazolaminfusion abgestellt. Bei der Umlagerung der Patienten vom Operationstisch in das Bett waren sie alle wieder voll ansprechbar und hatten eine absolute Amnesie für die gesamte Operationsdauer. Auf die Frage nach ihrem Befinden gaben sie einhellig zur Antwort, sie hätten gut geschlafen, nichts gespürt und nichts gehört. Sie wußten oft nicht, daß die Operation vorbei war. Sie waren beeindruckt, von den Geschehnissen im Operationssaal nichts mitbekommen zu haben.

Hämodynamische Änderungen, die auf Midazolaminfusionen zurückzuführen waren, wurden nicht beobachtet. Durch die Infusionstechnik konnte jeweils die Tropfgeschwindigkeit so reguliert werden, daß muskelrelaxierenden Eigenschaften von Midazolam kaum in Erscheinung traten. Verlegungen der oberen Luftwege traten nicht ein, und es war in keinem Fall die Einführung des Güdel-Tubus erforderlich. Nur bei einem 81jährigen Patienten war für einige Minuten die Kopfseitenlagerung und der Esmarchsche Handgriff zur Freihaltung der oberen Luftwege angezeigt. Der Midazolamverbrauch lag zwischen 1–10, im Mittel bei 3 mg/h.

Tabelle 6. Verhalten der arteriellen PH-, pCO_2-, pO_2- und O_2-Sät. Durchschnittswerte und Standardabweichungen der Meßgrößen nach kontinuierlicher Midazolaminfusion in Kombination mit Spinalanaesthesie. 1 = vor Spinalanaesthesie, 2 = vor Midazolam-Infusion, 3 = 60 min nach Midazolam-Infusion, 4 = 30 min postoperativ

	1	2	3	4
pH7, . . .	436 ± 33	414 ± 41	385 ± 16	363 ± 57
pCO_2	38,8 ± 8,4	39,1 ± 9,1	41,5 ± 9,4	45,5 ± 13,6
pO_2	85,0 ± 13,8	89,0 ± 20,7	84,4 ± 13,9	84,0 ± 16,1
O_2-Sät	92,8 ± 3,9	93,4 ± 4,7	91,5 ± 4,8	91,9 ± 5,6

Einfluß von Midazolaminfusionen auf den Säure-Basen-Haushalt und die Blutgase

Bei 20 Patienten wurden unmittelbar vor der Spinalanaesthesie, 20 min nach der Spinalanaesthesie, eine Stunde nach der Midozolaminfusion und 20 min nach der Operation die Säurebasen und die Blutgase bestimmt und ausgewertet. Die Messungen erfolgten aus der Kapillarblutprobe und das Blut wurde mit dem Automatik-Gas Check AVL 940 analysiert.

Die pH-Werte vor und 20 min nach der Spinalanaesthesie blieben im Normbereich. Unter der Operation und der Midazolaminfusion zeigten sie eine leichte Tendenz nach unten. 20 min nach der Operation erreichten sie ihren tiefsten Punkt, der jedoch noch in normaler Schwankungsbreite lag.

Die pH-Differenz vor und nach der Midazolaminfusion betrug zwischen 0,073 bis 0,022. Insgesamt hatten die kombinierte Spinalanaesthesie und die Midazolaminfusion keinen wesentlichen Einfluß auf die pH-Werte. Der CO_2-Partialdruck stieg nach einstündiger Midazolaminfusion von einem mittleren Wert von 39,1 auf 41,5.

Der arterielle Sauerstoffpartialdruck und die Sauerstoffsättigung des Blutes blieben in normaler Schwankungsbreite und änderten sich nur unwesentlich (Tabelle 6).

Diskussion

Nahezu jeder Patient wünscht während der Operation zu schlafen, um optisch und akustisch von den Geschehnissen im Operationssaal fernzubleiben. Die Begriffe „Operation" und „Anaesthesie" sind in der Bevölkerung mit gleichzeitigem Schlaf verbunden, so daß in vielen Fällen bei der Regionalanaesthesie für die Ausschaltung der Vigilanz gesorgt werden muß. Bei unserer Frageaktion stellten wir fest, daß 315 von 530 Patienten, d.h. 59% der Fälle, nach eingehender Aufklärung über die Anaesthesie und deren Folgeerscheinungen, die Operation in Regionalanaesthesie ablehnten (Tabelle 1), 29% der Befragten bedingt und nur 5% uneingeschränkt mit der Operation in Leitungsanaesthesie einverstanden waren. 71% der Patienten, die mit der Regionalanaesthesie einverstanden waren, wünschten zusätzlich ein Schlafmittel zu bekommen, um nicht alles zu sehen oder zu hören (Tabelle 2). Somit ergibt sich – will man den Patienten Aufklärung geben und ihren Wünschen bei der Anaesthesiewahl Rechnung tragen –, daß bei einem großen Teil der Patienten während der Regionalanaesthesie für die Ausschaltung der Vigilanz zu sorgen ist.

Die Kombination von Regionalanaesthesie mit i.v.- oder volatilen Anaesthetika, mit oder ohne Intubation, löst das eigentliche Problem nicht und bringt außerdem nur zusätzliche Probleme und Gefahren mit sich. Diese Art von Kombinationsnarkose hat für den Patienten nur Nachteile, weil man dadurch die möglichen Komplikationen erhöht.

Die Plazierung eines Periduralkatheters und die Operation in einer kombinierten Regional- und Allgemeinanaesthesie hat nur bei ausgedehnten Eingriffen, bei ausgewählten Patienten, ihre Berechtigung. Die postoperative Analgesie wird dadurch besser gewährleistet und vor allem die pulmonalen Komplikationen auf ein Minimum reduziert [8].

Für kleinere und mittlere Eingriffe, die in Regionalanaesthesie operiert werden, käme praktisch ein gut steuerbares Hypnotikum ohne analgetische Potenz mit fehlender Wirkung auf Atmung und Kreislauf in Frage.

Da alle i.v.- und volatilen Anaesthetika mehr oder minder die Atmung und den Kreislauf beeinflussen und deren Anwendung immer eine intensive Überwachung und gegebenenfalls die Beatmung voraussetzt, wurde die Wirkung von Benzodiazepinen nach i.m.- und i.v.-Applikationen auf die Vigilanz untersucht und zusammenfassend folgendes festgestellt:

1. Die i.m.-Prämedikation von 10 mg Diazepam führte überwiegend zu einer Sedierung, jedoch nicht zu dem von dem Patienten gewünschten Schlaf und Amnesie. Die anxiolytische Wirkung war für die gesamte Operationsdauer nicht ausreichend.

2. Die i.m.-Prämedikation mit 2 mg Flunitrazepam führte zu einer stärkeren Sedierung als Diazepam; Schlaf und Amnesie für die gesamte Operationsdauer waren jedoch nicht zu beobachten. Es traten nur vereinzelt kurzfristige Schlafneigung und eine unvollständige Amnesie ein. Die anxiolytische Wirkung war insgesamt als ausreichend zu beurteilen.

3. Eine zusätzliche i.v.-Applikation von Diazepam oder Flunitrazepam zu der i.m.-Prämedikation führte stets zu einer raschen Schlafinduktion, stärkerer Anxiolyse und längeren Amnesiezeiten.

4. Mit der i.m.-Midazolam-Injektion wird die Gewißheit geschaffen, daß die Patienten nach wenigen Minuten schlafen und von der perioperativen Periode nichts in Erinnerung behalten; ein Zustand, der von fast allen Patienten gewünscht wird. Aus den gewonnenen Erfahrungen kann man folgern, daß die i.m.-Injektion von 10 mg Midazolam 10 bis 15 min vor Anaesthesiebeginn, bei normalgewichtigen Patienten, unter ständiger Aufsicht von geschultem Anaesthesiepflegepersonal, völlig ausreicht, um eine allgemeine Sedierung, Anxiolyse, Muskelentspannung, Schlafinduktion und eine anterograde Amnesie zu erzielen. *Höhere Dosen sollten nur in Ausnahmefällen und unter ständiger Aufsicht der Anaesthesisten vorgenommen werden.* Sollte die i.m.-Prämedikation, wie es im allgemeinen üblich ist, auf der Station erfolgen, empfiehlt es sich, die 5-mg-Grenze bei normalgewichtigen Patienten nicht zu überschreiten.

5. Mit i.v.-Midazolam-Tropfinfusionen wurde ein rascher und gut steuerbarer Schlaf und eine sichere Anxiolyse und Amnesie für die gesamte Operationsdauer bei niedrigerer Dosierung als auf dem i.m.-Weg und ohne Beeinträchtigung der vitalen Funktionen erzielt. Die muskelrelaxierenden Eigenschaften von Midazolam traten nach der Infusionsmethode nur geringfügig in Erscheinung und verursachten keine Atemwegsverlagerungen.

6. Die Midazolaminfusion hatte bei Operationen bis zu 6 h Dauer und bei einer mittleren Dosierung von 3 mg/h keinen Einfluß auf die Atmung und den Kreislauf. Der Säure-Basen-Haushalt und die arteriellen Blutgase änderten sich unter der Midazolaminfusion nur unwesentlich und blieben in normalen Schwankungsbreiten.

7. Mit einer i.m.-Midazolam-Prämedikation oder intraoperativer Midazolam-Tropfinfusion ist es möglich, einen erholsamen Schlaf, Anxiolyse und Amnesie zu erzielen und somit die

Operation in Regionalanaesthesie für den Patienten angenehmer, d.h. frei von Angst und psychischen Alterationen, zu gestalten und auch dem Wunsch der Patienten entgegenzukommen, auch während der Regionalanaesthesie zu schlafen.

Zusammenfassung

Der Anteil der in Regionalanaesthesie durchgeführten Operationen in Deutschland wird auf ca. 20% geschätzt. Wir fragten 530 Patienten, nachdem sie über die Anaesthesie eingehend aufgeklärt waren, ob sie nun in Regionalanaesthesie oder Allgemeinanaesthesie operiert werden wollten. Die Mehrzahl der befragten Patienten wählten die Allgemeinanaesthesie und diejenigen, die die Regionalanaesthesie bevorzugten, wünschten trotzdem während der Operation zu schlafen; sie hatten einfach Angst, durchzudrehen.

Da die intravenösen und volatilen Anaesthetika als Adjuvantien der Regionalanaesthesie zur Ausschaltung der Vigilanz nicht in Frage kommen, untersuchten wir die Wirkung von Diazepam, Flunitrazepam und Midazolam und stellten fest, daß nach i.m.-Applikation von Midazolam eine rasche Ausschaltung der Vigilanz nach wenigen Minuten eintritt und — dosisabhängig — bis weit in die postoperative Phase hinein anhält.

Weiterhin wurde festgestellt, daß mit Midazolamtropfinfusion ein gut gesteuerter Schlafzustand, bei weit niedrigerer Midazolamdosierung als auf dem i.m.-Wege, ohne Beeinträchtigung der vitalen Funktionen, möglich ist und möglicherweise die Methode der Wahl. darstellt.

Literatur

1. Doenicke A, Suttmann H, Sohler W (1978) Der Einfluß von Flunitrazepam auf die Blutgase. In: Klinische Anaesthesiologie und Intensivtherapie 17, Rohypnol (Flunitrazepam) — Pharmakologische Grundlage — Klinische Anwendung. Springer Berlin Heidelberg New York
2. Hartung HJ, Tolksdorf W, Osswald PM, Krämmerer T (1980) Erfahrungen mit der kontinuierlichen Applikation von Sedativa per Infusionem bei Plexusanaesthesie. Anaesth Intensivther Notfallmed 15:36
3. Hartung HJ, Klose R, Nebel B, Schwarz P (1979) Probleme der Plexusanaesthesie bei Langzeiteingriffen an der oberen Extremität. Prakt Anaesth 14:47
4. Jovanovic HJ (1978) Vigilanzverlauf und Schlafqualität unter Einwirkung von Flunitrazepam. In: Klinische Anaesthesiologie und Intensivtherapie 17, Rohypnol (Flunitrazepam) — Pharmakologische Grundlagen — Klinische Anwendung. Springer Berlin Heidelberg New York
5. Salehi E (1980) Midazolam in der Prämedikation (i.m. Anwendung). Workshop „Midazolam: Pharmakologische Grundlagen und klinische Erfahrungen". Einbeck 23.–24. 9. 1980
6. Salehi E (1981) Die Psychopharmaka in der Prämedikation. Krankenhausarzt 54:709
7. Schulte-Steinberg O (1978) Anwendung und Dosierung von Flunitrazepam in Kombination mit Regionalanaesthesie. In: Klinische Anaesthesiologie und Intensivtherapie 17, — Rohypnol (Flunitrazepam) — Pharmakologische Grundlagen — Klinische Anwendung. Springer Berlin Heidelberg New York
8. Steinhoff H, Maar K, Halbig W, Siepmann H (1980) Kombinierte Periduralanaesthesie als Alternative zur Inhalationsnarkose am Beispiel der ausgedehnten radikalen Lymphadenektomie bei Hodentumoren. Anaesth Intensivth Notfallmed 15:387
9. Tolksdorf W, Berlin J, Bethke U, Stiebel JP, Westphal KTP, Lutz H (1979) Rohypnol (Flunitrazepam) als Sedativum bei Leitungsanaesthesien unter besonderer Berücksichtigung der amnestischen Wirkung. Prakt Anaesth 14:59

Verhalten der Plasmakonzentrationen von zyklischem Adenosinmonophosphat und zyklischem Guanosinmonophosphat bei standardisierten Anaesthesieverfahren

U. Kroh, M. Werner, N. Frings und H. Lennartz

Einleitung

Eine Vielzahl von wissenschaftlichen Untersuchungen in Anaesthesie und Chirurgie beschäftigte sich in den letzten Jahren mit den Veränderungen der Plasmakonzentrationen von Catecholaminen, Proteohormonen, biogenen Aminen und Prostaglandinen während operativer Eingriffe [13, 23, 27, 29].

Die von Sutherland erstmals beschriebenen second messengers cAMP und cGMP bieten sich als Indikatorsubstrate für Proteohormon- und Neurotransmitteraktivierung der Zelle an [28].

Abbildung 1 zeigt ein stark vereinfachtes Schema der Neurotransmitterwirkung an der Zellmembran.

cAMP und cGMP könnten als intrazelluläre Summationsparameter auf zahlreiche exogene Reize — sie werden entsprechend ihrem Diffusionsgefälle durch einfache Extrusion ins Plasma abgegeben — ein zwar vereinfachtes, aber quantifizierbares Zustandsbild der biologischen Autoregulation und ihrer Unterdrückung während Anaesthesie und Chirurgie wiedergeben.

Wenige Autoren haben diesen Gesichtspunkt perioperativer Homoeostaseveränderungen und ihrer Wechselwirkungsmöglichkeiten bisher die gebührende Beachtung geschenkt [9, 11, 14 und 31].

Ziel unserer Untersuchung war es, den Einfluß von drei standardisierten Anaesthesieverfahren bei Oberbaucheingriffen und einem ausgewählten Patientengut auf die Plasmakonzentrationen der zyklischen Nucleotide in Form eines vorläufigen Staging zu analysieren.

Material und Methodik

Bei 28 Patienten der Allgemeinchirurgie, die zu geplanten Oberbaucheingriffen anstanden, kamen nach dem Zufallsprinzip drei Standardanaesthesieverfahren unserer Klinik zur Anwendung: Neuroleptanalgesie mit Barbiturateinleitung (Gruppe A), Inhalationsnarkose mit Enflurane (Gruppe B), Periduralanaesthesie bis Th 4 mit Intubation (Gruppe C).

Hb, Hk, Na$^+$, K$^+$, Kreatinin, Blutzucker, Leberstatus, PTT, Quick, TZ und Thrombocyten lagen im Normbereich. Weitere Ausschlußkriterien für die Aufnahme in die Studie war eine Risikoeinschätzung von mehr als Grad III nach ASA, speziell schwere Allgemeinerkrankung, Patienten mit Ikterus, allergische Diathese, präexistent hormonelle Störungen, Elektrolyt- und Hydratationsstörungen sowie Angstsyndrom.

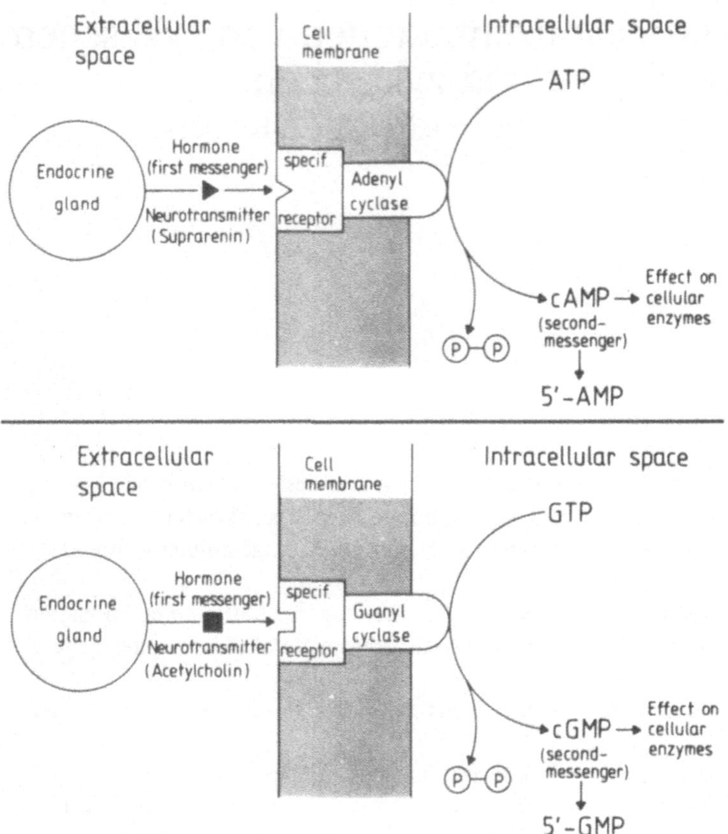

Abb. 1. Vereinfachtes Schema zum Wirkungsmechanismus von Proteohormonen und Neurotransmittern

Die über das Procedere der Verfahren aufgeklärten und einverstandenen Patienten verteilten sich wie in Tabelle 1 angegeben auf die Gruppen.

Tabelle 2 zeigt die Verteilung der durchgeführten Operationen auf die einzelnen Anaesthesieverfahren. Die Auswahl „Oberbaucheingriffe" diente einer im Vergleich zu Enquist [9] stärkeren Stressorenaktivierung.

Alle Patienten erhielten die gleiche Praemedikation: 0,5–1,0 mg/kg, max. 50 mg Promethazin i.m. 120 min vor OP. 1 mg/kg, max. 100 mg Pethidin i.m. plus 0,5 mg Atropin 30 min vor OP.

Drei Anaesthesisten führten unter Supervision eines Versuchsleiters die in Tabelle 3 gegenübergestellten Narkoseverfahren durch. Vor Intubation bekamen alle Patienten für 5 min 4 l Sauerstoff/min über Maske, anschließend Alcuronium und fraktioniert Hexobarbital bis zum Verschwinden des Konjunktivalreflexes. Zur Intubation verwendeten wir Succinylcholin. Die Aufrechterhaltung einer ausreichenden Narkosetiefe wurde durch Puls- und Blutdruckmessung alle 5 min, Kontrolle des Muskeltonus und Medikamentengabe nach dem klinischen Bedarf erzielt. Die intraoperativen Blutgasanalysen ergaben Normalwerte für den Säure-Basen-Status bei leichter Hyperventilation (pCO_2 zwischen 30 und 40 mmHg) und dem Frischgasflow entsprechender Hyperoxygenierung: pO_2 zwischen 100 und 200 mmHg. Die Patienten erhielten perioperativ entsprechend der 10-h-Flüssigkeitskarenz 500–800 ml

Tabelle 1. Geschlechtsverteilung, Durchschnittsalter und Risikoeinstufung der Patienten in den untersuchten Gruppen

	Gruppe A	Gruppe B	Gruppe C
N	10	10	8
Männlich:Weiblich	4:6	4:6	5:3
Alter ± SD (min. − max.)	54,2 ± 13,3	52,8 ± 11,4	53,0 ± 11,3
	(30 − 73)	(35 − 66)	(39 − 69)
ASA-Risikogruppe ± SD	2,3 ± 0,67	2,0 ± 0,71	2,0 ± 0,76

Tabelle 2. Durchgeführte Operationen und ihre Verteilung auf die Patientengruppen. Das Peritoneum war jeweils nach 10 min eröffnet. Bei den Cholecystektomien wurden routinemäßig Cholangiografien durchgeführt. SPV = selektiv proximale Vagotomie, Rev. = Revision des Ductus Choledochus

Operation	Gruppe A	Gruppe B	Gruppe C
Cholecystektomie	4	8	3
Cholecystektomie + Rev.	3	1	
Gastrektomie	1		1
SPV	1		
SPV + Ulcusexcision			2
SPV + Fundoplicatio		1	
SPV + Cholecystektomie	1		
Probelap. bei Magen-CA.			1
Pankreas-Cystojejunostomie			1

Halbelektrolytlösung (HL 5), 500 ml HL 5 pro Stunde Op.-Dauer plus Korrekturbedarf in Form von Hydroxyaethylstärke. Postoperativ erhielten alle Patienten im Aufwachraum 500 ml Substitutionslösung mit 25 g Sorbit und 11 mval K^+. Ersatzbedürftige Blutverluste traten nicht auf.

Die Blutentnahmetermine waren folgendermaßen festgelegt:
1. Vortag der Operation,
2. Nach Praemedikation vor Einleitung der Anaesthesie,
3. Steady State vor Op. (Stad, III_2 nach Guedel),
4. 10 min nach Hautschnitt (HS),
5. Alle 30 min nach HS,
6. 30 min nach Op.-Ende,
7. 60 min nach Op.-Ende,
8. 90 min nach Op.-Ende.

Zur Normalwertkontrolle wurde außerdem zur selben Tageszeit wie die Entnahme zu 1. bei den Patienten (etwa 15.00 Uhr) von 39 gesunden Probanden Blut entnommen.

Je 8 ml Blut wurden aus einem separaten venösen Zugang in vorgekühlte Röhrchen auf 5 nmol/l EDTA-Endkonzentration abgenommen. Das Plasma wurde umgehend in einer

Tabelle 3. Medikamente, die bei Einleitung und Unterhaltung der einzelnen Anaesthesieverfahren verwendet wurden

Gruppe	A	B	C
Verfahren	NLA, Barbiturat-Einleitung	Inhalations-Narkose (Enflurane)	Periduralanaesthesie und Intubation
			500 ml Vol. zusätzlich, PDK zwischen L 1/2 oder L 2/3 Testdosis: 15 mg Bupivacain 75–125 mg Bupivacain in PDK. Pinbrick nach Bromage neg. bis T 4
	$4 \, l \, O_2$	$4 \, l \, O_2$	$4 \, l \, O_2$
	0,03 mg/kg Alcuronium	0,03 mg/kg Alcuronium	0,03 mg/kg Alcuronium
	3–5 mg/kg Hexobarbital =	3–5 mg/kg Hexobarbital =	3–5 mg/kg Hexobarbital
	1–1,2 mg/kg Succinylcholin	1–1,2 mg/kg Succinylcholin	1–1,2 mg/kg Succinylcholin
	N_2O/O_2 2:1	N_2O/O_2 2:1	N_2O/O_2 2:1
	0,005 mg/kg Fentanyl	Success. 3–4 Vol.-%	
	0,15 mg/kg DHB	Enflurane	
	0,0015 mg/kg Fentanyl	1,2–2,5 Vol.-%	25–40 mg Bupivacain in PDK.
	0,05 mg/kg	Enflurane	0,7 mg/kg Hexobarbital
	–0,03 mg/kg Alcuronium =	0,05–0,03 mg/kg Alcuronium =	0,05–0,03 mg/kg Alcuronium

Kühlzentrifuge bei 3000 g separiert und fraktioniert bei $-20\,^\circ$C bis zur Nucleotidbestimmung eingefroren.

Für cAMP verwendeten wir einen eigenen hochspezifischen Proteinbindungstest [16, 17], der nach Aksens [1] für Plasma modifiziert wurde. cGMP wurde mit einem Radioimmunoassay der Firma Amersham Buchler bestimmt.

An statistischen Verfahren kamen Mittelwert, Standardabweichung, Signifikanztests nach Krusal-Wallis und Mann-Witney zur Anwendung.

Ergebnisse

Zur Spezifität der Meßmethoden ergaben sich folgende Werte für cAMP-Bindungsprotein: Hemmung der Bindung um 50%

cAMP: 16 nmol/l
cGMP: 3500 nmol/l
AMP: 10^{-3} nmol/l
ADP: 10^{-3} nmol/l
ATP: 10^{-3} nmol/l

Richtigkeitskontrollen mit zwei Vergleichskonzentrationen lagen bei $n = 25$ zwischen 90,1% und 107,3% Wiederauffindung. Eine Regressionsanalyse von 15 Standardkurven ergab mit $r = -0{,}98$ einen extrem günstigen Vertrauensbereich, für den die 5%-Fehlergrenze gewählt wurde. Die Präzision im Test und von Tag zu Tag lag zwischen 5% und 10%.

Der cGMP-RIA-KIT der Firma Amersham-Buchler lag mit den Fehlergrenzen innerhalb der vom Hersteller angegebenen Bereiche.

Die Normalwerte von gesunden Probanden lagen für cAMP (n = 39) bei 16,4 ± 8,1 nmol/l und für cGMP (n = 35) bei 3,7 ± 1,0 nmol/l. Die Vortragswerte der Patienten betrugen 13,9 ± 10,2 cAMP und 2,6 ± 1,5 nmol/l cGMP. Für cGMP fanden wir hier überraschenderweise einen hochsignifikant niedrigeren Wert gegenüber Normalpersonen ($p < 0,001$).

Da die interindividuelle Normalwertspanne mit 28 nmol/l für cAMP und mit 4,1 nmol/l für cGMP (n = 35) sehr hoch war, sind im folgenden nur Verlaufskurven und in beschränktem Ausmaß Absolutwerte beurteilbar.

cGMP stieg von 2,58 ± 1,5 nmol/l vor der Prämedikation auf 3,91 ± 1,96 nmol/l nach der Prämedikation ($p < 0,05$), was den Probandenwerten entsprach.

Die Mediane von cAMP lagen bei allen Patienten in Gruppe B während des Beobachtungszeitraums am höchsten (34,8 ± 19,6), gefolgt von Gruppe A (25,4 ± 13,4) und Gruppe C (15,0 ± 13,2), $p < 0,05$ n.K.W.. Die Einleitungsphase bewirkte keine signifikanten Unterschiede im Verhalten von cAMP und cGMP.

An drei Fällen sei nun der typische Verlauf der Nucleotidkonzentrationen vor, während und nach der Operation bei den einzelnen Anaesthesieverfahren beispielhaft dargestellt.

Für Gruppe A (Abb. 2a) war ein initialer Abfall der cAMP-Konzentration in 8 von 10 Fällen auffallend.

Nach 30 min war das intraoperative Maximum dann bei 6 Patienten erreicht. Dieses wurde postoperativ zum Teil noch bis zum Ende des Beobachtungszeitraums überboten. cGMP zeigte einen flachen perioperativen Kurvenverlauf mit nicht signifikanten Maxima während der Einleitungs- und während der Ausleitungsphase.

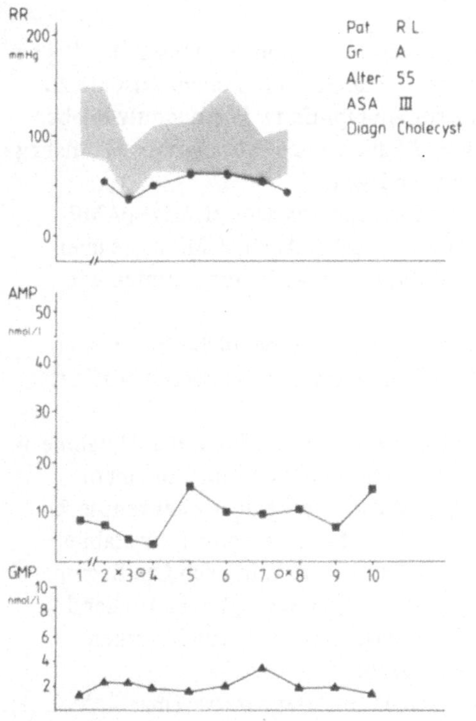

Abb. 2a

Abb. 2a–c. Typisches Verhalten von Blutdruck, Pulsfrequenz, cAMP und cGMP (Ordinate) zu den im Text beschriebenen Blutentnahmeterminen 1–10 (Abszisse). x = Narkosebeginn und -ende, O = Op.-Beginn und -ende

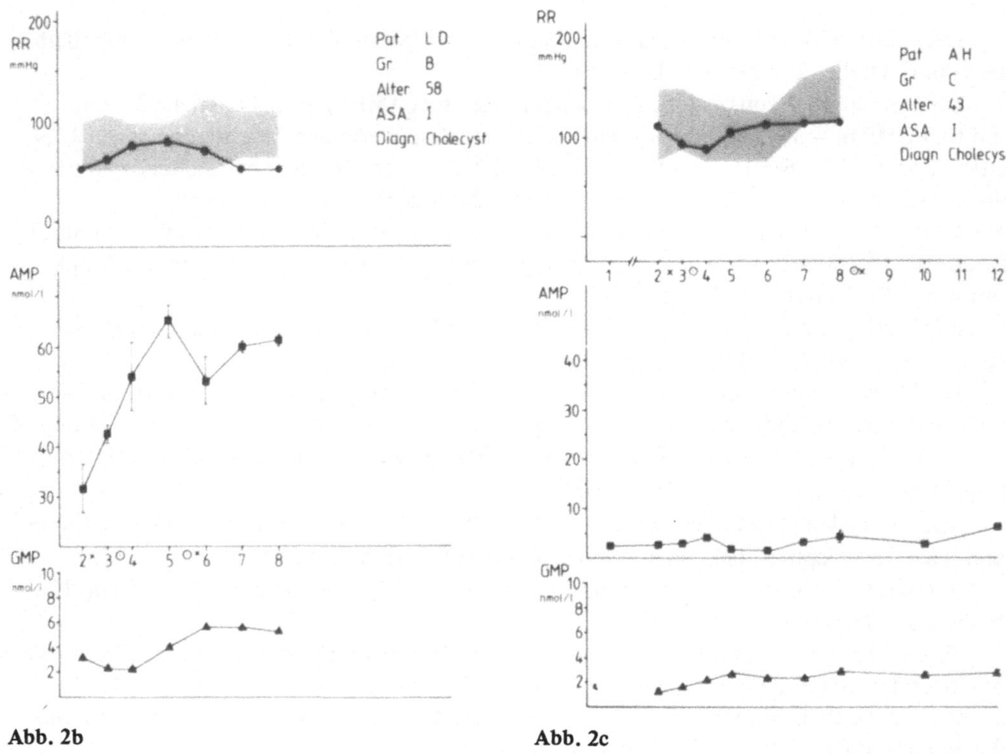

Abb. 2b   **Abb. 2c**

Die Gruppe B (Abb. 2b) verhielt sich — wie bereits von Enquist, Madsen u.a. [9] beschrieben — sehr homogen: Mit der Einleitung kam es bei stabilem klinischem Zustand zu einem kontinuierlichen cAMP-Anstieg mit einer Inzisur am Op.-Ende. Postoperativ blieben die Spiegel über dem Ausgangsniveau. cGMP zeigte in 7 Fällen einen intraoperativen Anstieg und 8mal postoperativ Werte, die über den präoperativen lagen.

In der Gruppe C schließlich (Abb. 2c) fanden wir intraoperativ sehr niedrige cAMP-Spiegel, die an der Untergrenze der Normalwertstreubreite lagen. Auch cGMP hatte überwiegend basale Spiegel, ein für die Anaesthesietechnik typisches Verhalten konnten wir hier jedoch bisher nicht feststellen.

Im Verlauf der Studie ergaben sich bei einigen Patienten unvermeidliche Imbalanzen bzw. Zwischenfälle, die neue Aspekte für die Wertung intraoperativer Stressoren eröffneten. Drei Sonderfälle mögen dies verdeutlichen:

Die Patientin C.K. (Abb. 3a) hatte eine latente Hypovolämie, die durch die Abnahme der Inotropie und Chronotropie bei der Narkoseleitung dekompensierte und zu einem MAP-Abfall von 95 auf 55 mmHg führte. Durch zügige Volumengabe über zwei venöse Zugänge bei zurückhaltender Fentanyl- und Alcuroniumgabe hatte sie intraoperativ stabile Kreislaufverhältnisse. Das cAMP zeigte zwar ebenfalls einen Dip 10 min nach Op.-Beginn, blieb aber im Verlauf entgegen der Erwartung (Katecholaminfreisetzung) bei auffallend niedrigen Werten. Dagegen beobachteten wir bei cGMP einen außerordentlich starken Anstieg bis zu Op.-Ende um das Fünffache der Ausgangszahl.

Die Patientin K.B. (Abb. 3b) bekam eine relativ flache Enflurannarkose (max. 2 Vol.-%). Darunter entwickelte sie eine Tachykardie bis 130/min bei stabilem Blutdruck.

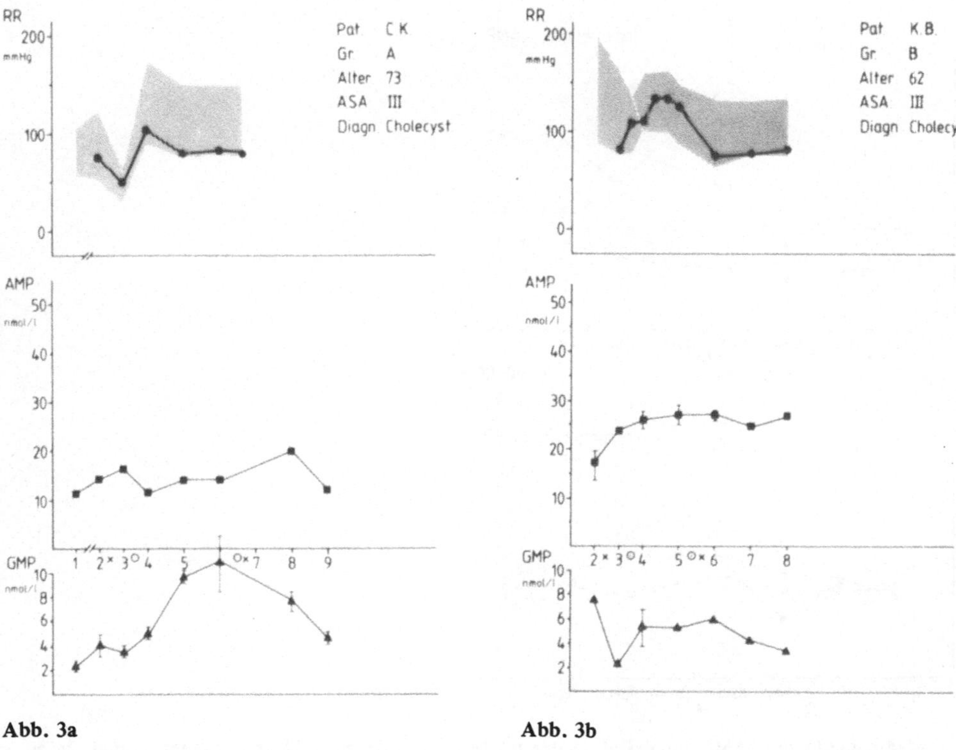

Abb. 3a

Abb. 3b

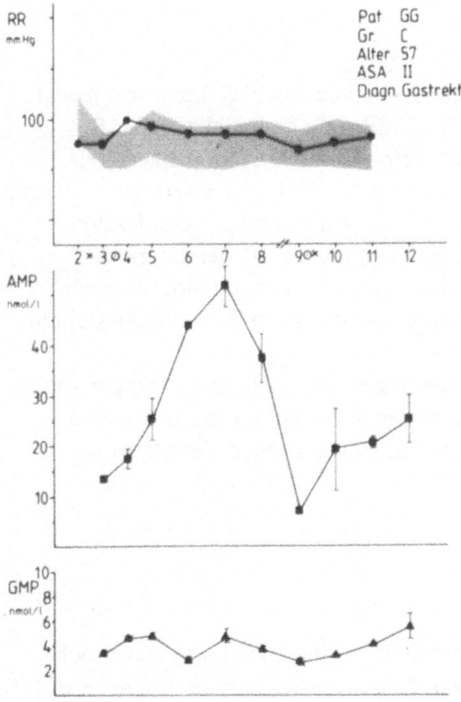

Abb. 3c

Abb. 3a–c. Atypischer Narkose- und/oder Nucleotid-konzentrationsverlauf während der drei Verfahren. Interpretation s. Text

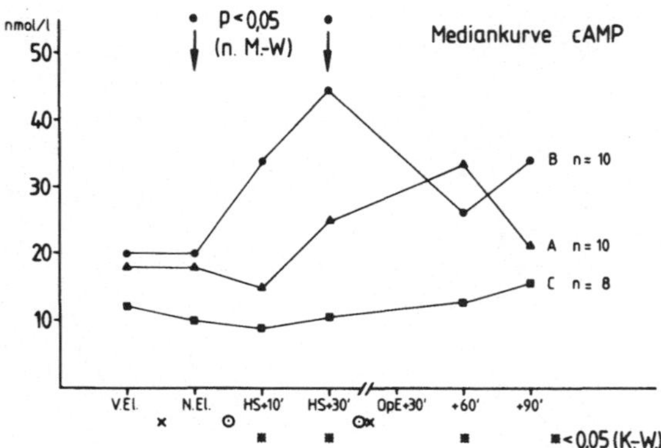

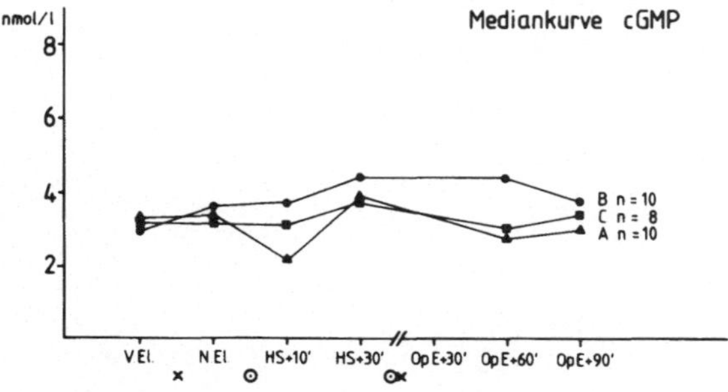

Abb. 4. Medianwerte von cAMP und cGMP an den im Text beschriebenen Blutentnahmeterminen. M.-W. = Mann-Witney-Test, K.-W. = Kruskal-Wallis-Test

cAMP hatte in diesem Falle zwar — gruppentypisch — einen Anstieg, dieser war jedoch flacher als bei allen anderen Patienten von Gruppe B. cGMP verlief parallel zum MAP.

Der Patient G.G. (Abb. 3c) erhielt für seine Gastrektomie eine Periduralanaesthesie mit anfänglicher Hypotension und Pulsanstieg. Trotz adäquater Volumensubstitution stiegen bei diesem Patienten die cAMP-Werte auf über 50 nmol/l an, bis zu einer Nachinjektion von 5 mg Bupivacain in den Pd.-Katheder nach 100 min Op.-Zeit. Jetzt fiel das cAMP drastisch auf 6,9 nmol/l ab. Das cGMP blieb im Beobachtungszeitraum im Normbereich.

Bei der Analyse der Medianwerte der Gesamtstudie ergaben die in Abb. 4 dargestellten Werte signifikante Unterschiede lediglich für cAMP:

Innerhalb der Gruppe B war der perioperative Anstieg evident. Alle drei Gruppen unterschieden sich an den mit + markierten Zeitpunkten in den 95%-Schranken, so daß eine unterschiedliche zelluläre Reaktivität in Abhängigkeit von den einzelnen Verfahren zu postulieren ist.

Schlußfolgerung

Anhand der bisherigen — überwiegend tierexperimentellen — Untersuchungen lassen sich die Daten unserer Pilotstudie zum Teil gut einordnen: In Gruppe A kann der initiale cAMP-Abfall mit der Summation der Einwirkungen von Hexobarbital, DHB und — möglicherweise — Fentanyl erklärt werden. Für DHB und Barbiturate ist die Adenylcyclasehemmung in verschiedenen Organen gesichert [8, 14, 15, 19].

Das cAMP steigt in Gruppe B, wie die Mehrzahl tierexperimenteller Untersucher bestätigt, mit dem Hautschnitt steil an. Dies wird durch die direkte Stimulation der Adenylcyclase und/oder Rezeptorkonformationsänderungen durch halogenierte Kohlenwasserstoffe erklärt [11, 31]. Eine Ausnahme scheint der Herzmuskel zu sein: Hier kommt es zu einer Adenylcyclasehemmung [11].

In Gruppe C bleiben im Verlauf die cAMP-Spiegel niedrig, was Enquist und Madsen mit einer verminderten Adrenalinfreisetzung korrelieren. Es müssen jedoch speziell bei Oberbaucheingriffen noch weitere Mediatoren und humorale Faktoren berücksichtigt werden, zumal sich weder cAMP noch cGMP in jedem Falle konstant verhalten.

Bezüglich der als „Sonderfälle" eingestuften Daten kann zunächst nur spekuliert werden: Im Falle der in Abb. 3a auftretenden cGMP-Steigerung kommen als Erklärungsmöglichkeiten sowohl Alpharezeptorenstimulation — Blockade der Adenylcyclase bzw. Stimulation der Phosphodiesterase [2, 3, 5, 6] — als auch Alarmreaktion der Efferenzen zum NNM über Acetylcholin [24], Angiotensin-II-Wirkung [4] und eine Stimulation der Guanylcyclase durch Fentanyl [14] in Frage.

Die in Abb. 3b gefundenen Werte scheinen eine Konzentrationsabhängigkeit zwischen cAMP und der Gesamtenfluranemenge zu bestätigen, was wir z.Z. tierexperimentell prüfen. Auch würde dies den von Triner untersuchten Daten entsprechen.

Da sich Patient G.G. (Abb. 3c) bis zur Nachinjektion von Bupivacain in einem klinisch ausreichenden Narkosestadium befand, so daß nozizeptiv bedingte Katecholaminfreisetzungen weniger in Betracht kommen, kann auch hier nur spekulativ argumentiert werden: Eine Stimulation des ADH-Mechanismus scheint zwar möglich, erklärt aber nur zum Teil den prompten Abfall von cAMP nach Deafferenzierung [7]. Weiterhin wird durch lokale Gewebestruktion bei der Gastrektomie vasoaktives intestinales Protein (VIP) freigesetzt, das zu einer starken Stimulation des cAMP-Systems geführt haben kann [20, 22].

Schlußfolgernd ergeben sich aus der Studie eine große Zahl von Fragen über die Veränderungen der Autoregulation durch Anaesthetika und ihre Dämpfung des chirurgischen Stresses, die sich vielfach nicht schlüssig beantworten lassen.

Will man Wechselwirkungen von Hormonen und Neurotransmittern untersuchen, dürfen nicht nur die Plasmaspiegel dieser Substanzen für eine solche Analyse herangezogen werden. Es muß nach unserer Meinung auch jeweils versucht werden, neben Untersuchungen der Hämodynamik auch die Relevanz der gemessenen Transmitter bezüglich ihrer Effektorzellen unter den genannten Bedingungen zu beurteilen. Durch die Bestimmung der zyklischen Nukleotide können Parameter der transmembranalen Reaktion auf Pharmaka und endogenen Transmitter gewonnen werden.

Zusammenfassung

Bei 28 Patienten der Allgemeinchirurgie wurden die cAMP- und die cGMP-Spiegel im Plasma vor, während und nach Oberbaucheingriffen unter verschiedenen Anaesthesieformen bestimmt: Enflurane-Narkose, NLA mit Barbiturateinleitung, Periduralanaesthesie. Anhand bisheriger Literaturhinweise wird der Einfluß von Hormonen und anderer Transmitter auf die zelluläre Reizantwort während operativem Streß und Anaesthetikawirkung diskutiert. Es wird ein Ausblick auf die künftige Wertung des cAMP-Systems und des cGMP-Systems im Zusammenhang mit Trauma und Anaesthesie gegeben.

Literatur

1. Aksens L, Sövik O (1976) A protein-binding assay for direct determination of adenosine 3´, 5´-monophosphate in amnionic fluid, cerebrospinal fluid, plasma and urine. Scand J Clin Lab Invest 36:289–298
2. Ball JH, Kaminsky NJ, Hardman JG, Broadus AE, Sutherland EW, Liddle GW (1972) Effect of catecholamines and adrenergic blocking agents on plasma and urinary cyclic nucleotides in man. J Clin Invest 51:2124–2129
3. Beavo JA, Hardman JG, Sutherland EW (1971) Stimulation of cyclic AMP hydrolysis by cyclic GMP. J Biol Chem 246:3841–3846
4. Blonde L, Wehmann RE, Steiner AL (1974) Plasma clearance rates and renal clearance of ^{3}H-labeled cyclic AMP and ^{3}H-labeled cyclic GMP in the dog. J Clin Invest 53:163–172
5. Broadus AE (1977) Clinical cyclic nucleotid research. In: Advances in Cyclic Nucleotid Research. Raven Press 8:509–548
6. Broadus AE, Hardman JG, Kaminsky NJ, Ball JH, Sutherland EW, Liddle GW (1971) Extracellular cyclic nucleotides. Ann N Y, Acad Sci 185:50–66
7. Dousa T, Sands H, Hechter O (1971) cAMP dependent phosphorylation of renal medullary plasma membranes. Fed Proc 30:200
8. Duggan AW, Griersmith BT (1979) Methyl xantines, cAMP and spinal transmission of nociceptive information. Brit J Pharmac 67:51–57
9. Enquist A, Madsen N (1980) Influence of epidural analgesia on the catecholamine and cAMP response to surgery. Acta anaesth scand 24:17–21
10. Finsterer U, Berchtelsbauer H et al. (1975) Natrium- und Wasserbilanz beim Hund im Wachzustand und unter verschiedenen Narkosebedingungen. Anaesthesist 24:483–490
11. Gangat Y, Bernstein K (1980) Halothan- and butyrophenoninduced alteration of myocardial adenycyclase activity. In: Fink BR (ed) Molecular Mechanism of Anaesthesia. Progress in Anaesthesiology, Raven Press 2:417–422
12. Gutman Y, Boongaviroj P (1979) Activation of adrenal medulla adenylate cyclase and catecholamin secretion. Nauyn-Schmidebergs Arch Pharmacol 307:39–44
13. Havers L, Kreppel E, Hack G (1970) Das Verhalten der Katecholamine bei langdauernden Eingriffen in Peridural-, Halothan-, Methoxyfluran- und Neurolept-Analgesie. Proceedings of the third European Congress of Anaesthesiology, Prag vol II
14. Ho WKK, Lam S, Leung KC, Au KK (1980) Effect of naloxon on morphin induced changes in ACTH, corticosterone and cyclic nucleotides. Neuropharmacol 17:397–400
15. Karobath M, Leitich H (1974) Antipsychotic drugs and dopamine-stimulated adenylate cyclase prepared from corpus striatum of rat brain. Proc Nat Acad Sci 71:2915–2918
16. Kleine TO, Kroh UF (1977) Guanosin-3´, 5´-monophosphat und Adenosin-3´, 5´-monophosphat im menschlichen Urin-Parameter des Zentralnervensystems. Hoppe-Seyler's Z Physiol Chem 358:260–261
17. Kroh UF (1978) Neues simultanes Proteinbindungsassay für cyclisches Adenosin-3´, 5´-monophosphat und cyclisches Guanosin-3´, 5´-monophosphat. Anwendung zur Messung der cyclischen Nucleotidausscheidung im menschlichen Urin. Dissertationsschrift am Fachbereich Humanmedizin der Philipps-Universität Marburg

18. La Raia P (1974) Adenosin 3', 5'-monophosphatdependent membrane phosphorylation. Circulation research 35:298–306
19. Leysen J, Laduron P (1977) Differential distribution of opiate and neuroleptic receptors and dopamine – sensitive adenylate cyclase in rat brain. Life science 20:281–288
20. Mangeat P, Marvaldi J, Ahmed QA, Marchis-Mouren G (1981) Parallel activation of cyclic AMP phosphodiesterase und cyclic AMP-dependent protein-kinase in two human gut adenocarcinoma cells (HT 29 and HRT 18) in culture, by vasoactive intestinal peptide (VIP) and other effectors activating the cyclic AMP-system. Regul Pept 1:397–414
21. Oyama T (1973) Endocrine responses to anaesthetic agents. Brit J Anaesth 45:276
22. Robberecht P, Deschodt-Lanckman M (1974) In vivo effects of pancreozymin, vasoactive intestinal peptide, and pilocarpin on the levels of cAMP and cGMP in rat pancreas. Febbs letters 43:139–143
23. Schmoldt A, Göthert M (1974) Einfluß von Narkotika auf die Katecholaminsynthese im Nebennierenmark. Anaesthesist 23:10–13
24. Schneider AS, Cline HT (1979) Rapid rise in cGMP accompanies catecholamine secretion in suspensions of isolated adrenal chromaffine cells. Life Science 24:1389–1394
25. Schultz G, Hardman JG, Sutherland EW (1973) The importance of calcium ions for regulation of cGMP levels. Proc Nat Acad Sci 70:3889–3893
26. Smithies F (1971) Molecular mechanism of storage of transmitters in synaptic terminals. Nature 231:185–188
27. Stoeckel H, Oyama T, Hack G (1980) Endocrinology in Anaesthesia and surgery. Springer Berlin Heidelberg New York
28. Sutherland EW (1972) Studies on mechanisms of hormone action. Science 177:401–408
29. Tammisto T, Takki S (1973) Effect of operative stress on plasma catecholamine levels during neuroleptanalgesia. Anaesthesist 22:158–161
30. Traber J, Latzin S, Hambrecht B (1974) Morphine antagonizes the action of prostaglandin in neuroblastoma cells but not of prostaglandin and noradrenalin in glioma and glioma x fibrinoblast hybrid cells. Febbs letters 49:260–263
31. Triner L, Vulliemoz Y, Verosky M (1977) The action of halothane on adenylate cyclase. Mol Pharmacol 13:976
32. Wen-Shin Liu, Bidway AV (1977) Urin catecholamin excretion after large doses of fentanyl, fentanyl and diazepam, and fentanyl, diazepam and pancouronium. Canad Anaesth Soz J 3:371–379

Spinalanaesthesie

Carticain zur isobaren Spinalanaesthesie

D. Theiß und M. Wode

Carticain 2% ist um 1 mg pro ml schwerer als Liquor [1]. In einem Modell des spinalen
Subarachnoidalraums verhielt sich dieses Lokalanaesthetikum jedoch nahezu isobar [3].
Wir verwendeten diese Substanz zur isobaren Spinalanaesthesie und stellten folgende Fragen
zur sensiblen und motorischen Blockade:
Wie zuverlässig ist die kraniale Ausbreitung steuerbar? Welche Latenz- und Regressionszeiten
ergeben sich? Wie wirkt sich unterschiedliche Konzentration bei konstantem Injektionsvolumen aus?

Methodik

Vor kurzdauernden Eingriffen an der unteren Extremität wurden 5 ml Carticain der Konzentration 1,2% bzw. 2% verabreicht. Die Injektion erfolgte am sitzenden Patienten bei $L_{3/4}$ durch
eine 25-G-Kanüle in 20 s. Nach der Injektion nahmen die Patienten die horizontale Rückenlage ein.

Die Ausbreitung der Blockade wurde im Abstand von 2 min bis zur 20. min geprüft,
die Regression nach Operationsende im Abstand von 15 min.

Die Analgesie wurde mittels Nadelstiche, die Motorik nach dem Bromage-Schema beurteilt.

Ergebnisse

Ausbreitung der sensiblen Blockade

Der zeitliche Verlauf der kranialen Analgesie-Ausbreitung war bei beiden Carticain-
Konzentrationen sehr ähnlich (Abb. 1). Sie war in beiden Gruppen innerhalb 20 min abgeschlossen. Die mittlere Latenzzeit der maximalen Analgesieausbreitung war für beide Konzentrationen ungefähr gleich.

Die kraniale Analgesiegrenze erfaßte bei beiden Konzentrationen im Durchschnitt T_{10}
mit einer Standard-Abweichung von 2 Segmenten (Abb. 2).

Bei Carticain 2% ergaben sich folgende Beziehungen zwischen Patientenparametern
und der kranialen Analgesie-Ausbreitung:
Das Lebensalter hatte keinen Einfluß auf die kraniale Analgesieausbreitung (Abb. 3).
Die Beziehung zwischen Körperlänge und kranialer Analgesieausbreitung war weit davon
entfernt, signifikant zu sein (Abb. 4).

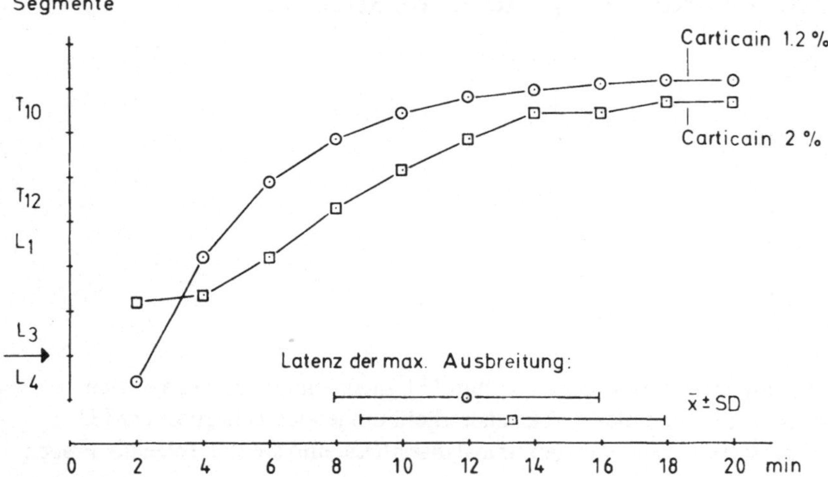

Abb. 1. Zeitlicher Verlauf der kranialen Analgesieausbreitung und Latenzzeiten der höchsten kranialen Ausbreitung bei Carticain 1,2% und 2%

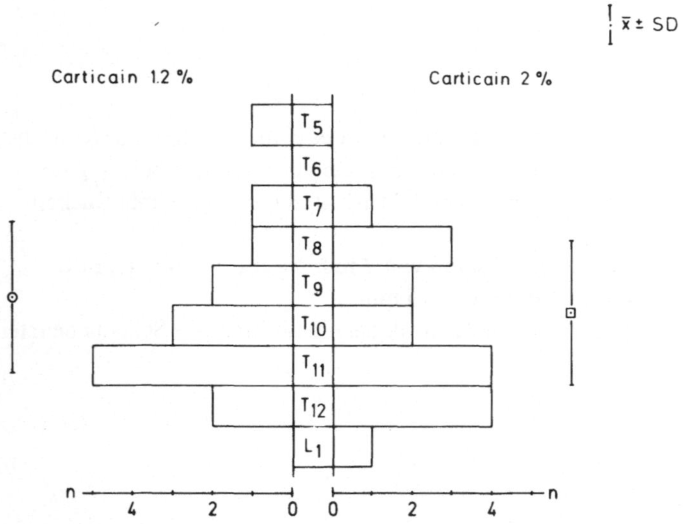

Abb. 2. Häufigkeitsverteilung, Mittelwert und Standardabweichung der kranialen Analgesiegrenze bei Carticain 2%

Der Zusammenhang zwischen Körpergewicht und kranialer Analgesieausbreitung war stärker ausgeprägt, aber ebenfalls nicht signifikant (Abb. 5).
Zwischen dem Körpergewicht dividiert durch die Körperlänge und der kranialen Analgesieausbreitung ergab sich eine positive Korrelation (Abb. 6).
Noch deutlicher war der Zusammenhang zwischen dem Körpergewicht dividiert durch die Körperlänge über 1 m und der kranialen Analgesieausbreitung (Abb. 7).

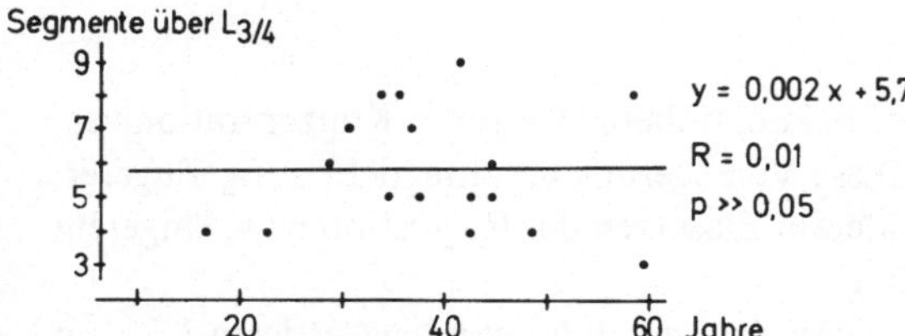

Abb. 3. Beziehung zwischen Lebensalter und kranialer Analgesieausbreitung bei Carticain 2%

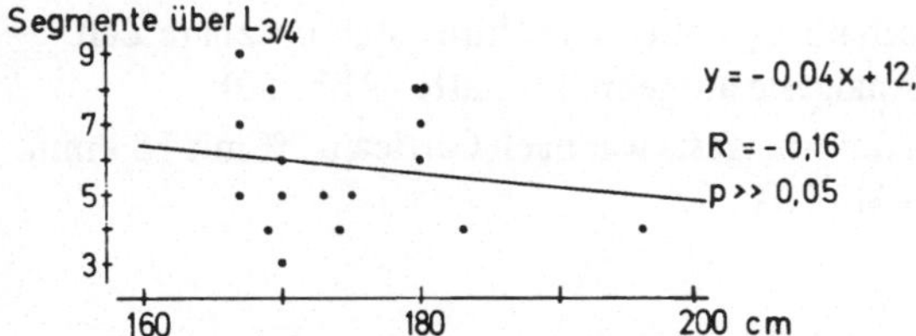

Abb. 4. Beziehung zwischen Körperlänge und kranialer Analgesieausbreitung bei Carticain 2%

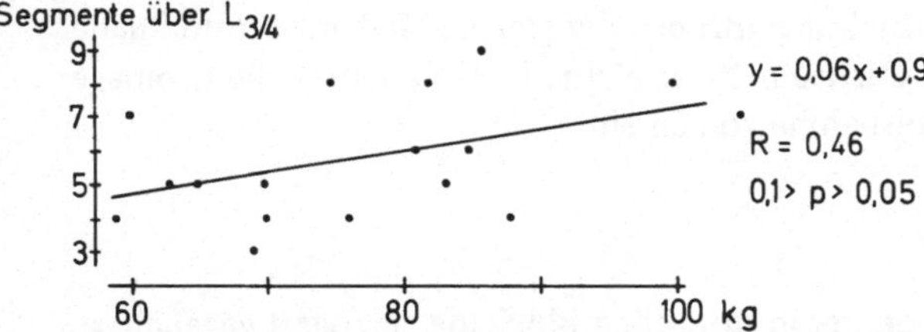

Abb. 5. Beziehung zwischen Körpergewicht und kranialer Analgesieausbreitung bei Carticain 2%

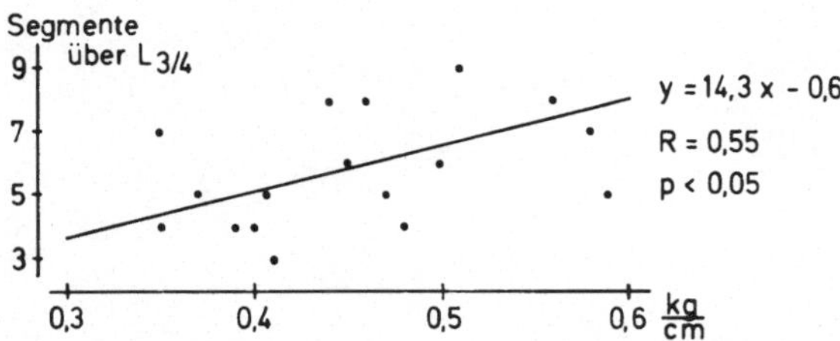

Abb. 6. Beziehung zwischen Körpergewicht dividiert durch Körperlänge und kranialer Analgesieausbreitung bei Carticain 2%

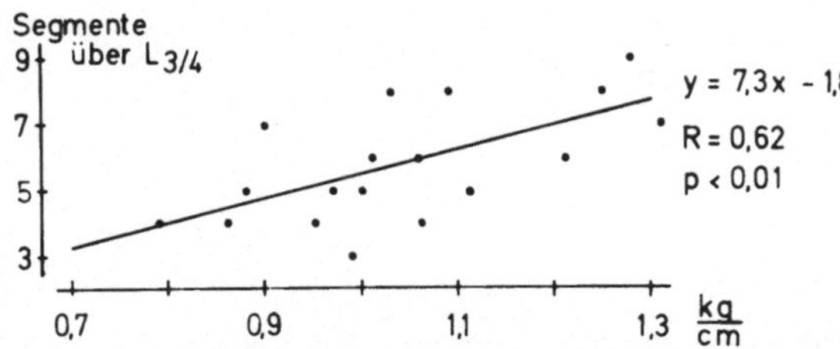

Abb. 7. Beziehung zwischen Körpergewicht dividiert durch Körperlänge über 1 m und kranialer Analgesieausbreitung bei Carticain 2%

Regression der sensiblen Blockade

Die Regression der sensiblen Blockade verlief bei der höheren Carticain-Konzentration verzögert gegenüber der niedrigeren (Abb. 8). Diese Verzögerung beruhte nicht auf geringerer Regressionsgeschwindigkeit, sondern auf späterem Einsetzen der Regression bzw. längerem Andauern der maximalen Analgesieausbreitung.

Die durchschnittlichen chirurgisch nutzbaren Zeiten von 65 min bei Carticain 1,2% und 78 min bei Carticain 2% unterschieden sich nicht signifikant (Abb. 9). Als chirurgisch nutzbare Zeit wurde die Zeitspanne zwischen der maximalen kranialen Analgesieausbreitung und ihrem Absinken auf L_1 definiert, da eine Blutsperre am Oberschenkel schmerzfrei toleriert wurde, bis die Analgesiegrenze unterhalb L_1 abfiel. Die chirurgisch nutzbare Zeit war um so länger, je weiter kranial sich die Analgesie ausgebreitet hatte (Abb. 10).

Die Zeit bis zur vollständigen Regression der Analgesie war nach Carticain 2% mit 183 min länger als nach Carticain 1,2% mit 147 min (Abb. 9).

Entwicklung der motorischen Blockade

Die Zunahme der mittleren Intensität der motorischen Blockade beurteilt nach Bromage verlief bei beiden Carticainkonzentrationen sehr ähnlich (Abb. 11). Für die Blockadestufe Bromage 3 ergab sich in beiden Untersuchungsgruppen der gleiche Medianwert und nahe beieinanderliegende Mittelwerte. Bei Carticain 2% erreichten alle Patienten die Bromage-Stufe 3, bei Carticain 1,2% alle mit Ausnahme von einem.

Regression der motorischen Blockade

Bei Carticain 2% verläuft die Regression der motorischen Blockade verzögert gegenüber Carticain 1,2% (Abb. 12). Bei der höheren Carticain-Konzentration setzt die Regression

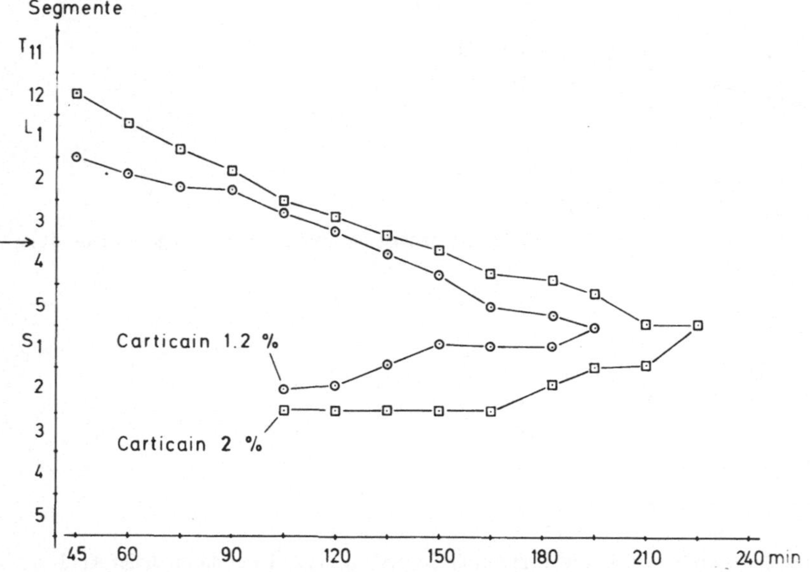

Abb. 8. Regression der Analgesie bei Carticain 1,2% und 2%

Vollständige Regression der Analgesie

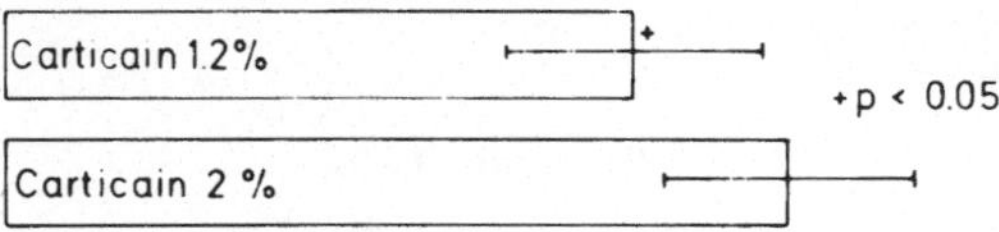

Chirurgisch nutzbare Zeit

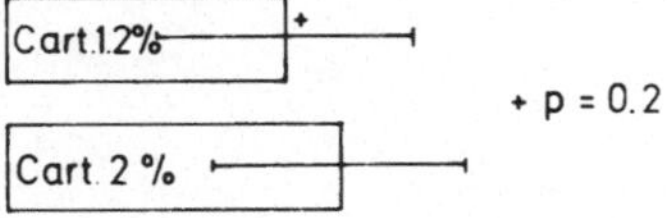

Vollst. Regr. der motorischen Blockade

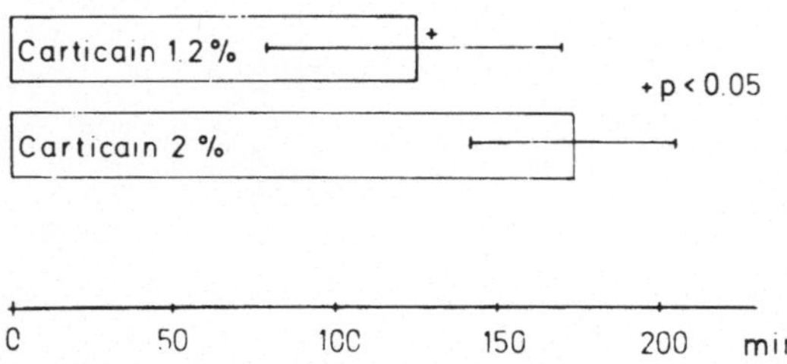

Abb. 9. Mittlere Zeitspannen zwischen der höchsten kranialen Analgesieausbreitung und der vollständigen Regression der Analgesie und zwischen der maximalen motorischen Blockade und ihrer vollständigen Regression und Mittelwert der chirurgisch nutzbaren Zeit bei Carticain 1,2% und 2%

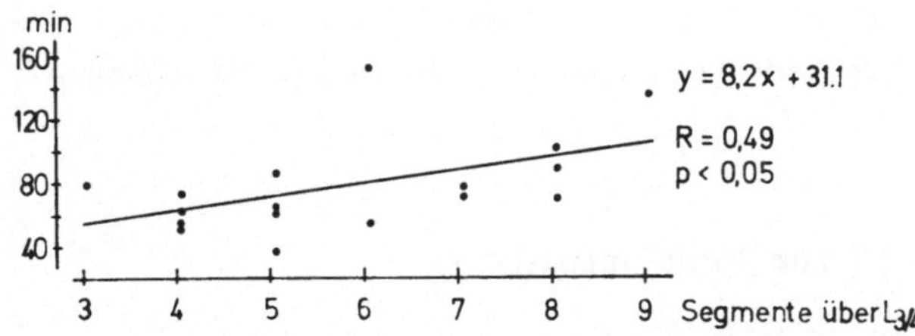

Abb. 10. Beziehung zwischen kranialer Analgesieausbreitung und chirurgisch nutzbarer Zeit bei Carticain 2%

später ein. Die Intensität der motorischen Blockade nimmt bei beiden Konzentrationen gleich schnell ab.
Die Zeit bis zur vollständigen Regression der motorischen Blockade dauert nach der höheren Konzentration länger als nach der niedrigeren (Abb. 9).

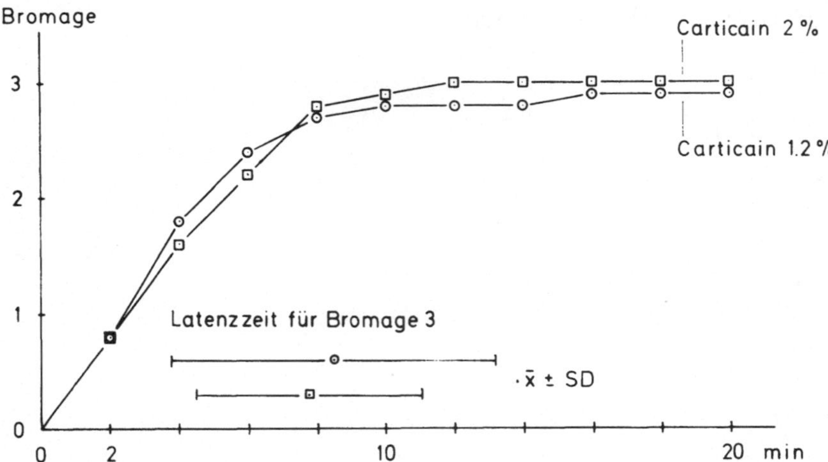

Abb. 11. Entwicklung der motorischen Blockade, beurteilt nach Bromage-Stufen, und Mittelwerte der Latenzzeit bis zur Bromage-Stufe 3 bei Carticain 1,2% und 2%

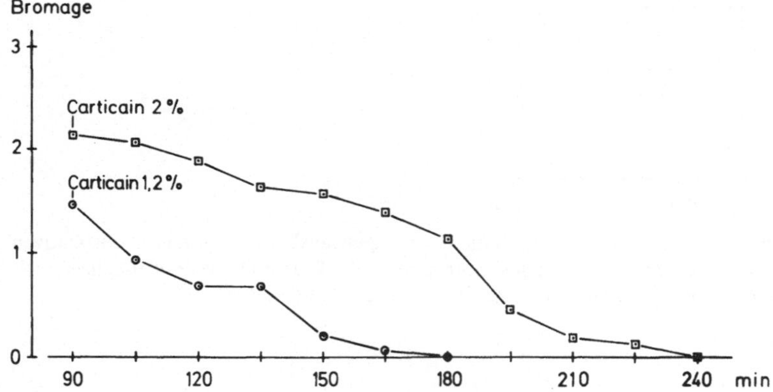

Abb. 12. Regression der motorischen Blockade beurteilt nach Bromage-Stufen bei Carticain 1,2% und 2%

Schlußfolgerungen für Carticain 2% zur Spinalanaesthesie

Carticain 2% eignet sich zur isobaren Technik der Spinalanaesthesie. Es kann hierzu unverdünnt injiziert werden oder mit Liquor bis auf 1,2% verdünnt werden. 1,2% ist die Grenzkonzentration für eine zuverlässige Blockade.

5 ml Injektionsvolumen bewirken mit ausreichender Zuverlässigkeit eine mittlere kraniale Analgesieausbreitung bis T_{10}.

Die kurze Wirkungsdauer beschränkt die Anwendung von Carticain 2% zur Spinalanaesthesie auf kurzdauernde Eingriffe.

Bei der Anwendung zur isobaren Spinalanaesthesie unterscheidet sich Carticain 2% nicht wesentlich von Mepivacain 2% und Lidocain 2%, wenn man die Latenz- und Regressionszeit und die chirurgisch nutzbare Zeit vergleicht [6].

Schlußfolgerungen für die Technik der isobaren Spinalanaesthesie

Die beiden Carticain-Konzentrationen 1,2% und 2% bewirkten bei konstantem Injektionsvolumen die gleiche kraniale Analgesieausbreitung und gleiche sensible und motorische Latenzzeiten. Auch bei isobarer Spinalanaesthesie mit Bupivacain beeinflußte die Konzentration die kraniale Ausbreitung und die Latenzzeit nicht [5].

Höhere Carticaindosis bzw. -konzentration verlängerte die Wirkungsdauer. Obwohl
Carticain 2% um 1 mg pro ml schwerer als Liquor ist, war die kraniale Blockadeausbreitung
ausreichend zuverlässig steuerbar.

Wie für Bupivacain [5] und Pantocain [4] berichtet, verlängerte auch bei Carticain 2%
kranialere Analgesieausbreitung die chirurgisch nutzbare Zeit.

Wie für Pantocain berichtet [2], bewirkte auch bei Carticain 2% Adipositas eine kranialere
Blockadeausbreitung. Das Lebensalter beeinflußte bei Carticain 2% die kraniale Analgesieausbreitung nicht.

Literatur

1. Becker J, Theiß D, Lanz E, Erdmann K (1979) Dichte von Liquor und Lokalanaesthetika. Regional-
   Anaesthesie 2:81–82
2. Gray DC, Carel WD, Smith BCh and TC (1980) Effects of density of solution on extent of subrarach-
   noidal block. Anesthesiology 53:234
3. Lanz E, Theiß D, Erdmann K, Becker J (1980) Modelluntersuchungen zur Ausbreitung der „isobaren" Spinalanaesthesie. Regional-Anaesthesie 3:4–9
4. Levin E, Muravchick S, Gold MI (198) Comparison of isobaric and hyperbaric tetracaine spinal anesthesia. Anesthesiology 53:221
5. Nolte H, Stark P (1979) Die Dosis-Wirkungsrelation des isobaren Bupivacain zur Spinalanaesthesie.
   Regional-Anaesthesie 2:1–4
6. Schellenberg B (1980) Isobare Spinalanaesthesie mit Lidocain, Mepivacain, Bupivacain und Tetracain
   – Klinische Untersuchung zur sensiblen und motorischen Blockade. Diss Mainz

Wirkung der Spinalanaesthesie mit Bupivacain und Lidocain auf hämodynamische und kardiovaskuläre Parameter

J. Vettermann und R. Dudziak

Es wurden zwei Medikamente, die an unserer Klinik häufig zur Spinalanaesthesie (SpA) benutzt werden, hinsichtlich ihrer Auswirkung auf Herzzeitvolumen, arteriellen Mitteldruck, Herzfrequenz und peripheren Widerstand untersucht. Dies sind Xylocain 5% und Carbostesin 0,5%.

Es war das Ziel der Untersuchung, für beide Medikamente eine eventuelle Gesetzmäßigkeit in ihrer Wirkung auf die genannten hämodynamischen Parameter herauszustellen und daraus Konsequenzen für ihre Anwendung im klinischen Alltag zu ziehen. Wir haben zwischen Patienten, die vor der Spinalanaesthesie 750 ml Ringer-Lactat intravenös erhielten und solchen, die nicht infundiert wurden, unterschieden. Alle Patienten waren prämediziert.

Die Untersuchung fand während regulärer Operationen statt. Die Ausbreitung der Analgesie lag zwischen Th 11 und Th 9. Meßzeitpunkte waren 5, 15, 30 und 60 min nach SpA. Bei den Patienten, die kein Volumen erhielten, fiel das HMV unter Xylocain SpA nach 5 min stärker ab (im Mittel um 20%) als bei Verwendung von Carbostesin (im Mittel um 11%). Beide Medikamente verursachen einen 15%igen Abfall des Mitteldruckes (Streuung: 10%–22%).

Es wurde die Frage untersucht, warum HMV und arterieller Mitteldruck absinken. Als Ursache hierfür wird häufig eine Abnahme des peripheren Widerstandes durch spinalanaesthesiebedingte Sympathikolyse angeführt.

Wir fanden keine *einheitliche* signifikante Änderung des totalen peripheren Widerstandes, die derartige HMV- und Mitteldruckabfälle erklären könnte.

Die Gefäßwiderstandsabnahme in der unteren Körperhälfte wird unserer Meinung nach durch Vasokonstriktion der nicht betroffenen Gefäßstrombahn (Oberkörper) teilweise ausgeglichen, so daß der totale periphere Widerstand annähernd gleich bleibt oder nur mäßig sinkt.

In der gleichen Untersuchungsgruppe, d.h. der nicht von vorinfundierten Patienten, sinkt die Herzfrequenz nach einer unbedeutenden, nicht signifikanten Zunahme, um ca. 7%–10% ab.

Eigentlich würde man erwarten, daß die Herzfrequenz nach dem arteriellen Druckabfall kompensatorisch, durch die Stimulation der Barorezeptoren im Carotissinus und Aortenbogen ansteigt. Das Gegenteil ist der Fall.

Es kommt zu einer Bradykardie, dies ist vor allem bei älteren Patienten bekannt, vermutlich weil Dehnungsrezeptoren im rechten Vorhof und Ventrikel, die bei vermindertem Füllungsvolumen den Herzschlag verlangsamen, die Oberhand gewinnen. Das Füllungsvolumen scheint also während der Spinalanaesthesie klein zu sein. Das Errechnen des Schlagvolumens bestätigte diese Vermutung. Unter Xylocain fällt das Schlagvolumen 5 min nach SpA um 21% und bleibt während der folgenden Stunde 13%–18% unter dem Leerwert.

Unter Carbostesin fällt das Schlagvolumen 5 min nach SpA um 11% und geht während der ersten 15 min wieder zum Ausgangswert zurück.

Xylocain vermindert das Schlagvolumen doppelt so stark wie Carbostesin. Das Schlagvolumen nimmt ab, weil das rechtsventrikuläre Volumenangebot unter Spinalanaesthesie abnimmt. Die Ursache dafür sehen wir im Blutpooling, vor allem im postkapillären kapazitiven venösen Gefäßsystem.

Untersuchungen anderer Autoren über das Verhalten des zentralvenösen Druckes unterstützen unsere Beobachtung über den verminderten Preload. Demnach müßte eine intravenöse Volumengabe von und/oder während der Spinalanaesthesie die *richtige* kausale Behandlung sein, da sie das rechtsventrikuläre Füllungsvolumen vermehrt.

In einer zweiten Untersuchungsgruppe wurden die gleichen Messungen vorgenommen, nachdem den Patienten 750 ml Ringer-Lactat vor der Spinalanaesthesie infundiert wurden, diese beiden Patientengruppen sind nicht gleich.

Für das Infusionsverfahren wurden diejenigen Patienten ausgewählt, die sich bereits präoperativ in hypotoner Kreislaufsituation, zu ihrem sonst üblichen Blutdruck, befanden.

Vor allem beim Carbostesin konnte eine „protektive" Wirkung in bezug auf den zu erwartenden Blutdruckabfall, die HMV-Verminderung und die Schlagvolumenabnahme beobachtet werden. Das HMV blieb nach vorheriger Volumengabe in den „kritischen" ersten 15 min, 5%–15% über dem Leerwert. Der Blutdruck fiel in den ersten 15 min langsamer und nur um im Mittel 9%, im Gegensatz zu 20% bei den nicht infundierten Patienten.

Das Verhalten der xylocainbedingten Kreislaufdepression bei den primär hypotonen Patienten der zweiten Gruppe ließ sich durch intravenöse Volumengabe nicht oder wenig beeinflussen. Der arterielle Mitteldruck fällt bei den kreislauflabilen Patienten besonders tief (im Mittel 25%–30% unter Leerwert) ab.

Eine Auswirkung auf die Abnahme der Herzfrequenz hatte die intravenöse Elektrolytinfusion nicht.

Zusammenfassend stellen wir fest: Xylocain und Carbostesin unterscheiden sich (deutlich) in ihrer Wirkung auf HMV, Schlagvolumen und arteriellen Mitteldruck voneinander. Die durch Xylocain hervorgerufene Verminderung von HMV und Schlagvolumen ist fast doppelt so groß wie die durch Carbostesin bewirkten Veränderungen. Dies liegt recht sicher am raschen Wirkungseintritt von Xylocain, der zu wenig Zeit für physiologische Kompensationsmechanismen läßt. Eine intravenöse Volumengabe vor der Spinalanaesthesie hat beim Carbostesin einen guten protektiven Effekt hinsichtlich der auftretenden Kreislaufdepression. Sie stellt, im Gegensatz zu den meisten Vasopressoren, eine echte kausale Therapie dar. Xylocain ist in seiner haemodynamisch depressiven Wirkung agressiver und bei hypotonen Patienten, selbst nach vorheriger Infusion, gelegentlich unberechenbar stark wirksam.

Die entscheidenden Parameter für eine ausreichende myocardiale Coronarperfusion während Spinalanaesthesie sind die Größe von Schlagvolumen und arteriellem Mitteldruck. Ein haemodynamisch labiler Patient ist nach präoperativer Infusion von Elektrolytlösung bei Verwendung von Xylocain weit mehr gefährdet als durch Carbostesin.

Wir geben daher dem Carbostesin bei polymorbiden Risikopatienten den Vorzug.

Prospektiv vergleichende Studie postspinaler Kopfschmerzen bei jungen Patienten ($<$ 51 Jahre)

K.-L. Eckstein, Ž. Rogačev, A. Vicente-Eckstein und Ž. Grahovac

Einleitung

Einer der häufigsten Nachteile der Spinalanaesthesie ist die mögliche Entwicklung postspinaler Kopfschmerzen. Exemplarisch für diese Thematik seien die Arbeiten von Franksson und Gordh [4], Dripps und Vandam [3], sowie Bergmann [1] und aus der neuesten Literatur Meyer-Hamme und Mitarbeiter [7], sowie Driessen und Mitarbeiter [2] und Hoffmann und Schockenhoff [6] erwähnt. Da vielerorts bei jungen Patienten die Spinalanaesthesie wegen gehäuftem Auftreten von Kopfschmerzen abgelehnt wird, entschlossen wir uns, detailliert bei dieser Patientengruppe unter Verwendung verschiedener Spinalnadeln die Kopfschmerzhäufigkeit zu untersuchen.

Methode

Die prospektive Studie umfaßt 1009 Patienten vom 2. bis 5. Dezenium. Patienten aus dem geburtshilflich-gynäkologischen Sektor wurden nicht berücksichtigt. Die Patienten wurden in Altersklassen von je 10 Jahren nach Geschlechtern eingeteilt und den Spinalnadeltypen 22 G und 25 G mit Quinckeschliff (der Firma B-D), sowie Whitacre 22 G (der Firma Sherwood) mit seitlichem Loch zugeteilt. Als Technik wurde der mediale Zugang gewählt und hyperbares Mepivacain 4% oder hyperbares Bupivacain 0,4% benutzt. Bei den Quinckeschliffnadeln wurde der Schliff parallel zu der Längsrichtung der Durafasern eingeführt, um eine Durchschneidung dieser möglichst zu vermeiden. Die Patienten wurden an Hand eines Testbogens bis zum 10. Tag postoperativ bezüglich auftretender Kopfschmerzen befragt und untersucht. Die Beschwerden wurden in angedeutete und eindeutige klassifiziert. Die Ergebnisse werden in absoluten sowie prozentualen Häufigkeiten angegeben und nach dem Chi-Quadrattest-Verfahren miteinander verglichen.

Ergebnisse

Aus der Abb. 1 ist ersichtlich, daß postspinale Kopfschmerzen bei dem größeren Nadeltyp 22 G mit 11,3% fast doppelt so häufig auftraten als bei der kleineren 25-G-Nadel mit 6,0%. Der Unterschied ist auf dem 1%-Niveau signifikant. Zwischen den 25-G- und den Whitacre-Nadeln besteht ebenfalls ein Unterschied für P $\leqslant$ 0,05. Andererseits unterscheiden sich die Whitacre-Nadeln mit 10,6% mit nur mäßig geringeren Kopfschmerzwerten statistisch von den

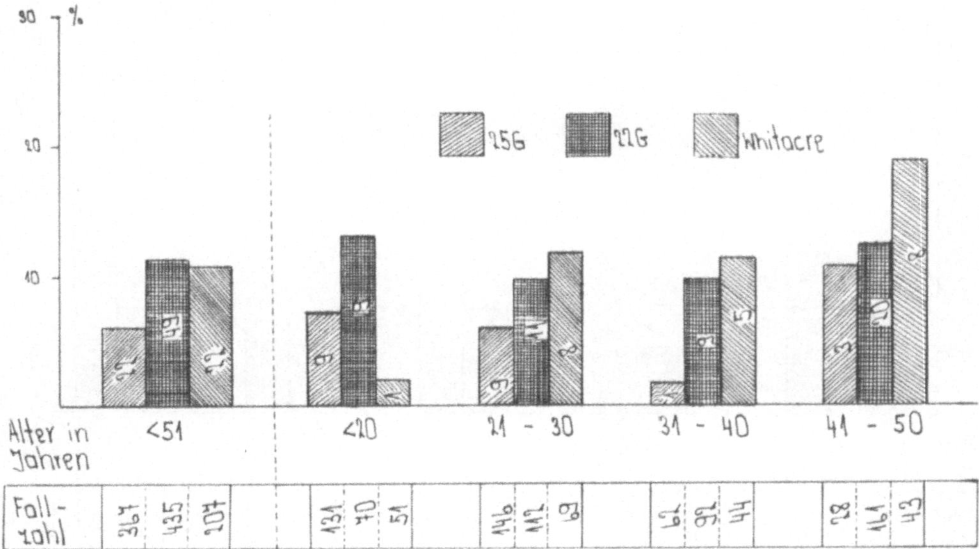

Abb. 1. Prozentuale und absolute Häufigkeiten von Kopfschmerzen in Abhängigkeit von Nadeltyp und Alter

Quinckeschliffnadeln 22 G nicht. Zwischen den einzelnen Altersgruppen bestehen keine signifikanten Unterschiede, wenngleich für die Gruppe im 5. Dezenium die höchsten prozentualen Werte zu verzeichnen sind. Schlüsselt man, wie in der nächsten Abb. 2 zu sehen ist, die Kopfschmerzrate nach Geschlechtern auf, so zeigt sich, daß zwischen diesen ein signifikanter Unterschied besteht (P $\leq$ 0,05). Bei den Männern ändert sich die Kopfschmerzrate mit zunehmendem Alter wenig, wohingegen überraschenderweise beim weiblichen Geschlecht im 5. Dezenium die höchste Rate mit annähernd 26,7% zu verzeichnen ist. Werden jedoch wie in der Abb. 2 die Angaben dahingehend bereinigt, daß die Kopfschmerzen in angedeutete, also nicht klar klassifizierbare, sowie eindeutige zugeordnet werden, so bleibt im Durchschnitt für das weibliche Geschlecht eine nur wenig, nicht signifikant erhöhte, echte Postspinalkopfwehrate übrig, die jedoch auch wieder im 5. Dezenium am höchsten ist. Die bereinigte prozentuale Kopfschmerzrate für alle Nadeltypen zusammengefaßt beträgt 5,45%. Wie aus der Tabelle 1 zu entnehmen ist, wurde eine Behandlung der Beschwerden bei nur rund 65% der Patienten durchgeführt. Dabei wurde die Mehrzahl konservativ mit Analgetika

Tabelle 1. Kopfschmerztherapie mit Aufschlüsselung nach Nadeltyp

Therapie	Nadeltyp			
	25 G	22 G	Whitcare	Summe
Keine (%)	8 (36,36)	16 (32,65)	9 (40,91)	33 (35,49)
Konservativ (%)	13 (59,09)	27 (55,10)	12 (54,54)	52 (55,91)
PDA (%)	1 (4,55)	6 (12,25)	1 (4,55)	8 (8,60)
Summe (%)	22 (100,00)	49 (100,00)	22 (100,00)	93 (100,00)

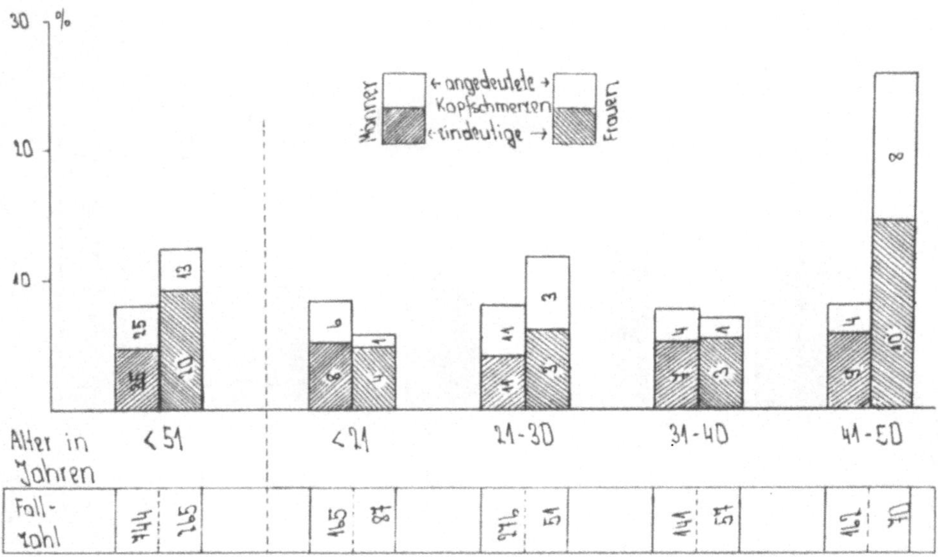

Abb. 2. Prozentuale und absolute Häufigkeiten von Kopfschmerzen in Abhängigkeit von Geschlecht und Alter

und reichlicher Flüssigkeitszufuhr erfolgreich therapiert, währenddem nur knapp 9% wegen extrem starker Kopfschmerzen mit einer Periduralinjektion von physiologischer Kochsalzlösung resp. einem „blood patch" erfolgreich behandelt wurden.

Diskussion

Die Interpretation der Ergebnisse zeigt, daß die Punktion mit dünnkaliberigen Nadeln erwartungsgemäß mit einer niedrigeren Kopfschmerzrate einhergeht. Andererseits ist die eindeutige Kopfschmerzrate bei 22-G-Nadeln immer noch so gering, daß u.E. auf Grund der einfacheren und sicheren Handhabung durchaus eine Berechtigung besteht, diese unter erschwerten Bedingungen auch bei jungen Patienten zu benutzen. Im Regelfall sollte jedoch der dünnkaliberigen Nadel der Vorzug gegeben werden. Die wesentlich teurere Whitacre-Nadel scheint bei sachgerechter Handhabung der Nadel mit Quinckeschliff nach unseren Untersuchungen entgegen der ursprünglichen Untersuchung von Hart und Whitacre [5] für 20-G-Nadeln keine echten Vorteile zu bringen. Auffällig ist die Zunahme der Beschwerden im 5. Dezenium bei den Frauen. Über die Ursache kann nur spekuliert werden, in dem möglicherweise die unterschiedliche emotionelle und hormonelle Situation dieser Gruppe eine Rolle spielt. Die von uns gefundenen Werte stimmen nur zum Teil mit den Literaturangaben überein, die sowohl höhere als auch niedrigere Raten von postspinalen Kopfschmerzen angeben. Der Grund für die besseren Werte liegt sicherlich in der heute verfeinerten und saubieren Technik mit optimalen Material und der speziell durch Infusionen fehlenden Dehydratation. Die schlechteren Werte sind durch die bewußte, unmittelbare Befragung an den postoperativen Tagen begründet, so daß Schmerzen erfaßt wurden, die sonst nicht bei dem bloßen Rückkopplungsmechanismus über das Stationspersonal oder gar einer retrospektiven Studie erfaßt worden wären. Zusätzlich wird ersichtlich, daß nicht wie üblicherweise angegeben, die jüngste Patientengruppe mit der höchsten Kopfschmerzrate behaftet ist, sondern vielmehr diese dem weiblichen Geschlecht im 5. Dezenium zuzuschreiben ist.

Zusammenfassend kann hervorgehoben werden, daß bei der untersuchten Patientengruppe die Kopfschmerzhäufigkeit nicht mit abnehmendem Alter zunimmt und bei den heute erhältlichen Nadeltypen der kleinkaliberigen Nadel im Gegensatz zu speziellen aufwendigeren großkaliberigen und wesentlich teureren Nadelkonstruktion für Routineverfahren der Vorzug zu geben ist.

Literatur

1. Bergmann H (1972) 20 Jahre Spinalanaesthesie: Ein klinischer Erfahrungsbericht. Anaesthesist 21:133
2. Driessen A, Maurer W, Fricke M, Kossmann B, Schleinzer W (1980) Prospektive Untersuchungen zum Pathomechanismus des postspinalen Kopfschmerzes an einem ausgewählten Krankengut. Regional-Anaesthesie 3:38
3. Dripps RD, Vandam LD (1954) Long-Term Follow-up of Patients who Received 10,098 Spinal Anesthetics. JAMA 156:1486
4. Franksson C, Gordh T (1946) Headache after Spinal Anesthesia and a Technique for Lessening its Frequency. Acta Chirurgica Scandinavica 94:443
5. Hart JR, Whitacre RJ (1951) Pencil Point Needle in Prevention of Post-Spinal Headache. JAMA 147:657
6. Hoffmann P, Schockenhoff B (1980) Postspinaler Kopfschmerz — ein Problem des verwendeten Lokalanaesthetikums? Anaesth Intensivther Notfallmed 15:416
7. Meyer-Hamme K, Stratmann D, Watermann WF, Götte A (1979) Problematik des postspinalen Kopfschmerzes. Regional-Anaesthesie 2:77

Kopfschmerz nach Spinalanaesthesie – Entstehungs- und Behandlungsmöglichkeiten

E. Gebert, C. Kam, H. Nagel, C. Keo und A. Gerken

Seit Jahren geht der Streit um die Ursache des Kopfschmerzes nach Spinalanaesthesie, der typischerweise nicht im Liegen, sondern in vertikaler Position und in der Regel nicht sofort, sondern 1–2 Tage nach der Punktion des Liquorraumes auftritt. Die allgemein akzeptierte Meinung geht dahin, daß ein Liquorverlust durch die Punktionslücke auftritt [7–9, 10, 12, 14, 16, 17], der sich auf 250 ml und mehr pro Tag beläuft [7, 8]. Dabei wurden Korrelationen zwischen der Nadelgröße, der Anzahl der Punktionsversuche sowie der Erfahrung des punktierenden Anaesthesisten mit der Kopfschmerzhäufigkeit angegeben.

Angeregt durch die Einzelbeobachtungen von erhöhtem Liquordruck bei spinalanaesthesie-bedingtem Kopfschmerz sowie durch die Arbeit von Zuurmond und Mitarbeitern, die bei Schafen eine Erhöhung des Liquordrucks nach Spinalanaesthesie fanden, griffen wir dieses Problem nochmals auf. Den Angaben der Literatur zufolge soll Acetazolamid (Diamox), ein Karboanhydrasehemmer, in gleicher Weise die Produktion von Kammerwasser im Auge sowie die Produktion zerebrospinalen Liquors hemmen [13, 15, 18].

Da unserer Meinung nach eher das Lokalanaesthetikum oder andere Substanzen, die im Rahmen der Punktion in den Liquorraum gelangen, über eine gesteigerte Liquorproduktion an den Kopfschmerzen schuld sind, setzten wir Acetazolamid bei unseren Patienten ein, um eine Abnahme der von uns erwarteten Liquorproduktion zu erzielen.

Methodik

Es wurden von uns 295 Patienten in zwei Gruppen untersucht. Die erste Gruppe (193 Patienten) wurde in üblicher Weise mit 2 ml einer 4%-Scandicain-Lösung im Bereich zwischen L1/L2 und L4/L5 intrathekal anaesthesiert. Flüssigkeitsverluste wurden quantitativ ersetzt bzw. 500 ml einer 5%-Zucker-Lösung infundiert, wenn keine Flüssigkeitsverluste in Rechnung gestellt werden mußten. Alle Patienten mußten bis zum nächsten Morgen flach im Bett liegen bleiben. Die Hautdesinfektion wurde mit Polyvidon-Jod durchgeführt.

In der zweiten Gruppe (102 Patienten) bekamen die Patienten zusätzlich intraoperativ 500 mg Acetazolamid (Diamox) intravenös und zwei Tage lang postoperativ weitere 2 x 500 mg Acetazolamid in Tablettenform. Im übrigen wurde in gleicher Weise verfahren wie bei der ersten Gruppe.

Tabelle 1. Kopfschmerz nach Spinalanaesthesie ohne Diamox. Patientenzahl und Verteilung innerhalb der verschiedenen Altersgruppen: Prozentuale Verteilung der von Kopfschmerzen betroffenen Patienten innerhalb der Altersgruppen

Altersgruppe	I. bis 30 Jahre		II. 31 bis 50 Jahre		III. älter als 50 Jahre	
Geschlecht	♂	♀	♂	♀	♂	♀
Gesamt	15	3	25	8	84	58
Davon mehrfach punktiert	2	0	9	1	10	12
Kopfschmerz gesamt	6 (4%)	0	7 (28%)	6 (75%)	6 (8,3%)	13 (22,4%)
Stark	3	0	0	3	2	4
Mittel	2	0	1	2	2	3
Schwach	1	0	6	1	3	6

Ergebnisse

In der Tabelle 1 sind die Patienten der Gruppe I dem Alter nach in drei Altersgruppen aufgeteilt. Die Altersgruppe I umfaßt Patienten bis zu 30 Jahren, die Altersgruppe II Patienten zwischen 31 und 50 Jahren und die Altersgruppe III Patienten die älter sind als 51 Jahre.

Es finden sich neben den Zahlen der Gruppen- und Geschlechtsverteilung die Anzahl der Mehrfachpunktionen und der Kopfschmerzpatienten. Auf den ersten Blick fällt bereits der große prozentuale Anteil der jüngeren Jahrgänge am Patientenkontingent mit Kopfschmerzen auf, der in der ersten Altersstufe bis 30 Jahre 40% bei den Männern und in der zweiten Altersstufe (31–50 Jahre) immerhin noch 28% ausmacht.

Vergleichen wir damit die Patientengruppe, die mit dem Karboanhydrasehemmer Acetazolamid behandelt wurde, (Tabelle 2) so sehen wir weder in den ersten beiden noch in der dritten Altersstufe bei den männlichen Patienten nennenswerte Unterschiede. Ein erheblicher prozentualer Unterschied findet sich dagegen in der Altersgruppe III der weiblichen Patienten. Ohne Acetazolamid kommt es zu einer erheblich größeren Kopfschmerzrate als bei den Patientinnen, die Acetazolamid erhalten hatten. Summarisch betrachtet, d.h. die Gesamtzahl betreffend, finden sich in der ersten Versuchsgruppe ohne Acetazolamid 20,2% Kopfschmerzpatienten und in der Gruppe II mit Diamox 11,4% Kopfschmerzpatien-

Tabelle 2. Spinalanaesthesie mit Diamox. Verteilung der Patienten innerhalb der Altersgruppen und die entsprechende Zuordnung der Patienten mit Kopfschmerz unter der Therapie mit Acetazolamid (Diamox)

Altersgruppe	I. bis 30 Jahre		II. 31 bis 50 Jahre		III. älter als 50 Jahre	
Geschlecht	♂	♀	♂	♀	♂	♀
Gesamt	8	3	12	5	56	18
Davon mehrfach punktiert	3	0	3	0	5	2
Kopfschmerz gesamt	4 (50%)	1 (33%)	2 (16,7%)	0	4 (7,3%)	1 (5,6%)
Stark	1	1	1	0	2	1
Mittel	1	0	1	0	1	0
Schwach	2	0	0	0	1	0

Tabelle 3. Spinalanaesthesie ohne Diamox. Korrelation zwischen Mehrfachpunktion und Kopfschmerz nach Spinalanaesthesie ohne Acetazolamid

Mehrfach-Punktion:						
2 Punktionen	2	0	8	1	7	5
3 Punktionen	0	0	2	0	2	3
4 Punktionen	0	0	0	0	0	3
5 Punktionen	0	0	0	0	1	0
Kopfschmerz nach Mehrfach-Punktionen:						
2 Punktionen	0	0	3 (2 stark, 1 mittel)	0	0	1 (leicht)
3 Punktionen	0	0	1 (leicht)	0	0	0
4 Punktionen	0	0	0	0	0	0
5 Punktionen	0	0	0		0	0

14,7% (5 von 39) Patienten haben ohne Diamox nach Mehrfach-Punktion Kopfschmerz

Tabelle 4. Spinalanaesthesie mit Diamox. Korrelation zwischen Mehrfachpunktion und Kopfschmerz nach Spinalanaesthesie und Acetazolamid

Mehrfach-Punktion:						
2 Punktionen	2	0	2	0	4	2
3 Punktionen	0	0	1	0	1	0
6 Punktionen	1	0	0	0	0	0
Kopfschmerz nach Mehrfach-Punktion:						
2 Punktionen	0	0	0	0	1 (mittel)	0
3 Punktionen	0	0	0	0	0	0
6 Punktionen	1 (mittel)	0	0	0	0	0

15,4% (2 von 13) Patienten haben mit Diamox nach Mehrfachpunktion Kopfschmerzen

ten. Auf den nächsten Tabellen 3 und 4 sind die Relationen zwischen Kopfschmerz und Mehrfachpunktion aufgelistet. Ohne im einzelnen auf die Zahlen eingehen zu wollen, läßt sich zeigen, daß weder mit noch ohne Diamox eine nennenswerte Häufigkeit von Kopfschmerzen beobachtet wird. Mit Diamox haben zwei von dreizehn mehrfach punktierten Patienten später Kopfschmerzen, d.h. 15,4%. Ohne Diamox haben fünf von 39, das sind 14,7%, nach einer Spinalanaesthesie Kopfschmerzen. Diese Zahlen korrelieren in keiner Weise mit der Anzahl der Punktionen und unterstreichen damit unsere Beobachtungen an 5 Patienten, bei denen versehentlich mit der Tuohy-Nadel der Liquorraum punktiert wurde. Keiner dieser Patienten klagte über Kopfschmerzen innerhalb der ersten postoperativen Woche.

Diskussion

Die in der Literatur vertretenen Theorien sind, wie oben bereits angesprochen, im wesentlichen auf den Liquorverlust ausgerichtet. Neue Untersuchungen lassen jedoch erheblichen Zweifel aufkommen, daß der Liquorverlust ausschließlich für die Kopfschmerzen verantwortlich sein könne. Auch unsere Beobachtungen mit den großen Punktionslücken durch die Tuohy-Nadel sowie an den mehrfach punktierten Patienten sprechen gegen die Liquorverlusttherapie als alleinige Erklärung.

Außerdem müßte die Zahl der Kopfschmerzpatienten unter Diamoxapplikation sprunghaft ansteigen, daß außer dem Liquorverlust auch noch eine verminderte Neubildung des Liquors zu erwarten ist. Da eine Zunahme der Kopfschmerzrate nicht beobachtet werden konnte, sondern vielmehr eine Abnahme von 20% auf 11%, dürfte auch dieser Umstand als Argument gegen die zur Zeit gültigen Theorie herangezogen werden. Eher erscheint die Möglichkeit wahrscheinlich, daß ein erhöhter intrakranieller Druck sekundär zum Liquorverlust an der Punktionsstelle führen könnte.

Zwei Probleme bleiben jedoch bei einer Interpretation der Befunde als unerledigt im Blickwinkel. Erstens die zwar tendenziell offenkundige, aber auf den ersten Blick unverständliche Verteilung der Kopfschmerzen über die Altersstufen und Geschlechter [1, 10] sowie die Latenzzeit bis zum Auftreten der Kopfschmerzen am zweiten Tag nach der Punktion. Hier spielen sicher auch die Liquordynamik und Liquorzirkulation eine wichtige Rolle [3–5]. Zur altersabhängigen Verteilung der Kopfschmerzen muß unbedingt die auslösende Ursache mit diskutiert werden, bei der nicht nur das Lokalanaesthetikum als vielmehr auch das Desinfektionsmittel eine Rolle spielen könnten. Gerade im Zusammenhang mit den Mehrfachpunktionen und den Fehlpunktionen mit der Tuohy-Nadel könnte spekuliert werden, daß zwischen Desinfektion und Punktion des Liquorraums durch die Vorbereitungsmaßnahmen zur Peridualanaesthesie soviel Zeit verstrichen ist, daß von dem Desinfektionsmaterial bzw. dem Lösungsvermittler nichts mehr in flüssiger Form durch die Nadel in den Liquorraum eingeschleppt werden konnte. Dagegen werden bei der Verwendung dünnster Kanülen im allgemeinen für die Hautpassage Führungskanülen benutzt, so daß auch hier kein Kontakt zwischen Desinfektionsmittel und der Kanüle zustande kommt, die den Liquorraum punktiert. Die heftigsten Kopfschmerzen bei zum meningitischen Reizsydrom fanden sich jeweils bei Patienten, bei denen Desinfektion und Liquorraumpunktion unmittelbar aufeinander folgten. Untersuchungen von Benzon und Mitarbeitern zeigen, daß auch ohne Einbringung eines Lokalanaesthetikums fast identische Prozentzahlen für die postspinalen Kopfschmerzen gefunden werden, was ohne Zweifel eher auf das Desinfektionsmittel als auslösendes Agens hinweisen würde.

Stellt man die häufigen Ursachen für einen Kopfschmerz im klinischen Bereich einmal zusammen, so fällt auf, daß Kopfschmerzen fast immer bei erhöhtem intrazerebralen Druck im Vordergrund stehen, so z.B. bei regional begrenzten Hirnblutungen, nach Nitroglyzerinapplikation, beim Hydrocephalus internus nach Verschluß der abführenden Foramina sowie bei Migräne. Während bei Hirnblutungen die Raumforderung als Auslöser an den Kopfschmerzen schuld ist, sind sowohl bei der Nitroglyzerinapplikation [6] als auch bei Migräne [10] die Hirndrucksteigerung durch Erweiterung der Hirngefäße die Ursache. Im Gegensatz dazu steht nach operativer Liquordrainage und Liquorunterdruck weniger der Kopfschmerz als vielmehr die Bewußtseinseintrübung im Vordergrund des klinischen Bildes.

Für einen erhöhten Liquordruck als Kopfschmerzursache spricht weiterhin die Beobachtung, daß die typischen postspinalen Kopfschmerzen durch Kompression der Halsvenen verschlimmert und durch Druck auf die Carotiden vermindert werden [10, 11]. Dieses schon länger als Queckenstedt-Manöver bekannte Diagnostikum führt bekanntermaßen zu einem Druckanstieg und über diesen Liquordruckanstieg zur Zunahme der spinalen Kopfschmerzen. Die zu einer Abnahme der Beschwerden führenden Kompression der Carotiden dürfte im Gegensatz dazu eher eine Verminderung des intrakraniellen Volumens, damit auch die Abnahme des Kopfschmerzes, nach sich ziehen. Alles in allem deuten eigentlich mehr Befunde auf eine primäre Druckerhöhung nach Spinalanaesthesie als Kopfschmerzursache. Der von vielen Autoren beschriebene Liquorverlust wäre dann als sekundärer hydrostatischer Effekt zu erklären.

Abschließend lassen sich unsere Beobachtungen dahingehend interpretieren, daß als Kopfschmerzursache nach Spinalanaesthesie eher ein Liquorüberdruck in Frage kommt. Dabei muß offen bleiben, ob das Lokalanaesthetikum oder Reste des Desinfektionsmittels in erster Linie als auslösende Ursache zu betrachten sind. Die Kopfschmerzen nach Spinalanaesthesie lassen sich im Einzelfall durch Acetazolamid nicht vermeiden. Die Häufigkeit und die Intensität der Kopfschmerzen lassen sich aber durch Acetazolamid entscheidend reduzieren.

Zusammenfassung

Es wird an zwei Vergleichskollektiven die Häufigkeit des postspinalen Kopfschmerzes mit und ohne Acetazolamid untersucht. Acetazolamid reduziert ähnlich wie bei der Bildung des Kammerwassers im Auge auch die Neubildung des cerebrospinalen Liquors. Wenn die Kopfschmerzen nach Liquorpunktion durch Liquorunterdruck bei Liquorverlust über ein Duraleck zustande kommen, müßte Acetazolamid die Beschwerden verstärken. Tatsachlich reduziert es aber die Kopfschmerzrate um 50%. Die Befunde deuten daraufhin, daß Acetazolamid den Teil der postspinalen Kopfschmerzen beseitigt, der auf eine Liquordruckerhöhung zurückgeht. Nach unseren Ergebnissen muß die Entstehung des Kopfschmerzes uneinheitlich sein und mit großer Wahrscheinlichkeit nur mit einem geringen Prozentsatz – wenn überhaupt – auf den generell angeschuldigten Liquorverlust zurückzuführen sein.

Literatur

1. Arner O (1952) Complications following spinal anesthesia. Their significance and a technique to reduce their incidence. Acta Chir Scand suppl 102:167
2. Benzon HT, Linde HW, Molloy RE, Brunner EA (1980) Postdural puncture headache in patients with chronic pain. Anesth Analg 59:772
3. Di Chiro G (1964) Movement of the cerebrospinal fluid in human beings. Nature 204:290
4. Di Chiro G (1966) Observations on the circulation of the cerebrospinal fluid. Acta Rad Diagnost 5:988
5. Emde H, Huber G, Piepgras U (1979) Der Stellenwert der Liquorraumszintigraphie im Vergleich zur kranialen Computertomographie Nuklearmed 2:152
6. Dohi S, Matsumoto M, Takahashi T (1981) The effects of nitroglycerin on cerebrospinal fluid pressure in awake and anesthetized humans. Anesthesiology 54:511
7. Foldes FF, Keutmann E, Hunt RD (1958) The effect of contineous removal of cerebrospinal pressure Anaesthesist 7:77
8. Franksson C, Gordh T (1946) Headache after spinal anaesthesia and a technique for lessening its frequency. Acta Chir Scand 94:443
9. Herrera L, Katzemi H (1980) CSF bicarbonate regulation in metabolic acidosis: role of HCO_3 – formation in CNS. J Appl Physiol 49:778
10. Kilian H (1973) Lokalanaesthesie und Lokalanaesthetica. Georg Thieme Verlag 1973
11. Kunkle EC, Ray SB, Wolff HG (1943) Experimental studies on headache: analysis of the headache associated with changes in intracranial pressure. Arch Neurol Psychiat (Chicago) 49:323

12. Martins AN, Wiley JK, Myers PW (1972) Dynamics of the cerebrospinal fluid and the spinal dura mater. J Neurol Neurosurg Psych 35:468
13. Noto T, Nakajima T, Saji Y, Nagawa Y (1978) Effect of vasopressin on intracranial pressure of rabbit. Endocrinol Jpn 25:591
14. Sheppe WM (1958) The relation of negative pressure in epidural space to postpuncture headache. Amer J Med Sci 188
15. Smith GR, Johanson CE (1980) Effect of carbonic anhydrase inhibitors and acidosis in chorioid plexus epithelial cell sodium and potassium. J Pharmacol Exp Ther 215:673
16. Thorsen G (1947) Neurological complications after spinal anesthesia and results from 2493 follow up cases. Acta Chir Scand Suppl 121
17. Underwood LJ (1946) Lumbar puncture headache: a statistical analysis of 500 punctures. Amer J Syph 30:264
18. Vogh BP (1980) The relation of choroid plexus carbonic anhydrase a divity to cerebrospinal fluid formation: study of three inhibitors in cat with extrapolation to man. J Pharmacol Exp Ther 213:321
19. Zuurmond WWA, Lagerweig E, Deen L (1980) Liquordruckänderungen infolge Spinalanaesthesie beim Schaf. Regional-Anaesthesie (Anaesthesist) 3:27

Epiduralanaesthesie

Sakrale oder lumbale Periduralanaesthesie bei Eingriffen am Unterbauch und unterer Extremität

H. Reinecke und D. Maric

Als alternative Möglichkeit rückenmarksnaher Leitungsanaesthesien bei Eingriffen im Bereich der unteren Körperhälfte bieten sich heute die Spinalanaesthesie, die Periduralanaesthesie oder die Leitungsblockade einzelner Nervenstämme an. Vor allem in der Alterschirurgie oder bei Vorliegen entsprechender Krankheiten bietet sich das regionale Anaesthesieverfahren als ideale Lösung an. Wir berichten über unsere Erfahrungen bei der Periduralanaesthesie, bei der wir die beiden technischen Varianten des sakralen und lumbalen Zugangsweges gegenüberstellen.

Material und Methodik

Die beiden Verfahren wurden bei insgesamt 86 Patienten, die sich Eingriffen am Unterbauch, dem Perineum und unterer Extremität unterzogen, durchgeführt. Zur Prämedikation erhielten alle Patienten eine halbe Stunde vor Beginn der Anaesthesie 10 mg Diazepam i.m. In einigen Fällen spritzten wir während der Anaesthesie fraktionierte Gaben von Diazepam i.v. nach. Bei 35 Patienten wählten wir den sakralen Zugang, in 51 Fällen den lumbalen Zugang. Es handelte sich um Patienten beiderlei Geschlechtes. Das durchschnittliche Alter der Patienten betrug 57 (49–66) Jahre, das Durchschnittsgewicht 59 (52–68) kg. Bei den chirurgischen Eingriffen handelte es sich um Herniotomien, Eingriffe im Ano-Genitalbereich, um Osteosynthesen am Ober- und Unterschenkel und Metallentfernungen. Als Lokalanaesthetikum diente eine 0,5%ige Bupivacainhydrogenkarbonatlösung, die bis zur Verwendung im Kühlschrank gelagert war, um CO_2-Verluste beim Öffnen der Ampulle zu vermeiden. Die Höhe des Lumbalzuganges lag zwischen den Dornfortsätzen L3/L4. Beim sakralen Zugang suchten wir den hiatus ossi sacralis auf. Im einzelnen untersuchten wir die Ansprechzeit, die Anschlagzeit bis zur Operationsfähigkeit und die Ausbreitung des Lokalanaesthetikums. Nach Verabreichung einer Testdosis von 5 ml Anaesthetikum wurde die geplante Gesamtdosis verabreicht und die Zeit als Ausgangspunkt für die verschiedenen Messungen festgehalten. Beim lumbalen Zugang erhielten die Patienten eine Gesamtmenge von 20 ml des Lokalanaesthetikums, beim sakralen Zugang 25 ml.

Beim sitzenden bzw. seitlich liegenden Patienten wird mit Hilfe der Widerstands-Verlust-Methode der Periduralraum aufgesucht. Die Sakralanaesthesie wird in der Sims-Position angelegt, wobei nach Aufsuchen der cornua sacralia und einer Infiltrationsanaesthesie im Funktionsbereich eine 4–6 cm lange Kanüle in den Periduralraum eingeführt wird. Bei schwierigen anatomischen Gegebenheiten ziehen wir die Knie-Ellenbogenlage vor. Nach Markierung des hiatus sacralis wird die Nadel in einem Winkel von 45° eingeführt und nach

Perforation der Membran bis auf die ventrale Wand des Sakralkanales vorgeschoben. Anschließend wird die Nadel 1–2 cm zurückgezogen, in die Horizontallage gesenkt und maximal 2–3 cm vorgeschoben. Eine intravasale oder intraspinale Punktion wird ausgeschlossen durch Aspiration in 2 Ebenen. Um sicher zu sein, daß die Kanüle exakt plaziert ist, werden 10 ml Luft langsam injiziert. Bei einem erhöhten Injektionswiderstand wird die Nadellage korrigiert, da in diesem Fall eine subperiostale Punktion wahrscheinlich ist. Charakteristisch für die richtige Nadelposition ist ein ziehender Schmerz nach oben und unten im Augenblick der Injektion.

Ergebnisse

Bei 30 Patienten konnte die Sacralanaesthesie technisch erfolgreich durchgeführt werden (86%). Beim lumbalen Zugangsweg war dies bei 81 Patienten möglich (95%). Die mittlere Ansprechzeit, d.h. das Zeitintervall bis zum Auftreten von spezifischen der Lokalanaesthesie zuzusprechenden Symptomen, lag bei der sakralen Periduralanaesthesie bei durchschnittlich 4,5 min, beim lumbalen Zugang bei 3,1 min (Tabelle 1). Der Unterschied war auf dem 5%-Niveau signifikant. Auch hinsichtlich der mittleren Latenzzeit fanden wir einen auf dem 5%-Niveau signifikanten Unterschied. Bei einem periduralen Zugang beträgt die mittlere Latenzzeit 13,2 min, beim sakralen Zugang 17,4 min (Tabelle 2). Trotz einer 25% höheren Volumenmenge des Lokalanaesthetikums bei der Sakralanaesthesie erfolgte die mittlere

Tabelle 1

Zeitintervall (min)	PDA (%)	Sakrale A. (%)
0–1,5	15	8
1,5–3,0	28	24
3,0–4,5	37	42
4,0–6,0	16	9
4,0–6,0	16	9
> 6	4	7
Mittlere Ansprechzeit (min)	$\bar{x} = 3{,}1 \pm 1{,}3$	$\bar{x} = 4{,}2 \pm 1{,}9$

Tabelle 2

Zeitintervall (min)	PDA (%)	Sakrale A. (%)
26	4	0
6–12	38	27
12–18	47	49
> 18	11	24
Mittlere Latenzzeit (min)	$\bar{x} = 13{,}2 \pm 4{,}1$	$\bar{x} = 17{,}4 \pm 4{,}6$

Tabelle 3

Segmenthöhe	PDA (%)	Spinale A. (%)
Th 3	1	0
Th 4	8	0
Th 5	19	2
Th 6	27	4
Th 7	25	18
Th 8	18	35
Th 9	8	30
Th 10	2	17
> 10	1	4
Mittlere Anaesthesiehöhe	$\bar{x}$ = Th 7 ± 2	$\bar{x}$ = Th 9 ± 2

Tabelle 4

Relaxationseffekt	PDA (%)	Sakrale A. (%)
+	16	25
++	79	73
+++	15	2

Ausbreitung nur bis Th 9, bei der lumbalen Periduralanaesthesie bis Th 7 (Tabelle 3). Der Unterschied war auf dem 1%-Niveau signifikant. Der muskelrelaxierende Effekt war bei beiden Methoden nicht in allen Fällen zufriedenstellend (Tabelle 4). Eine Supplementierung der Anaesthesie durch Narkotika war bei der Wahl der operativen Eingriffe nicht notwendig. Da wir in dieser Versuchsserie auf eine präanaesthesiologische Volumenzufuhr verzichtet haben, rechneten wir mit Beeinträchtigungen des Kreislaufes. Beim lumbalen Zugang trat in 3 Fällen ein Blutdruckabfall von mehr als 30% auf, der medikamentös behandelt werden mußte. Eine Gegenüberstellung beider Gruppen ergab, daß in der Gruppe der lumbalen Periduralanaesthesie bei insgesamt 42% der Patienten der Blutdruck um 20% und mehr absank, wobei ein solcher Blutdruckabfall in der Gruppe II nur bei 18% der Patienten auftrat. Der lumbale Zugang gewährt eine nahezu 100%ige Analgesie im Operationsbereich. Ein einziger Fall zeigte lediglich im Bereich L5/S1 eine nicht vollständige Schmerzfreiheit. In 2 Fällen einer Herniotomie war die Analgesie bei Zugeinwirkung am Peritoneum nicht ausreichend. Hier reichte offensichtlich die kraniale Ausbreitung des Lokalanaesthetikums nach durchgeführter Sakralanaesthesie nicht aus.

Diskussion

Die Indikationsbreite der rückenmarksnahen Leitungsanaesthesie ist groß. Allgemein finden sich Indikationen für operative, diagnostische und therapeutische Zwecke. Absolute Indikationen im operativen Bereich sind:

1. Kardiopulmonale Erkrankungen [4],
2. Patient lehnt Vollnarkose ab,
3. postoperative Kooperation des Patienten erforderlich.
   Spezielle Kontraindikationen sind:
1. Erkrankungen des zentralen Nervensystems,
2. Anomalie der Wirbelsäule,
3. präoperativer Volumenmangel,
4. Gerinnungsstörungen,
5. Ablehnung durch den Patienten.

Zusätzliche Vorteile der periduralen Leitungsanaesthesie gegenüber anderen Verfahren liegen in der Möglichkeit, über einen in den Periduralraum eingeführten Katheter durch fraktionierte Nachinjektionen eine Schmerzreduktion in der postoperativen Phase zu erreichen sowie in der möglichen frühzeitigen Stimulierung der Darmperistaltik. Ebenso läßt sich nach unserer bisherigen Erfahrung die Stoffwechsellage diabetisch erkrankter Patienten in der postoperativen Phase durch kontinuierliche Applikation der Leitungsanaesthesie besser steuern. Nachteile einer Periduralanaesthesie liegen in einer gelegentlich technisch erschwerten Durchführung. Die motorische Blockade mit 0,5%igem Bupivacain dürfte bei einigen operativen Eingriffen nicht ausreichend sein [3]. Hier stellt das Etidocain oder das 0,75%ige Bupivacain eine Alternative dar [1]. Mit beiden Medikamenten läßt sich für alle Eingriffe eine ausreichende motorische Blockade erreichen. Bei Eingriffen am Damm, Genitalbereich und unteren Extremitäten geben wir der kaudalen Anaesthesie den Vorzug. Der sakrale Zugang hat den großen Vorteil, daß bei korrekter Durchführung und Beachtung aller Vorschriften aus dieser Form der Periduralanaesthesie niemals eine akzidentelle Spinalanaesthesie mit allen bekannten Folgen werden kann. Gegenüber der lumbalen Periduralanaesthesie, der Spinalanaesthesie und dem Sattelblock verursacht die Kaudalanaesthesie wegen der geringen Beeinträchtigung des nervus symphathicus deutlich weniger Komplikationen bezüglich der Kreislaufstabilität und Herzrhythmusstörungen. Sind alle Voraussetzungen vorhanden, stellt die Kaudalanaesthesie ein Verfahren dar, das heute in vielen Kliniken noch zu wenig geübt wird.

Bei Eingriffen am Peritoneum ist bei sakralem Zugang eine unzureichende Anaesthesie in vielen Fällen möglich. Die notwendige Ausbreitung des Lokalanaesthetikums nach kranial kann nur durch entsprechend größere Mengen von Lokalanaesthetika kompensiert werden. Die Ursache hierfür liegt darin, daß bei einer sakralen Applikation des Lokalanaesthetikums zunächst das Cavum des sakralen Periduralraumes aufgefüllt werden muß [2]. Daher geben wir bei Eingriffen im Peritonealbereich der lumbalen Periduralanaesthesie den Vorzug. Diese Form der Leitungsanaesthesie beinhaltet jedoch die Gefahr eines möglichen Blutdruckabfalles durch eine Sympathikusblockade und eine versehentliche Punktion des Spinalraumes. Durch einen über die Nadel eingeführten Katheter läßt sich durch eine fraktionierte Gabe des Leitungsanaesthetikums die Analgesieausbreitung auf das notwenige Minimum beschränken bzw. erweitern.

Literatur

1. Bromage PR (1978) Epidural analgesia. W.B. Saunders Company, Philadelphia London Toronto
2. Cousins M, Bridenbaugh PO (1980) Neural blockade. JB. Lippincott Company, Philadelphia Toronto
3. Eckstein KL, Vicente-Eckstein A, Steiner R, Mißler U (1978) Klinische Erprobung von CO_2-Bupivacain. In: Klinische Anaesthesiologie und Intensivtherapie, Bd. 18. Springer Berlin Heidelberg New York
4. Nolte H (1972) Die Periduralanaesthesie: Technik, Indikationen und Kontraindikationen. In: Die rückenmarksnahen Anaesthesien, Georg Thieme Verlag Stuttgart

Kardiozirkulatorische Veränderungen nach Periduralanaesthesien

U. Helms und H. Weihrauch

Die zunehmende Überalterung unserer Bevölkerung [2, 5, 12, 16, 17, 31–33, 37, 38, 54, 57] und der überproportionale Anteil älterer Menschen an unserem Operationsgut [5, 17, 20, 26] zwingen auch den Anaesthesisten dazu, sich intensiv mit den Problemen der geriatrischen Anaesthesie zu beschäftigen, zumal in dieser Altersgruppe die intra- wie auch postoperative Morbidität und Mortalität um das 3- bis 5fache höher liegt als bei Jüngeren [1, 2, 5, 7, 16, 23, 24, 28, 29, 57, 62].

Senken läßt sich dieses für ältere Menschen doch recht hohe Risiko sowohl durch eine adäquate perioperative Betreuung als auch die Wahl geeigneter Anaesthesieverfahren, zu denen für Eingriffe an der unteren Extremität und Hüfte ganz zweifelsfrei die Leitungsanaesthesien zu zählen sind [5, 13–16, 24, 28–30, 43, 62, 66, 67, 70, 75, 76]. Dennoch können auch sie – wegen der häufig auftretenden und oftmals folgenschweren Hypotensionen [1, 12, 18–20, 23, 26, 32, 36, 37, 41, 62, 72, 79] – nicht uneingeschränkt als Anaesthesieverfahren der Wahl bezeichnet werden.

Um nun das Ausmaß und die Dauer kardiozirkulatorischer Veränderungen nach lumbalen Periduralanaesthesien bei Patienten höheren Alters zu erfassen, wurde diese Studie angelegt, und die Ergebnisse mit jenen verglichen, die Bonica [9, 10], Kennedy [50, 51] und andere Autoren [48, 68, 69, 78] bei jungen, normovolämischen und in der Regel unprämedizierten Probanden erhoben haben.

Untersucht wurden 42 Patienten beiderlei Geschlechts und höheren Alters, die zwei Gruppen (I und II) zu je 21 Probanden zugeordnet wurden. Bei der zufälligen Gruppierung kam es zu keinen signifikanten Differenzen in den untersuchten Parametern Alter (Jahre), Gewicht (kg), Größe (cm) und Körperoberfläche (KO, m^2), wie aus Abb. 1 ersichtlich ist.

	I 0,5% Bupivacain ohne Adrenalin	II 0,5% Bupivacain mit Adrenalin
	$\bar{x} \pm$ S.D.	$\bar{x} \pm$ S.D.
Gesamtzahl	21	21
Alter (Jahren)	70,1 ± 11,7	67,9 ± 9,1
Gewicht (kg)	69,8 ± 3,9	66,9 ± 9,2
Größe (cm)	165,1 ± 7,2	164,8 ± 7,5
KO (m^2)	1,765 ± 0,1	1,732 ± 0,1

Abb. 1. Gruppengliederung, Alter, Gewicht, Größe und Körperoberfläche (KO), der 42 Probanden

Nach gleichartiger präoperativer Vorbereitung mit Infusion eines Plasmaexpanders (500 ml Macrodex 6%) und Prämedikation mit Atropin (0,1 mg/kg) und einem Pethidin-Nallorphin-Gemisch (Dolantin S; 1 mg/kg KG) i.m. — wobei Maximaldosen von 0,5 mg Atropin und 5 mg Dolantin S niemals überschritten wurden — wurde die Anaesthesie über einen am Vortag gelegten lumbalen Periduralkatheter in Gruppe I mit 0,5% Bupivacain ohne Adrenalin (Carbostesin, ASTRA) und in Gruppe II mit 0,5% Bupivacain mit Adrenalin in handelsüblicher Konzentration von $1:200\,000$ (5 μg/ml) durchgeführt.

Die für eine Blockadehöhe bis D 8—9 notwendige Anaesthetikamenge ermittelten wir aus dem von Bromage [13] aufgestellten Dosis/Segment — Alter — Diagramm und prüften den Erfolg und die Segmenthöhe nach der pin-prick-Methode.

Mit der kompletten hämodynamischen Überwachung erfaßten wir das EKG und die Herzfrequenz (HR, min^{-1}), den Pulmonalarterien- und -capillardruck (PCW, mmHg), den in der art. radialis gemessenen Blutdruck (P_{art}; mmHg) sowie den zentralvenösen Druck (ZVD; mmHg). Das Herzzeitvolumen ermittelten wir nach der Thermodilutionsmethode. Peripherer Gesamtwiderstand (TSR; dyn sec cm^{-5}), arterieller Mitteldruck (P_{art}; mmHg) und Herzindex (HI; 1/min $\cdot$ m^2 KO) wurden nach den in Abb. 2 angegebenen Formeln errechnet.

Die genannten Parameter wurden über 60 min nach Anaesthesiebeginn semikontinuierlich registriert und ausgewertet.

Periduralanaesthesien bis D $_{8-9}$ führen bei betagten Menschen bis zur 15. min nach Anaesthesiebeginn zu einem abrupten und signifikanten (p = 0,001) Abfall des arteriellen Mitteldrucks um 20%—25%, wobei weder das Ausmaß noch die Dauer dieser Hypotension durch den Zusatz von Adrenalin zum Lokalanaesthetikum wesentlich beeinflußt wird. Die Veränderungen der arteriellen Mitteldrücke sind — wie Abb. 3 zeigt — in beiden Gruppen gleichartig.

Dies steht in krassem Widerspruch zu den Ergebnissen von Bonica [9, 10], Ward [78] oder Kennedy [50, 51], nach deren Untersuchungen der Adrenalinzusatz zum Lokalanaesthetikum bei jungen, normovolämischen Probanden zu einem signifikant stärkerem Blutdruckabfall führt als die alleinige Periduralanaesthesie. Diesem Druckabfall bis auf 75,7 ± 3,5 mmHg (Gruppe II) muß bei diesem Kollektiv mit einem mittleren Alter von 67,9 ± 9,1 Jahren wegen seines Ausmaßes und seines abrupten Eintretens Aufmerksamkeit geschenkt werden [37, 54], bei dem die kritische Schwelle für die Aufhebung der cerebralen Autoregulation nach Gottstein [37] bis zu 120 mmHg reichen kann. Unbeachtet muß mit koronaren oder zerebralen Ischämien gerechnet werden.

Hämodynamische Untersuchung

Herzzeitvolumen	Thermodilutionsmethode
Herzfrequenz	Hellige-EKG-Monitor mit Frequenzanzeige
Blutdruck	Arteria radialis
Pulmonalarteriendruck	Swan-Ganz-Katheter-7F
Pulmonalkapillardruck	Swan-Ganz-Katheter-7F
Zentralvenöser Druck	Cavafix-Katheter (V. jugularis int.)

Errechnet:

Peripherer Widerstand (dyn $\cdot$ sec $\cdot$ cm^{-5})
$$TSR = \frac{\bar{P}_{art}\ (\text{mmHg}) - ZVD\ (\text{mmHg}) \cdot 1332}{HZV\ (\text{ml/sec})}$$

Arterieller Mitteldruck (mmHg) $\bar{P}_{art} = P_d + 1/3\ (P_s - P_d)$
Herzindex (l/min $\cdot$ m^2) $CI = HZV/KO$

Abb. 2. Erfaßte und errechnete hämodynamische Parameter

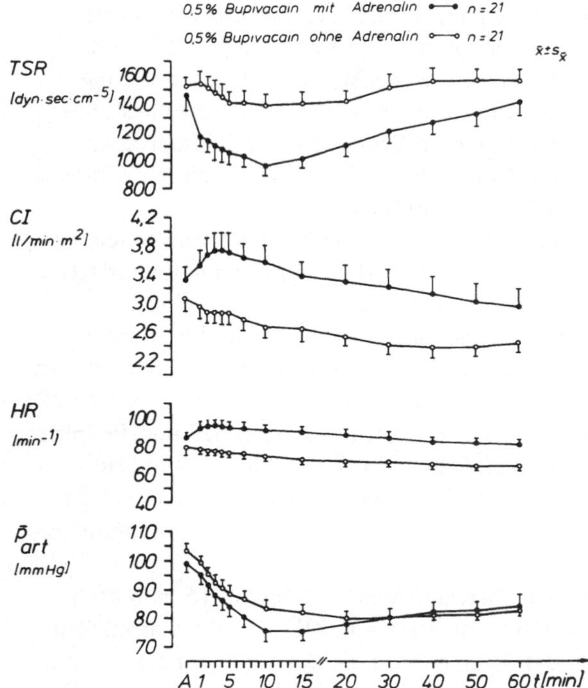

Abb. 3. Veränderungen des peripheren Gesamtwiderstandes (TSR), des Herzindex (CI), der Herzfrequenz (HR) und des arteriellen Mitteldrucks (P_{art}) nach lumbaler Periduralanaesthesie

Verantwortlich für diesen beachtlichen Druckabfall infolge präganglionärer Sympathikusblockade mit Abfall des peripheren Widerstandes (TSR), was besonders stark in Gruppe II durch die betamimetische, vaskuläre Adrenalinwirkung ausgeprägt ist [4], halten wir nicht so sehr die bei alten Menschen bekannte Hypovolämie [3, 6, 30], da die rechts(ZVD)- und linksventrikulären (PCW) Füllungsdrücke mit minimal 4,3 ± 0,4 mmHg bzw. 9,2 ± 1,1 mmHg in Bereichen lagen, die eine ausreichende Ventrikelfüllung garantieren sollten [35, 38—40, 56], wie aus Abb. 4 hervorgeht — als vielmehr die mangelhafte kardiale und insbesondere bathmotrope Kompensationsmöglichkeit. Wie aus Abb. 3 hervorgeht, kommt es nämlich trotz eines 20%—25%-Mitteldruckabfalls in Gruppe I zu keiner und in Gruppe II mit Adrenalinzusatz zum Lokalanaesthetikum zu einer nur kurzfristigen und geringgradigen Herzindex-(CI)- und Herzfrequenzsteigerung (HR) um maximal 5%. Dies steht im Gegensatz zur autoregulatorisch und reflektorisch ausgelösten kardiozirkulatorischen Kompensation bei Jüngeren [9, 10, 13—15, 50, 59, 65, 68, 78].

Vergleicht man einmal, wie das in Abb. 5 erfolgt ist, die maximalen prozentualen Veränderungen hämodynamischer Parameter nach lumbalen Periduralanaesthesien bei Jüngeren (Gruppe A) und Älteren (B) miteinander, so wird daraus deutlich, daß jüngere Probanden (A) den peripheren Widerstandsabfall durch eine 10%—50%-Herzindex- und Herzfrequenzsteigerung zu kompensieren vermögen, so daß sich der art. Mitteldruck höchstens um 5% ändert. Bei Älteren dagegen bleibt eine solche Kompensation völlig aus, vielmehr fällt der Herzindex und die Herzfrequenz trotz Widerstandsabfalls noch weiter ab.

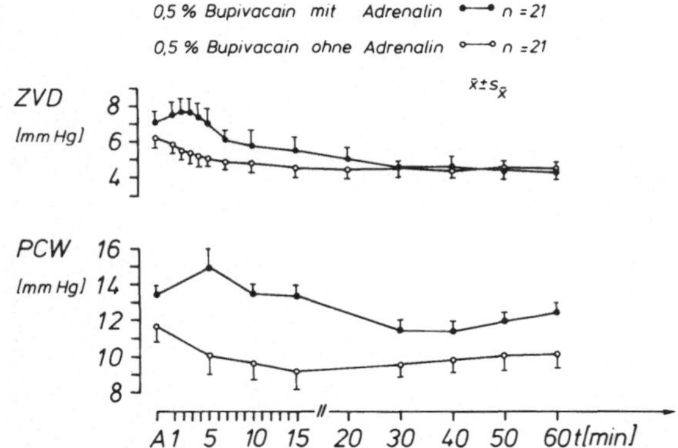

Abb. 4. Veränderungen des zentralvenösen Drucks (ZVD) und des Pulmonalcapillardrucks (PCW) nach lumbaler Periduralanaesthesie

In dieser bradykarden Frequenzregulation – einer typischen Reaktionsform älterer und rigider Herzen [17, 33, 43–46, 48, 55, 58–60, 72, 79] – sehen wir somit den Hauptgrund der mangelhaften kardialen Kompensation nach Periduralanaesthesien im Alter, zumal andere Ursachen, wie

a) die Auslösung des Bezold-Jarisch-Reflexes,

b) eine Beta-Rezeptorenblockade durch reabsorbiertes Lokalanaesthetikum [11, 21, 22, 48, 49]

c) eine zu hohe, thorakale Sympathikusblockade [63, 69]

durch unsere Versuchsanordnung und die gemessenen hämodynamischen Parameter unwahrscheinlich und auszuschließen sind. Auch dafür, daß diese Reaktionen durch toxische Wirkungen des Lokalanaesthetikums oder eine überadditive Wirkung infolge der Prämedikation ausgelöst sind, gibt es keine Hinweise [52, 70].

Als Ursache dieser bradykarden Frequenzregulation, die auch von anderen Autoren gesehen, aber nicht interpretiert wurde [71, 72, 79], müssen die in Abb. 6 dargestellten Punkte diskutiert werden, wie

a) eine im Alter verringert gefundene Sensivität des Herz-Kreislauf-Systems auf neuroreflektorische Einflüsse,

b) eine Anhebung der adrenergen Reizschwelle – nachweisbar in der im Alter verringert gefundenen Atropinempfindlichkeit –,

c) und/oder eine Transformation adrenerger Rezeptoren durch Modulatorsubstanzen – vergleichbar der mangelhaften Stimulierbarkeit insuffizienter Herzen der Stadien III und IV durch Glucagon [34, 61, 73, 74, 77].

Ob hierbei auch das sick-sinus-Syndrom eine Rolle spielt, kann nicht beurteilt werden, da die hierzu notwendigen präoperativen Spezialuntersuchungen wie Langzeit-Bandspeicher-EKG, Belastungs-EKG, Atropintest oder die Sinusknoten-Erholungszeit-Bestimmung nach Vorhofstimulation von uns nicht ausgeführt wurden [34, 47].

Zusammenfassend ist festzuhalten, daß die kardiovaskuläre Antwort auf eine lumbale Periduralanaesthesie nicht einfach das Resultat einer peripheren Sympathikolyse ist, und daß die Ergebnisse von jüngeren Probanden nicht ohne weiteres auf ältere extrapoliert werden dürfen.

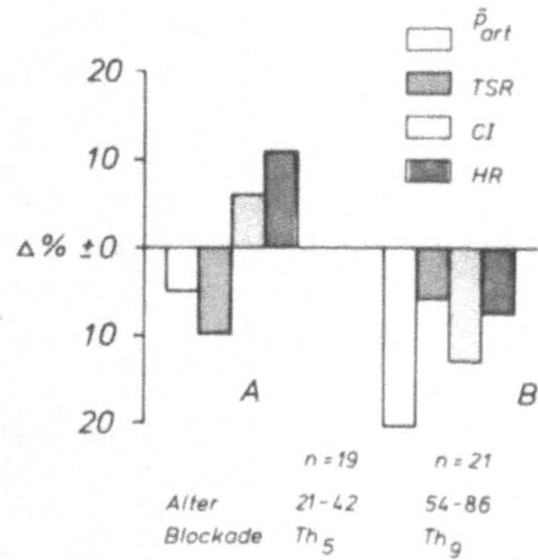

Abb. 5. Maximale, prozentuale Änderungen hämodynamischer Parameter nach lumbalen Periduralanaesthesien bei jungen (A) und älteren (B) Probanden. P_{art} = art. Mitteldruck; TSR = peripherer Gesamtwiderstand; CI = Herzindex; HR = Herzfrequenz

1. Eingeschränkte Frequenzreserve als typische, altersspezifische Reaktionsform durch Verringerung der Sensivität des cardiovasculären Systems gegenüber neuroreflektorischen Einwirkungen.

2. Anhebung der adrenergen Reizschwelle, vergleichbar der abnehmenden Atropinempfindlichkeit.

3. Transformation adrenerger Rezeptoren durch „Modulator-Substanzen".

Abb. 6. Mögliche Ursachen der bradykarden Frequenzregulation im Alter

Unsere Ergebnisse zeigen weiterhin, daß sich die hämodynamische Antwort des älteren Menschen nicht nur quantitativ, sondern auch qualitativ von der des jüngeren unterscheidet. Bezüglich des wichtigsten Parameters der Organdurchblutung — dem arteriellen Mitteldruck — bringt der Zusatz eines Sympathikomimetikums vom Epinephrintyp zum Lokalanaesthetikum bei diesem Kollektiv keine Vorteile; kann aber Nachteile mit sich bringen, wie vielfach belegt ist [8, 25, 27, 42, 53].

Aus diesem Grund empfehlen wir — da uns heute eine ausreichende Palette kurz-, mittel- und langwirksamer Lokalanaesthetika zur Verfügung steht — für unseren Fachbereich die Anwendung adrenalinfreier Lokalanaesthetika.

Literatur

1. Aldrete JA, Hamilton SD, Hingson RA (1967) Anesthesia factors in the surgical management of hip fractures. J. Trauma 7:818
2. Anglem Th, Bradford ML (1953) Major surgery in the aged. N Engl J Med 249:1005
3. Beling CA, Bosch DT, Carter OB (1952) Blood volume in geriatric surgery. Geriatrics 7:179
4. Bendixen HH, Osgood PF, Hall KV, Laver MB (1964) Dose-dependent differences in catecholamine action on heart and periphery. J Pharmacol exp Ther 145:299
5. Bergmann H (1963) Zur Indikation der Spinalanaesthesie in der Alterschirurgie. Anaesthesist 12:233
6. Blakeley W, Bennett LR, Maloney JV (1962) An evaluation of preoperative blood volume determination in the debilitated surgical patient. Surg Gynec Obst 115:257
7. Bodländer F (1975) Deaths associated with anaesthesia. Br J Anaesth 47:36
8. Bodvall B, Rais O (1962) Effects of infiltration anesthesia on the healing of incisions in traumatized and non-traumatized tissues. Act Chir Scan 123:83

9. Bonica JJ, Berges PU, Morikawa K (1970) Circulatory effects of peridural block. Anesthesiology 33:619

10. Bonica JJ, Akamatsu TJ, Berges PU, Morikawa K, Kennedy WF (1971) Circulatory effects of peridural block. Anesthesiology 34:514

11. Boudoulas H, Schaal SF, Lewis RP, Welch ThG, DeGreen P, Kates RE (1977) Negative inotropic effect of lidocaine in patients with coronary arterial disease and normal subjects. Chest 71:170

12. Bramann v H, Herold G (1969) Anaesthesie bei über 80jährigen. Anaesthesist 18:321

13. Bromage PR (1962) Spread of analgesic solutions in the epidural space and their site of action: a statistical study. Br J Anaesth 34:161

14. Bromage PR (1967) Physiology and pharmacology of epidural analgesia. Anesthesiology 28:592

15. Bromage PR, Shibata HR, Willoighby HW (1971) Influence of prolonged epidural blockade on blood sugar and cortisol responses to operations upon the upper part of the abdomen and the thorax. Surg Gyn Obstet 132:1051

16. Burnett W, McCaffrey J (1972) Surgical procedures in the elderly. Surg Gyn Obstet 134:221

17. Celio A, Plenk A (1957) Operative und Gesamtmortalität in der Alterschirurgie. Wien Med Wschr 107:2

18. Cheng P (1963) The anatomical and clinical aspects of epidural anesthesia. Volume 42:398

19. Cheng P (1963) The anatomical and clinical aspects of epidural anesthesia: Part II Volume 42:407

20. Clauberg G, Gerstein J (1971) Unfallchirurgie beim alten Menschen aus anaesthesiologischer Sicht. Act Traumatol 1:199

21. Covino B (1971) Comparative clinical pharmacology of local anesthetic agents. Anesthesiology 35:158

22. Covino B (1978) Systemic toxicity of local anesthetic agents. Anesth Analg 57:387

23. Danielson H, Converse JG (1959) Anesthesia for the aged: A comparative evaluation. South Med J 52:1132

24. Davie IT, McRae WR, Malcolm-Smith NA (1970) Anesthesia for the fractured hip: A survey of 200 cases. Anesth Analg Curr Res 49:165

25. Davies A, Solomon B, Levene A (1958) Paraplegia following epidural anaesthesia. Br Med J 2:654

26. Dinnick OP (1964) Deaths associated with anaesthesia. Anesthesia 19:537

27. Dongen v K (1953) The action of cocaine, procaine, xylocaine and their combination with adrenaline on the blood pressure. Arch int pharmacodyn 96:49

28. Dripps RD, Lamont A, Eckenhoff JE (1961) The role of anesthesia in surgical mortality. JAMA 178:261

29. Edwards G, Morton HJV, Pask EA, Wylie WD (1956) Deaths associated with anesthesia. Anesthesia 11:194

30. Engquist A, Brandt MR, Fernandes A, Kehlet H (1977) The blocking effect of epidural analgesia on the adrenocortical and hyperglycemie responses to surgery. Acta anaesth scand 21:330

31. Franke H (1971) Kriterien der überdurchschnittlichen Lebenserwartung. Med Klin 66:896

32. Franke H, Bracharz H, Laas H, Moll E (1970) Studien an 148 Hundertjährigen. Dtsch Med Wschr 95:1590

33. Franke H, Gall L, Chowanetz W (1976) Über das sogenannte Altersherz bei 50- bis 100jährigen. Z Kardiol 65:945

34. Gattenlöhner W, Wiesmann (1977) Der kranke Sinusknoten. Med Klin 72:427

35. Gauer OH (1956) Die Wechselbeziehungen zwischen Herz- und Venensystem. Kreisl.-Forsch 22:61

36. Goldstein A, Keats A (1970) The risk of anesthesia. Anesthesiology 33:130

37. Gottstein U (1965) Physiologie und Pathophysiologie des Hirnkreislaufs. Med Welt 15:715

38. Granath A, Jonsson B, Strandell T (1961) Studies on the central circulation at rest and during exercise in the supine and sitting body position in old men. Acta Med Scand 169:125

39. Granath A, Jonsson B, Strandell T (1970) Circulation in healthy old men, studied by right heart catheterisation at rest and during exercise in supine and sitting position. Medic Sport 4:48

40. Guyton AC, Lindsey AW, Kaufmann BN, Abernathy J (1958) Effect of blood transfusion and hemorrhage on cardiac output and on the venous return curve. Am J Physiol 194:263

41. Hallberg D, Orö L (1965) Free fatty acids of plasma during spinal anaesthesia in man. Acta Med Scand 178:281

42. Hershey SG, Mazzia VDB, Altura BM, Gyure L (1965) Effects of vasopressors on the microcirculation and on survival in hemorrhagic shock. Anesthesiology 26:179

43. Hollmann W, Liesen H (1973) Über den Trainingseinfluß auf kardio-pulmonale und metabolische Parameter des älteren Menschen. Sportmedizin 7:145, 186

44. Jacob R, Weigand KH (1965) Die endsystolische Druck-Volumenbeziehung als Grundlage einer Beurteilung der Kontraktilität des linken Ventrikels in situ. Pflügers Arch 280:37

45. Jacob R, Kissling G, Segarra-Domenech J (1968) Steigerungsfähigkeit von Kontraktionsgeschwindigkeit und Schlagvolumen durch inotrope Mechanismen beim intakten Herzen in situ. Arch f Kreislaufforsch 57:291

46. Jacob R (1972) Autoregulative Mechanismen des Herzens bei akuter Druck- und Volumenbelastung. Ärztl Forsch 25:85

47. Jordan J, Yamaguchi I, Mandel W (1977) The sick sinus syndrom. JAMA 237:682

48. Jorfeldt L, Löfström B, Pernow B, Persson B, Wahren J, Widmann B (1968) The effect of local anaestheticas on the central circulation and respiration in man and dog. Act anaesth scand 12:522

49. Kao FF, Jalar UH (1959) The central action of lignocaine and its effect on cardiac output. Br J Pharmacol 14:522

50. Kennedy WF, Bonica JJ, Ward RJ, Tolas AG, Martin WE, Grinstein A (1966) Cardiorespiratory effects of epinephrine when used in regional anesthesia. Act anaesth scand 23:230

51. Kennedy WF, Bonica JJ, Akamatsu TJ, Ward RJ, Martin WE, A. Grinstein (1968) Cardiovascular and respiratory effects of subarachnoid block in presence of acute blood loss. Anesthesiology 29:29

52. Klein H, Jutrin I, Kaplinsky E (1975) Cerebral and cardiac toxiticy of a small dose of lignocaine. Br Heart J 37:775

53. Klingenström P, Westermark L (1964) Local tissue-oxygen tension after adrenaline, noradrenaline and octapressin in local anaesthesia. Act anaesth scand 8:261

54. Knapp R, Topkins MJ, Artusio JF (1962) The cerebrovascular accident and coronary occlusion in anesthesia. JAMA 182:332

55. König K, Reindell H, Roskamm H (1962) Das Herzvolumen und die Leistungsfähigkeit bei 60—75-jährigen gesunden Männern. Arch Kreisl-Forsch 39:143

56. Kohlhardt M, Wirth K, Dudeck J (1968) Über die reaktiven Veränderungen des enddiastolischen Druckes des linken Herzventrikels bei Erhöhung seines Füllungsdruckes. Verl dtsch Ges Kreislauf-Forsch 34:258

57. Kohn P, Zekert F, Vormittag E, Grabner H (1973) Risks of operation in patients over 80. Geriatrics 28:100

58. Kohn R, Rollerson E (1959) Studies on the mechanism of the age-related change in swelling ability of human myocardium. Circulation Res 7:740

59. Korkuschko OW (1968) Besonderheiten der Hämodynamik bei älteren und alten Menschen. Z Altersforsch 21:259

60. Kutscha W (1971) Das Altersherz. Therapiewoche 21:3751

61. Lefkowitz RJ (1978) Identification and regulation of alpha- and beta-adrenergic receptors. Federation Proc 37:128

62. McLaren A, Stockwell MC, Reid VT (1978) Anaesthetic techniques for surgical correction of fractured neck of femur. Anaesthesia 33:10

63. McLean AP, Mulligan GW, Otton P, McLean LD (1978) Hemodynamic alteration associated with anesthesia. Surgery 62:79

64. Mather LE, Tucker GT, Murphy TM, Stanton-Hicks MDA, Bonica JJ (1976) The effect of adding adrenaline to etidocaine and lignocaine in extradural anaesthesia. Br J Anaesth 48:989

65. Matthes H, Schabert P (1966) Vergleichende Untersuchungen über Blutspiegel von Mepivacain nach Resorption aus verschiedenen Geweben. Act anaesth scand 23:371

66. Memery HN (1965) Anesthesia mortality in private practice. JAMA 194:1185

67. Miller L, Gertel M, Fox S, McLean LD (1976) Comparison of effect of narcotic and epidural analgesia on postoperative respiratory function. Amer J Surgery 131:291

68. Murphy TM, Mather LE, Stanton-Hicks MDA, Bonica JJ, Tucker GT (1976) The effect of adding adrenaline to etidocaine and lignocaine in extradural anaesthesia. Br J Anaesth 48:893

69. Otton PE, Wilson EJ (1966) The cardiocirculatory effects of upper thoracic epidural analgesia. Can Anaesth Soc J 13:541

70. Oyama T, Matsuki A (1970) Effects of spinal anaesthesia and surgery on carbohydrate and fat metabolism in man. Br J Anaesth 42:723

71. Rothe KF, Hausdörfer J, Schorer R (1979) Die Wirkung von Bupivacain und Etidocain auf systolischen Blutdruck und Herzfrequenz in Abhängigkeit von den präoperativen Kreislaufverhältnissen. Zentraleuropäischer Anaesthesiekongreß, Innsbruck, 5.–8. Sept. 1979
72. Scott DB, Littlewood DG, Drummond GB, Buckley PF, Covino B (1977) Modification of the circulatory effects of extradural block combined with general anaesthesia by the addition of adrenaline to lignocaine solutions. Br J Anaesth 49:917
73. Szentivany M, Kunos G, Juhasz-Nagy A (1970) Modulator theory of adrenergic receptor mechanism: Vessels of the dog hindlimb. Amer J Physiol 218:869
74. Schocken DD, Roth GS (1978) Lymphocytes in vivo. Adv Exp Med Biol 97:273
75. Schulte-Steinberg O (1975) Heutige Indikation und Praxis der lokalen Betäubungsverfahren. Anaesth. Intensivmed 16:145
76. Thorburn J, Louden JR, Vallance R (1980) Spinal and general anaesthesia in total hip replacement: frequency of deep vein thrombosis. Br J Anaesthesia 52:1117
77. Wagner J, Brodde OE (1978) On the presence and distribution of alpha-adrenoceptors in the heart of various mammalian species. Naunyn-Schmiedeberg s Arch Pharmacol 302:239
78. Ward RJ, Bonica JJ, Freund FG, Akamatsu T, Danziger F, Englesson S (1965) Epidural and subarachnoid anesthesia. JAMA 191:275
79. Zimpfer M, Fitzal S, Tonczar L (1979) Aufhebung des Blutdruckabfalls bei Spinalanaesthesie durch Dihydroergotamin (DHE). Regionalanaesthesie 28:43

Die Wirkung einer schlaferzeugenden Dosis von Benzoctamin (Tacitin) auf die Hämodynamik und die Atmung von Patienten während Leitungsanaesthesie

U. Börner, H. Müller, M. Stoyanov und G. Hempelmann

Einleitung

Nach wie vor ist es problematisch, eine stärkere Sedation oder gar einen Schlaf bei spontan atmenden Patienten medikamentös herbeizuführen, obwohl gerade die Zusicherung des Anaesthesisten, einen oberflächlichen Schlaf während Eingriffen oder längeren Untersuchungen in Leitungsanaesthesie zu erzeugen, die Motivation der Patienten, sich dieser Art der Anaesthesie zu unterziehen, sicher verstärkt. Dabei spielt gerade bei Risikopatienten oder älteren Menschen eine gute Kooperation und evtl. eine schonende Sedierung eine große Rolle für die Streßminderung während länger dauernden Eingriffen. Nun besitzen die meisten Sedativa in der zur Schlaferzeugung notwendigen Dosis deutliche Nebenwirkungen hämodynamischer und vor allem respiratorischer Art.

Benzoctamin, ein Tranquillizer, der chemisch mit anderen Sedativa nicht verwandt ist, sondern von der Struktur her eher den trizyklischen Antidepressiva ähnelt, ohne allerdings deren Wirkung oder gar Nebenwirkungen zu besitzen, wird in der Literatur vor allem auf Grund tierexperimenteller Untersuchungen eher als atemanaleptisch beurteilt [1], wenngleich im letzten Jahr erstmals auch mitgeteilt wurde, daß eine Atemdepression vorkommen könne [2].

Methodik

Folgende Patientengruppen wurden zur Überprüfung der Nebenwirkungen von Benzoctamin auf Hämodynamik und Atmung gebildet:
- an 10 Patientinnen mit gynäkologischen Laparotomien, die eine Kombinationsanaesthesie aus Intubationsnarkose und epiduraler Opiatanalgesie erhalten hatten, wurde nach Aufklärung in üblicher Technik die Hämodynamik des großen und kleinen Kreislaufs überprüft,
- weitere 20 Patienten mit koronarchirurgischen Eingriffen wurden in der Phase des totalen Bypasses zur Prüfung des Medikamentes in seiner Wirkung auf den Gefäßtonus herangezogen,
- 10 Patientinnen, die sich einer vaginalen Hysterektomie in Periduralanaesthesie unterzogen, wurden bezüglich einer evtl. Beeinflussung der Atmung untersucht.

Ergebnisse

Die zentralnervöse Wirkung von Benzoctamin läßt sich folgendermaßen charakterisieren:
Nach einer intravenösen Injektion von 0,5 mg/kg KG schläft der Patient in der Regel nach
10 min ein und schläft dann durchschnittlich 2–4 h, wobei er jederzeit auf Anruf erweckbar
ist und örtlich und zeitlich voll orientiert bleibt. Auf Befragen beurteilen die Patienten den
Schlaf als angenehm.

Relevante hämodynamische Nebenwirkungen nach der Injektion von Benzoctamin
konnten weder im großen Kreislauf (Abb. 1) noch im kleinen Kreislauf (Abb. 2) gesehen
werden.

Unter den Bedingungen des totalen Bypasses zeigt sich, daß Benzoctamin, gemessen an
der Volumenänderung im Oxygenator, sicher kein venöses Pooling verursacht, sondern im
Vergleich zur Kontrollgruppe eher zu einer diskreten Tonisierung des Venensystems führt.
Die Unterschiede im arteriellen System sind sehr viel weniger ausgeprägt und nicht relevant
(Abb. 3).

Bei der Überprüfung der Atmungsbeeinflussung ergibt sich, daß es, gemessen am $p_a CO_2$-
Wert, zu keiner Zeit nach Applikation von Benzoctamin in der oben angegebenen Dosis zu
einer Hypoventilation kommt. Ebenso kommt es zu keiner relevanten Veränderungen beim
Wert für das arterielle pO_2; zwar fällt dieser Wert binnen 15 min nach Applikation des Medikamentes um 10 mmHg ab, jedoch ist dieser Abfall nicht relevant und möglicherweise mit
dem Beginn des Schlafens zu korrelieren (Abb. 4).

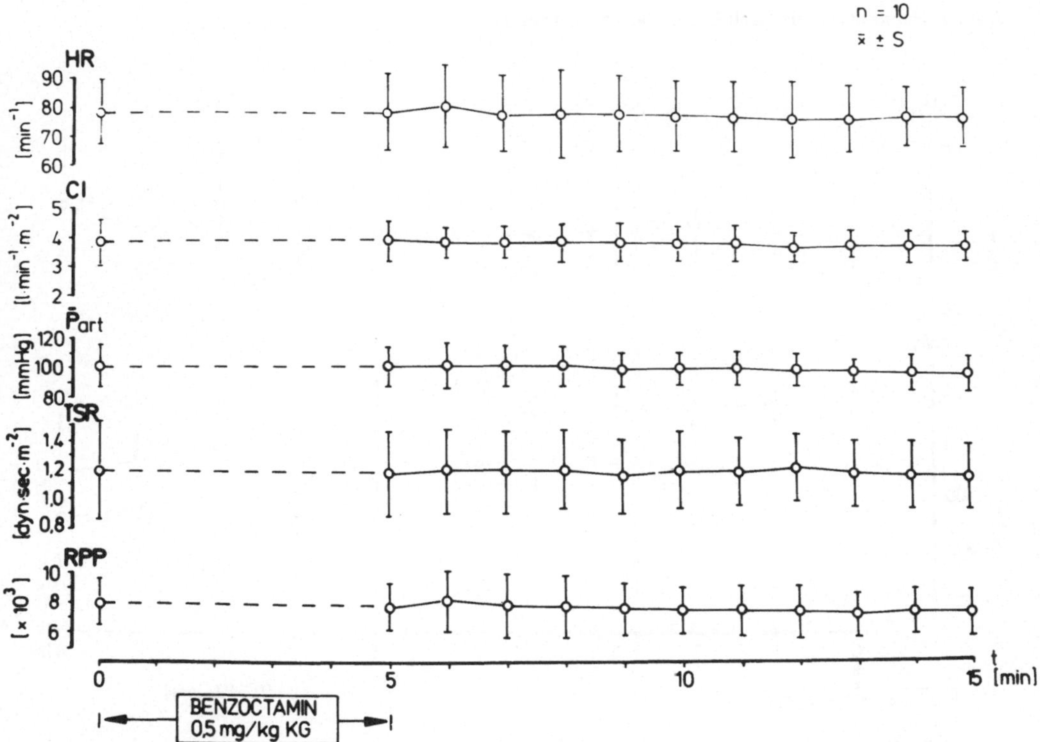

Abb. 1. Haemodynamik nach Benzoctamin-Infusion I

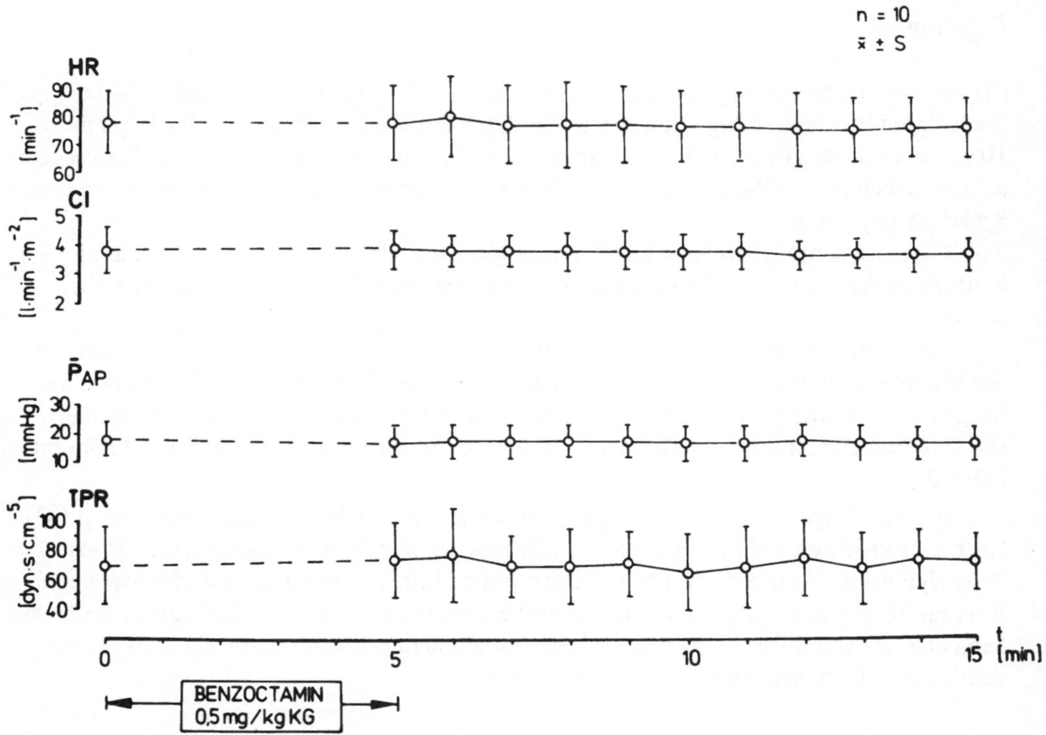

Abb. 2. Haemodynamik nach Benzoctamin-Infusion II

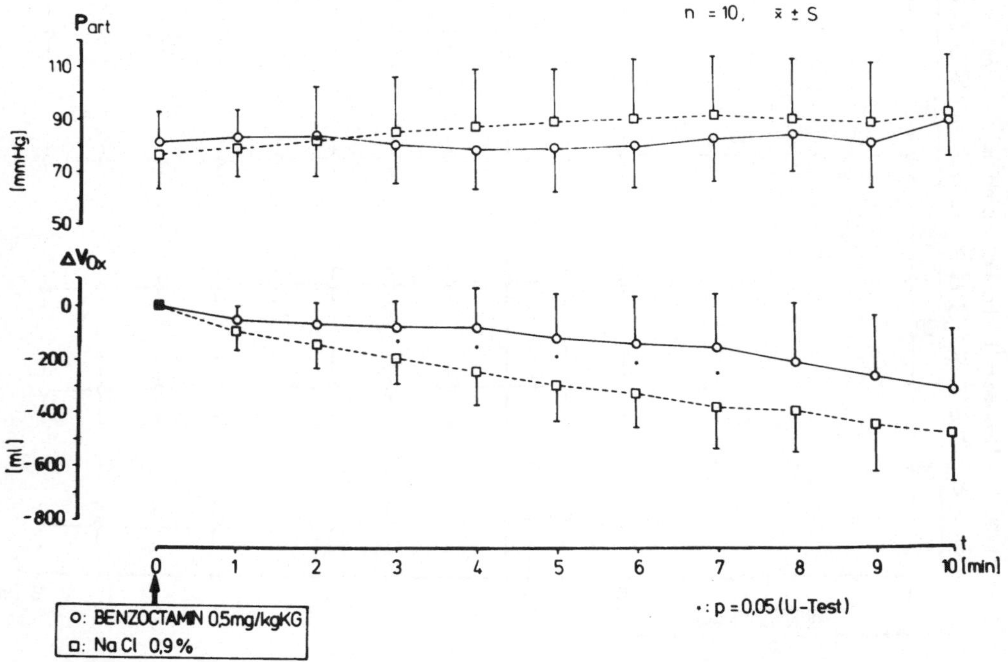

Abb. 3. Benzoctamin am totalen Bypass

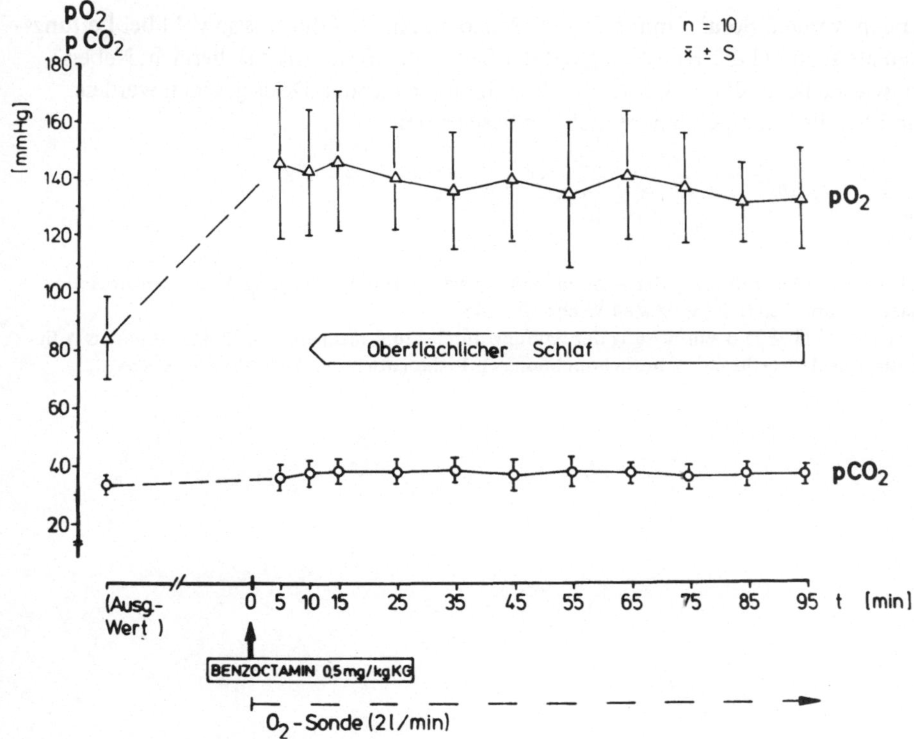

Abb. 4. Atmung nach Benzoctamin

Diskussion

Faßt man die Ergebnisse unserer Untersuchung zusammen, ergibt sich folgendes Bild:
1. Benzoctamin erzeugt in höherer Dosierung (0,5 mg/kg KG) einen oberflächlichen Schlaf.
2. Benzoctamin ist auch in höherer Dosierung weitgehend kreislaufneutral.
3. Benzoctamin hat keinen wesentlichen Einfluß auf die Atmung.

Über den Rahmen der Anwendung zur Sedierung von Patienten während Leitungsanaesthesien hinaus, empfehlen unsere Befunde den Wirkstoff auch zur Anwendung in der Intensivmedizin. So verwenden wir das Medikament in unserer Klinik z.B. zur Sedierung vor einer Extubation oder zur milden Sedierung von Patienten in der Weaning-Phase; hier allerdings in geringerer Dosierung.

Zusammenfassung

Es wird über die Wirkung einer hypnotischen Dosis von Benzoctamin (0,5 mg/kg KG) berichtet. Ca. 10 min nach Injektion des Medikaments schläft der Patient ein, der Schlaf dauert 2–4 h. Während des Schlafes ist der Patient jederzeit auf Anruf erweckbar. Nebenwirkungen konnten durch hämodynamische Untersuchungen weder im großen noch im kleinen Kreislauf beobachtet werden. Eine relevante Beeinflussung der Atmung konnte

nicht gefunden werden. Somit empfiehlt sich Benzoctamin als Adjuvans sowohl bei Leitungsanaesthesien als auch bei der Notwendigkeit der Sedation z.B. im Intensivbereich; Nebenwirkungen, wie sie bei anderen Sedativa in der schlaferzeugenden Dosis gesehen werden
können, sind bei diesem Medikament nicht zu beobachten.

Literatur

1. Stepanek J (1973) Beeinflussung der Atmung und der arteriellen O_2-Sättigung durch Benzoctamin
   oder Diazepam am Hund. Schweiz Med Wschr 103:145
2. Tolksdorf W et al (1980) Beeinflussung der Atmung durch Flunitrazepam und Benzoctamin als Adjuvantien zur Spinalanaesthesie bei bronchopulmonalen Risikopatienten. Anaesthesist 29:434

Etidocain zur Periduralanaesthesie – Klinisch-experimentelle Untersuchungen zum Einfluß von Vasokonstriktoren auf die sensible und motorische Blockade*

T. Koch, K. Mathieu und E. Lanz

Etidocain wird übereinstimmend als langwirkendes Lokalanaesthetikum mit kurzer Latenzzeit und intensiver motorischer Blockade beurteilt [1, 7, 10]. Über seine analgetische Wirksamkeit sowie den Effekt von Vasokonstriktoren bestehen hingegen kontroverse Auffassungen [2–4, 9]. Aus diesem Grund wurde der Einfluß der Vasokonstriktoren Adrenalin und Ornipressin auf die Blockadewirkung von Etidocain 1,5% untersucht [6, 8].

Methodik

In einer randomisierten Doppelblindstudie wurden die 3 Lösungen Etidocain 1,5% ohne Vasokonstriktor, Etidocain 1,5% + Adrenalin (1:200 000) und Etidocain 1,5% + Ornipressin (1 IE/10 ml) jeweils 10 orthopädischen Patienten epidural verabreicht. Die Prämedikation war leicht (Promethazin 25 mg, Pethidin 50 mg). Die Periduralanaesthesie wurde am sitzenden Patienten in Höhe von L3/L4 mit der Widerstandsverlustmethode angelegt. Der Katheter blieb 2,5 cm im Epiduralraum. Die Testdosis betrug 4 ml und die Initialdosis 16–26 ml, je nach Alter, Körpergröße und Gewicht. 2 min nach Applikation der Initialdosis nahmen die Patienten die Horizontallage ein. Die sensible und motorische Blockade wurden in 5minütigen Abständen über einen Zeitraum von 45 min getestet.
1. Die *sensible Blockade* wurde mittels Elektrostimulation der Haut durch Wechselstrom konstanter Stromstärke (Rechteckimpulse, 20 Hz, 2,5 A) geprüft (Abb. 1). Dabei unterschieden die Patienten zwischen Schmerz, Kribbeln oder Ziehen und vollständig aufgehobener Empfindung.
2. Die *motorische Blockade* wurde nach dem Bromage-Schema beurteilt. Außerdem wurde sie mit einem Dynamometer gemessen (Abb. 2). Dieses erfaßte die maximale Kraftentfaltung des m. triceps surae bei isometrischer Plantarflexion des Fußes. Dazu diente folgende Meßanordnung: Ein mechano-elektrischer Wandler erzeugte eine der Kraftentfaltung proportionale Spannung; diese wurde in kp geeicht, digital angezeigt und von einem Schreiber registriert.
3. Die *intraoperative Analgesie* wurde anhand der zusätzlich erforderlichen und analgetischen Supplementierung als vollständige oder unvollständige Schmerzfreiheit beurteilt.

---

* Die Ergebnisse dieser Arbeit wurden in den Dissertationen von T. Koch und K. Mathieu erarbeitet

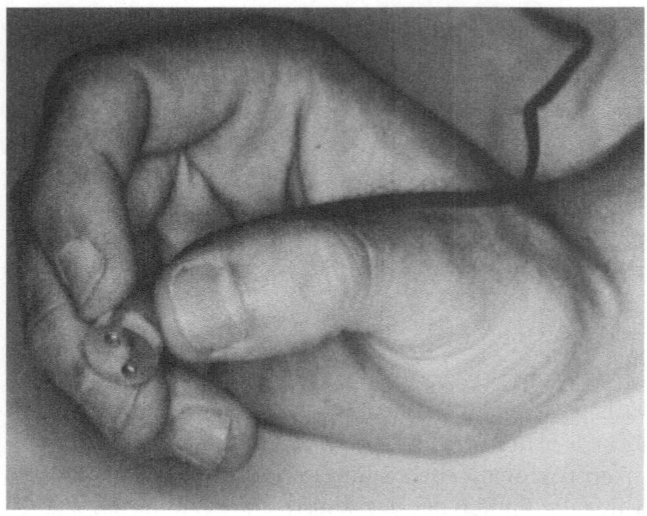

Abb. 1. Elektrostimulator zur Prüfung der Schmerzempfindung

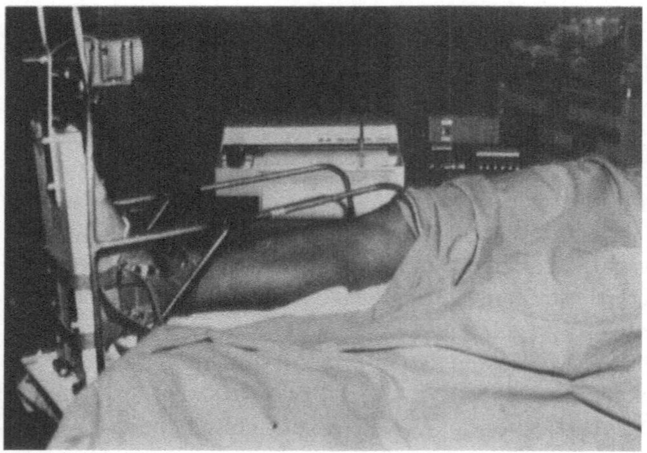

Abb. 2. Versuchsanordnung für die dynamometrische Messung: Fixation des Fußes, Kraft-Spannungs-wandler, Digitalvoltmeter, Linearschreiber

Ergebnisse

Die 3 Patientengruppen waren hinsichtlich Alter, Körpergröße, Körpergewicht, Operations-gebiet und Dosierung des Lokalanaesthetikums vergleichbar.

1. Sensible Blockade

Bei allen 3 Lösungen begann die Anaesthesie in L1/L2 und breitete sich von dort nach kranial und kaudal aus (Abb. 3). Von Anfang an war die Ausbreitung der Anaesthesie für

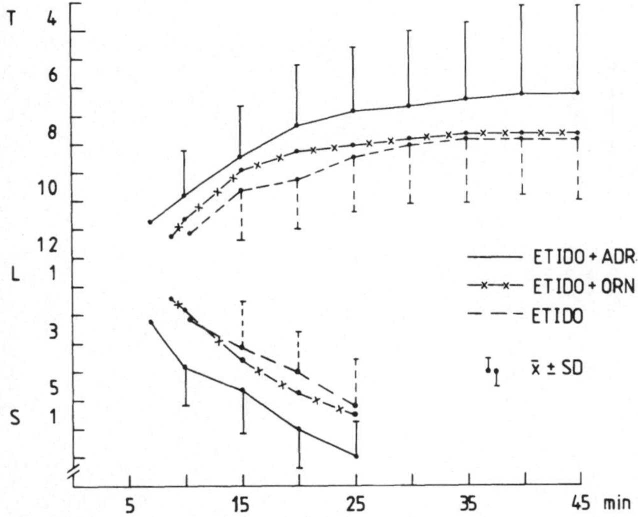

Abb. 3. Kraniale und kaudale Anaesthesiegrenzen

die adrenalinhaltige Lösung ausgedehnter als für die beiden anderen Lösungen. Die kraniale
Grenze der Anaesthesie lag nach 45 min für die Lösung mit Adrenalin durchschnittlich um
1 Segment höher als für die Lösungen mit Ornipressin und ohne Vasokonstriktor.

Die einzelnen Segmente, insbesondere die Problemsegmente L5/S1, waren nach Vasokonstriktorenzusatz häufiger sensibel blockiert als ohne Vasokonstriktorenzusatz (Abb. 4).

Die durchschnittliche Ausbreitungsgeschwindigkeit der Anaesthesie bei Adrenalinzusatz war bis zur 5. min größer als bei Zusatz von Ornipressin und ohne Vasokonstriktor
(Abb. 5). Nach 45 min waren mehr Segmente mit der adrenalinhaltigen Lösung blockiert
als mit den beiden anderen Lösungen.

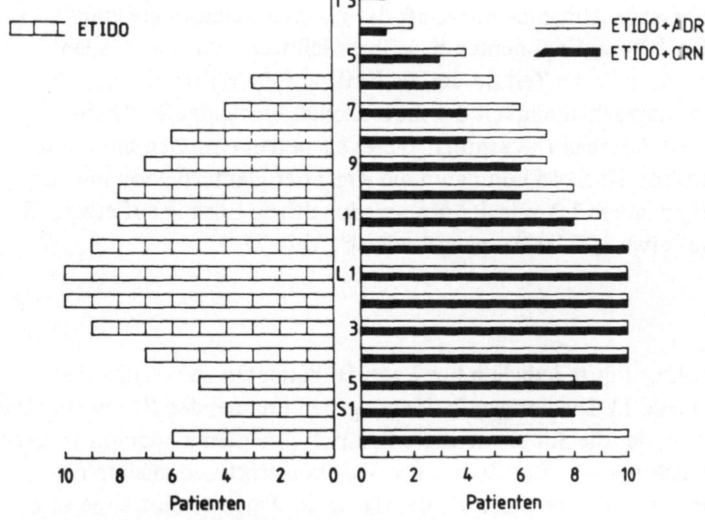

Abb. 4. Anaesthesiehäufigkeit in den einzelnen Segmenten

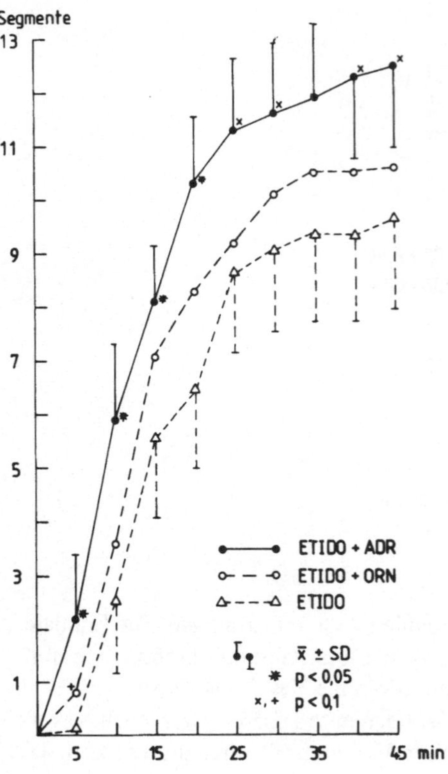

Abb. 5. Ausbreitungsgeschwindigkeit der Anaesthesie

2. Motorische Blockade

Die Untersuchung nach dem Bromage-Schema ergab, daß die Lösung mit Adrenalin zu jedem
Zeitpunkt eine intensivere motorische Blockade erzeugte als die Lösungen mit Ornipressin
und ohne Vasokonstriktor (Abb. 6).

Die dynamometrisch gemessene Abnahme der Kraft der Plantarflexion folgte einer
e-Funktion, deren Verlauf durch ihren Exponenten bzw. ihre Halbwertszeit beschrieben
wird (Abb. 7). Die Halbwertszeit, d.h. die Zeit, in der die Kraft auf die Hälfte abfällt, wird
so zum Maß für die Entwicklungsgeschwindigkeit der motorischen Blockade. Die Halbwertszeit war in der Gruppe mit Adrenalin wesentlich kürzer als in den Gruppen mit Ornipressin und ohne Vasokonstriktor. Nach 45 min nahm die Kraft der Plantarflexion mit der
adrenalinhaltigen Lösung auf annähernd 0, mit der ornipressinhaltigen Lösung auf etwa 1/5
und ohne Vasokonstriktor auf etwa 1/3 der Ausgangskraft ab (Abb. 7).

3. Intraoperative Analgesie

Die Lösung ohne Vasokonstriktor führte lediglich bei 2 von 10 Patienten zu vollständiger
intraoperativer Analgesie (Tabelle 1). Die übrigen Patienten gaben brennenden Schmerz beim
Hautschnitt bzw. am Periost an, der die Supplementierung durch Analgetika oder ein anderes
Lokalanaesthetikum erforderlich machte. Der Zusatz von Vasokonstriktoren machte die
intraoperative Analgesie zuverlässiger. Hier war etwa die Hälfte der Patienten intraoperativ
schmerzfrei.

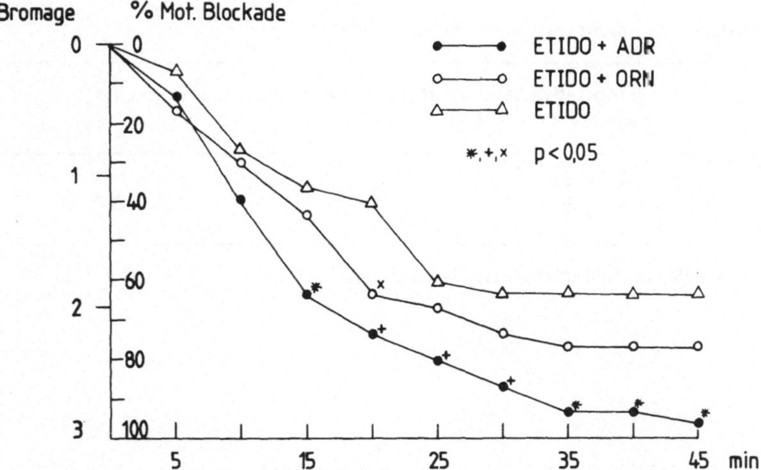

Abb. 6. Entwicklung der motorischen Blockade nach dem Bromage-Schema (Mittelwerte)

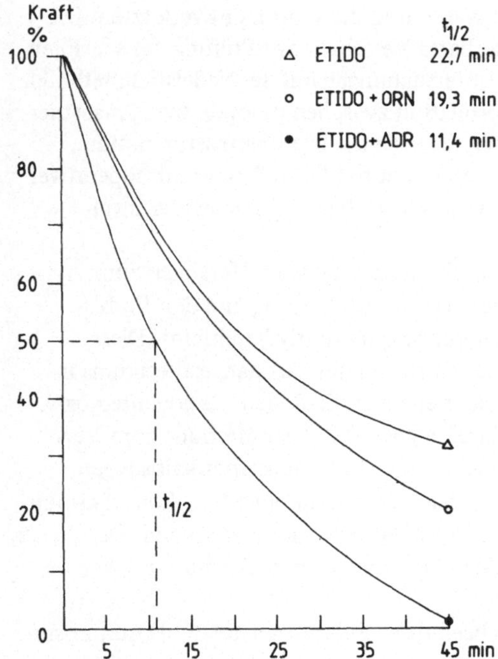

Abb. 7. Entwicklung der motorischen Blockade nach dynamometrischen Messungen, Halbwertszeiten

Tabelle 1. Intraoperative Analgesie

	Intraoperative Analgesie	
	vollständig	unvollständig
Etidocain	2	8
Etidocain + Ornipressin	5	5
Etidocain + Adrenalin	6	4

Tabelle 2. Intraoperative Analgesie und präoperative sensible Blockade

Intraoperative Analgesie	Präoperative Sensibilität (Anzahl anaesthetischer Segmente zwischen L1 und L2)
zufriedenstellend (n = 13)	6,9 ± 0,3[a]
unzureichend (n = 17)	5,2 ± 1,6

[a] $p < 0,05$ zwischen zufriedenstellender und unzureichender Analgesie

Diskussion

1. Die vorliegende Untersuchung wurde mit zwei *methodischen Verbesserungen* durchgeführt:

a) Der Schmerz wurde mittels standardisierter elektrischer Reize ausgelöst, die im Gegensatz zur Nadelstichmethode immer konstant waren und die Haut nicht verletzten. Die *Elektrostimulation* erwies sich als reproduzierbares Verfahren zur Prüfung der sensiblen Blockade. Im Vergleich zu vorangegangenen Untersuchungen mit der Nadelstichmethode ergab diese Technik eine deutlich höhere Korrelation zwischen präoperativer Anaesthesie und dem intraoperativen Anaesthesieerfolg (Tabelle 2): Die Elektrostimulation zeigte bereits präoperativ, daß bei den Patienten mit zufriedenstellender intraoperativer Analgesie signifikant mehr Segmente blockiert waren als bei unzureichender intraoperativer Analgesie.

b) Die *Dynamometrie* mißt die Kraftabnahme direkt in kp. Sie ist im Vergleich zum Bromage-Schema eine präzisere Meßmethode, die die Entwicklung und den Endzustand der motorischen Blockade einer Muskelgruppe quantitativ beschreibt. Diese folgt in Übereinstimmung mit dem Prinzip der Diffusion des Lokalanaesthetikums in den Nerven einer e-Funktion und kann mit einer einzigen Zahl, dem Exponenten bzw. der Halbwertszeit, beschrieben werden. Dadurch eignet sich diese Methode zum Vergleich der motorischen Blockadewirkung verschiedener Lokalanaesthetikalösungen.

2. Die *sensible Blockade* der Problemsegmente war nach Etidocain ohne Vasokonstriktorenzusatz bei der präoperativen Prüfung durch Elektrostimulation nicht ausreichend. Der Zusatz der beiden Vasokonstriktoren brachte eine beschleunigte und größere Ausbreitung der Ananesthesie.

3. Die *motorische Blockade* aller 3 Lösungen war beeindruckend. Adrenalin- und Ornipressinzusatz beschleunigten und intensivierten die Abnahme der Kraft. Mit Etidocain 1,5% + Adrenalin ließ sich bei fast allen Patienten eine totale motorische Blockade der unteren Extremität erzielen.

4. Um so überraschender war die *mangelhafte Analgesie* zu Beginn der Operationen an den unteren Extremitäten. Vasokonstriktoren brachten wohl eine Verbesserung der Analgesie, die aber nur bei etwa der Hälfte der Patienten ausreichend war. Nachinjektionen von Etidocain brachten keine Besserung [5], allerdings Nachinjektion von Bupivacain oder Mepivacain. Auch die primäre Mischung von Bupivacain und Etidocain im Verhältnis 1:1 brachte keine zufriedenstellende Analgesie [5]. In der Literatur wird die intraoperative Analgesie nach Etidocain zum Teil ebenfalls als nicht ausreichend beurteilt [2, 4].

5. Adrenalin 1:200 000 verbesserte die sensible und motorische Blockade von Etidocain wirksamer als Ornipression 1 IE/10 ml.

6. Aufgrund der oft mangelhaften intraoperativen Analgesie kann Etidocain 1,5% ohne und mit Vasokonstriktorenzusatz für die Analgesie bei Operationen der unteren Extremität nicht empfohlen werden. Allerdings hat sich Etidocain sehr bewährt, um bei bereits bestehender Analgesie, z.B. nach Bupivacain, die motorische Blockade zu verstärken.

Literatur

1. Bridenbaugh PO, Tucker GT, Moore DC, Bridenbaugh LD, Thompson GE (1973) Etidocaine: clinical evaluation for intercostal nerve block and lumbar epidural block. Anesth Analg 52:407–413
2. Bromage PR (1978) Epidural analgesia. Saunders, Philadelphia London Toronto, pp 311–314
3. Buckley FP, Littlewood DG, Covino BG, Scott DB (1978) Effects of adrenaline and the concentration of solution on extradural block with etidocaine. Br J Anaesth 50:171–175
4. Datta S, Corke BG, Alper MH, Brown WU, Ostheimer GW, Weiss IB (1980) Epidural anesthesia for cesarean section: a comparison of bupivacaine, chloroprocaine, and etidocaine. Anesthesiology 52:48–51
5. Hafner U (1982) Etidocain 1,5% zur Periduralanaesthesie. Diss Mainz
6. Koch T (1982) Periduralanaesthesie mit Etidocain – Klinisch-experimentelle Untersuchungen zum Einfluß von Vasokonstriktoren auf sensible und vegetative Blockade. Diss Mainz
7. Lund PC, Cwik JC, Gannon RT (1974) Etidocaine (Duranest): in a clinical and laboratory evaluation. Acta anaesthesiol scand 18:176–188
8. Mathieu K (1982) Periduralanaesthesie mit Etidocain – Klinische und dynamometrische Messungen zur motorischen Blockade mit und ohne Vasokonstriktorenzusatz. Diss Mainz
9. Niesel HC, Münch I (1975) Experience with etidocaine and bupivacaine in epidural analgesia. Acta anaesthesiol scand (Suppl.) 60:60–63
10. Nolte H (1977) Die Beurteilung der langwirkenden Lokalanaesthetika Bupivacain und Etidocain in der klinischen Anwendung. Anaesthesist 26:547–548

Zur Kontrolle der Aldosteronausschüttung unter Periduralanaesthesie

L. Ponz, F. Carrascosa, R. Pérez-Reiner, J. M. Bermúdez de Castro und J. L. Arroyo

Problemstellung

Primär wird die Aldosteronausschüttung durch das Renin-Angiotensin-System, ACTH (Adrenokortikotropes Hormon) und die Änderungen der Natrium- und Kaliumwerte gesteuert.

Trotz Meinungen verschiedener Autoren [1, 2], für die das Renin-Angiotensin-System die wichtigste Rolle bei der Aldosteronausschüttung in der Klinik spielt, kann weiter über den chirurgischen Streß diskutiert werden: So geben Oyama et al. [3] dem ACTH die Rolle als wichtigsten stimulierenden Faktor der Aldosteronausschüttung, während Pérez-Reiner et al. [4] doch die Achse Renin-Angiotensin als Hauptstimulationsfaktor vorschlagen. Ziele unserer Arbeit sind einerseits die Analyse der Modifizierungen der Aldosteronausschüttung während einer Periduralanaesthesie, andererseits die Aufklärung der verschiedenen mitwirkenden Faktoren.

Material und Methodik

Die Studie wurde an 20 Patienten im Alter von 56 bis 75 Jahren aus unserem Krankengut durchgeführt. Patienten mit Stoffwechselstörungen, Nierenstörungen und/oder Leberkranke wurden ausgeschlossen. Bei allen diesen Patienten wurde eine TEP (Totalendoprothese) der Hüfte eingesetzt.

Die Periduralanaesthesie wurde mittels einer Tuohy-Nadel 17G am sitzenden Patienten, in der Mittellinie, in Höhe L_4-L_5 oder L_3-L_4 eingeführt. Die Lage des Periduralraumes wurde durch die Methode des Stempel-Verfahrens (Kochsalzspritze) bestimmt. Als Anaesthetikum benutzten wir die bewährte Mischung aus Bupivacain 0,5% und Etidocain 1% im Verhältnis 1 : 2. Die gesamte Dosis erreichte durchschnittlich ca. 22 ml.

Es wurde ein Periduralkatheter mit Mandrin eingeführt und bis zum Ende der Operation dort gelassen. Vor der Punktion bekam jeder Patient 10 bis 12 ml/kg KG NaCl-Lösung intravenös infundiert (insgesamt bis Ende der Intervention: 20−25 ml/kg KG). Als Prämedikation erhielt jeder Patient 0,15 mg/kg KG Diazepam und 0,007 mg/kg KG Atropinsulfat intramuskulär, 30 bis 40 min vor Anaesthesiebeginn. Nach Kontrolle der Vollständigkeit des Periduralblocks im Vorraum benutzten wir als Sedierung Flunitrazepam (0,02 mg/kg KG), intravenös nicht unter 60 s gespritzt. Um einen richtigen intraoperativen Komfort zu gewährleisten, wurden nach Bedarf (Osteotomie, Hammerschläge) 2 bis 4 mg Etomidate mehrmals nachgespritzt. Folgende klinische Parameter wurden überwacht: Blutdruck, Herzfrequenz, EKG-Monitoring, Zentralvenendruck (ZVD).

Blutproben

Es wurden basal 20 min nach Periduralanaesthesie, danach 30, 60 und 90 min nach Operationsbeginn und 8, 24 h nach Operationsende jeweils 20 ml Blut entnommen.

Untersucht wurden: Plasma-Renin-Aktivität (PRA) Aldosteron (PA), Adrenokortikotropes Hormon (ACTH), Wachstumshormone (GH), Cortisol, Cl^-, Na^+, K^+, Creatinin, Harnstoff-N und Osmolalität. Die letzten sechs Parameter wurden auch im Urin vor Einleitung (basal) und nach Operationsende (final) festgestellt.

Zur Bestimmung der PRA, PA, ACTH, GH bedienten wir uns des Radioimmunoassay (RIA). Der Cortisolspiegel wurde durch die fluorimetrische Methode und RIA bestimmt (RIA-Werte um 16% niedriger). Die Variationskoeffizienten von PRA, ACTH, PA und GH waren jeweils 8%, 9,5%, 12% und 10%. Aus Urin- und Blutwerten wurden die prozentuale Na^+-Clearance (CNa%), K^+-Clearance (CK%), Wasser-Glomerulum-Resorption (TcH$_2$O%) und Creatinin-Clearance ($C_{creat\ \%}$) errechnet.

Ergebnisse

Die Mittelwerte von PRA (Abb. 1) während der Kontrolle vor dem Eingriff waren signifikant hoch (P < 0,05), gekoppelt mit einer Senkung des Blutdrucks um durchschnittlich 12%.

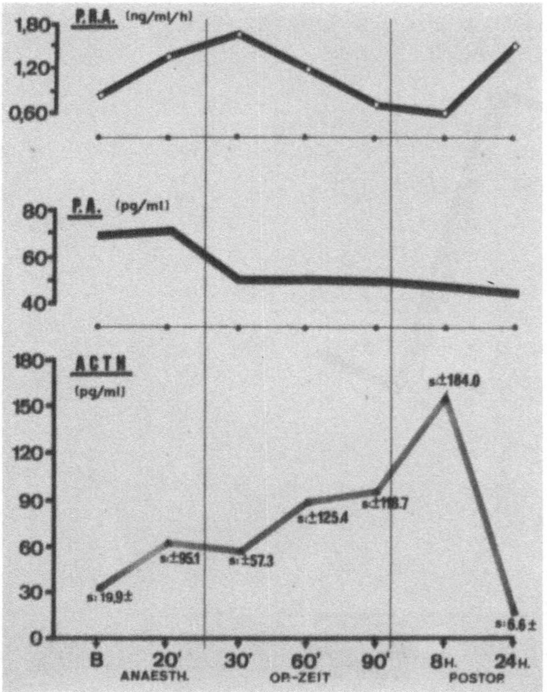

Abb. 1. Mittelwerte des Aldosterons (P.A.), des Renins (P.R.A.) und des ACTH während der Untersuchung

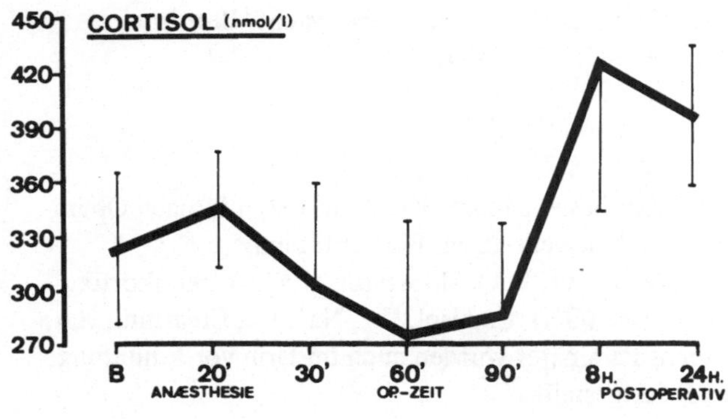

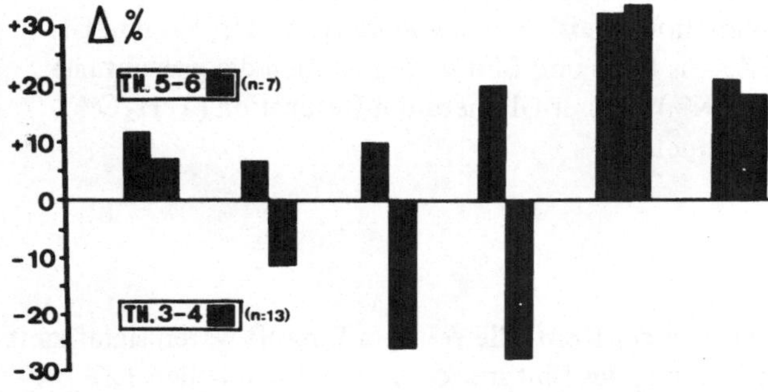

Abb. 2. Cortisolwerte. Die Säulen links stellen die Mittelwerte der Cortisolinkremente (Prozent) bei Niveau Th. 5–6 dar. Die Säulen rechts bei Niveau Th. 3–4

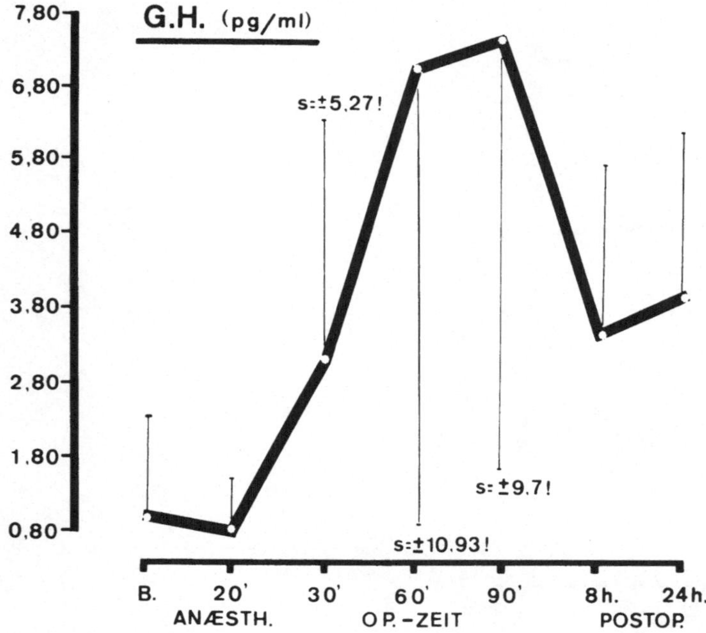

Abb. 3. Mittelwerte des Wachstumshormons (G.H.)

Tabelle 1. Endokrinologische Untersuchungen unter Periduralanaesthesie (die letzten zwei Angaben zeigen die Inkremente von Cortisol jeweils nach Höhe der Blockade)

n = 20		B	20 min	30 min	60 min	90 min	8 h	24 h
P.R.A. (ng/ml/h)	$\bar{x}$	0,83	1,35	1,76	1,19	0,71	0,62	1,5
(Plasma renin activity)	s	0,5	1,1	0,6	1,8	0,5	0,45	1,4
Aldosteron	$\bar{x}$	69,0	70,6	49,9	49,5	49,8	46,8	43,3
(P.A.) (pg/ml)	s	41,1	50,0	27,4	27,3	32,2	25,4	23,1
Cortisol	$\bar{x}$	321,6	345,3	307,8	279,6	286,9	423,5	381
(n mol/l)	s	91,6	87,8	121,0	125,0	119,5	151,9	103,2
A.C.T.H.	$\bar{x}$	32,3	62,1	56,6	87,6	98,2	161,8	14,6
(pg/ml)	s	19,9	95,1	57,3	125,4	118,7	184,02	6,6
Wachstumshormone	$\bar{x}$	1,17	0,82	2,95	6,79	7,4	3,4	3,9
(G.H.) (ng/ml)	s	1,36	0,34	5,27	10,93	9,7	3,2	3,2
Δ Cortisol (%) T5−T6 (n = 7)		(100)	+12%	+7%	+10%	+20%	+31%	+21%
Δ Cortisol (%) T3−T4 (n = 13)		(100)	+5%	−11%	−26%	−28%	+32%	+17%

Danach wurden PRA-Werte gemessen, die nur leicht höher waren als die basalen. Die PA-Werte waren während des Eingriffes mit 0,80 pg/ml nicht signifikant höher.

Die Cortisolwerte (Abb. 2) wurden intraoperativ progressiv niedriger gefunden. Die tiefsten Werte wurden gemessen bei Patienten, in denen Periduralblocks über Th-5 (von S-5) erreicht wurden. Die Mittelwerte der 20 Fälle waren ab der 90. Minute nach dem Operationsbeginn 10,4 μg% (= 286,9 nmol/l) (P < 0,01).

Die Werte von ACTH (Abb. 1) und GH (Abb. 3) stiegen über 100% gegenüber den Basal-Werten, während der 60. und 90. Minute intraoperativer Kontrolle. In ca. 50% der Fälle fanden wir einen kurzfristigen Anstieg von ACTH und GH (Tabelle 1).

Diskussion und Schlußfolgerung

Diese Ergebnisse zeigen deutlich, daß die Periduralanaesthesie bei Hüftoperationen die Blockade des Nebennierensystems verursachen kann, und zwar in retikulärer und glomerulärer Zone.

Die Erklärung dieser Tatsache liegt — unserer Meinung nach — an der Blockade der efferenten und afferenten Nervenbahnen, wie schon von mehreren Autoren [5−7] gezeigt wurde. Dies dürfte die einzige Möglichkeit sein, denn die PA- und Cortisolwerte (Mittelwerte) bleiben gegenüber sehr hohen Werten von ACTH unverändert.

Wir fanden jedoch Erhöhung der Cortisolwerte (retikuläre Zone), eindeutig aber „verzögert" gegenüber „Spikes" von ACTH. Zusätzlich ergaben unsere Studien sehr gedämpfte oder gar keine Anzeichen einer Aldosteronausschüttung. All dies läßt uns annehmen, wie schon Tuck [8], Freeman und Davis [2] mitteilten, daß die Na^+-Überladung einerseits und die Blockade der vegetativen afferenten Nervenbahnen andererseits die Ursachen der

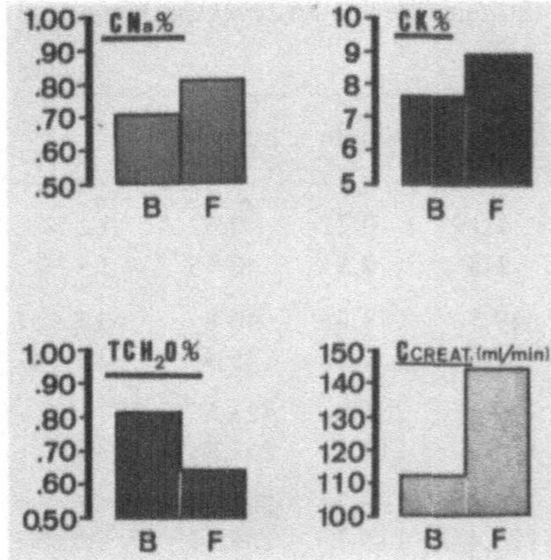

Abb. 4. Nierenfunktion (B = basal, F = final s. Text)

Tabelle 2. Analyse der Nierenfunktion unter Periduralanaesthesie (B = basal, F = final)

$n = 20$		B	F
CNa%	$\bar{x}$	0,70	0,80
	s	0,39	0,45
CK%	$\bar{x}$	7,6	8,9
	s	4,2	2,5
TcH_2O%	$\bar{x}$	0,81	0,64
	s	0,32	0,24
CH_2O%	$\bar{x}$	0,63	0,74
	s	0,32	0,35
C_{creat} ml/min	$\bar{x}$	111,17	143,7
	s	45	57
SNa^+ (mmol/l)	$\bar{x}$	140,2	141,3
	s	2,3	3,7
SK^+ (mmol/l)	$\bar{x}$	3,74	3,76
	s	0,35	0,38

Dämpfung in der Reaktion der glomerulären Zone gegenüber starken „Spikes" von ACTH sein sollten.

Im Gegenteil nehmen wir an, daß die starke, doch vorübergehende Hyperaktivität der Hypophyse, gesehen in 50% unserer Patienten, nur an einer adrenergen Stimulierung [9] des Hypothalamus durch nozizeptive Impulse liegen kann. Vor allem vegetative und nozizeptive Impulse bei Hammerschlägen, Desartikulation, Sägen usw., die trotz theoretischer Blockade durch die Lokalanaesthesie am Rückenmark in Richtung Nukleus Raphii (Hypothalamus, retikuläres System, Hypophyse), je nach individueller Verfassung, ansteigen dürften.

Wir meinen nach unseren Ergebnissen, daß die Hypotension und Blutung nicht als Ursache der hypophysären Stimulation gegeben sind. Wir beobachten eine Zunahme des PRA, die nicht mit einer Vermehrung des Aldosterons verbunden ist. Das Gegenteil beobachteten wir bei der allgemeinen Narkose.

Die Zunahme des Glomerulumfiltrates (GF) (Abb. 4), der fraktionierten Natrium-Clearance und außerdem die Abnahme der prozentualen Wasser-Glomerulum-Resorption ($TcH_2O\%$) möchten wir als Beweis einer leichten Modifizierung der Achse Renin-Angiotensin betrachten (Tabelle 2).

Literatur

1. Reid JA, Ganong WF (1977) Control of aldosterone secretion. In: Genst J, Koiw E, Kuchel O (eds) Hypertension. McGraw-Hill, New York, p 265
2. Freeman RH, Davis JO (1977) Control of renin secretion and metabolism. In: Genst J, Koiw E, Kuchel O (eds) Hypertension. McGraw-Hill, New York, p 210
3. Oyama T, Kaniguchi K, Ishihara H, Matsuki A, Maeda A, Murakawa T, Kudo K (1979) Effects on enflurane anaesthesia and surgery on endocrine function in man. Br J Anaesth 51:141
4. Pérez-Reiner R (1979) Tesis doctoral. Universidad de Navarra
5. Brandt MR, Ølgaard K, Kehlet H (1979) Epidural analgesia inhibits the renin and aldosterone response to surgery. Acta Anaesth Scand 23:267
6. Engquist A, Brandt MR, Fernandes A, Kehlet H (1977) The blocking effect of epidural analgesia on the adrenocortical and hyperglycemic responses to surgery. Acta Anaesth Scand 21:330
7. Lush D, Thorpe JN, Richardson DJ, Bowen DJ (1972) The effect of epidural analgesia on the adrenocortical response to surgery. Br J Anaesth 44:1169
8. Tuck ML, Dluhy RG, Williams GH (1974) A specific role for saline or the sodium ion on the regulation of renin and aldosterone secretion. J Clin Invest 53:988
9. Müller EE (1973) Growth hormone and the regulation of metabolism. In: McCann SM (ed) Endocrine physiology, Butterworths London, p 141

Zur Frage der Aktivität des Renin-Angiotensin-Systems vor, während und nach gefäßchirurgischen Eingriffen im aorto-iliaco-femoralen Bereich unter Periduralanaesthesie

G. Hack, K. Glänzer, R. Dickmann, H. J. Kramer und D. Reismann

Das Renin-Angiotensin-Aldosteron-System (RAAS) ist in hohem Maße an der Regulation von Blutdruck und Blutvolumen, zusammen mit dem sympathikoadrenalen System, beteiligt. Hierbei sind beide Regelkreise durch nervale wie humorale Rückkoppelungsmechanismen miteinander verbunden [2]. Aus zahlreichen Untersuchungen geht hervor, daß die Plasma-Renin-Aktivität unter verschiedenen Anaesthesieverfahren sowie im Rahmen eines durch den operativen Eingriff induzierten Streß-Syndroms mehr oder weniger stark vermehrt ist. Diese Aktivitätssteigerung kann erfolgen über eine Erhöhung der sympathikoadrenergen Reaktionslage, eine Stimulation intrarenaler Barorezeptoren bei erniedrigtem renalen Perfusionsdruck oder über den Macula-Densa-Mechanismus, sofern relevante Erniedrigungen der Serum-Natrium- und Kalium-Spiegel vorliegen. Den stärksten Stimulus für die Aldosteron-Freisetzung aus der Nebennierenrinde stellt das unter Vermittlung von Renin gebildete Angiotensin II dar, während ACTH in erster Linie für die zirkadiane Rhythmik der Plasma-Aldosterone-(PA)-Spiegel verantwortlich zu sein scheint.

Für die normotensive kontinuierliche Periduralanaesthesie (PDA) konnten wir in früheren Untersuchungen nachweisen, daß die Renin-Angiotensin-Achse auch bei zusätzlichem operativen Trauma sowohl intra- wie postoperativ nicht aktiviert wird [1]. Wir stellten uns nun die Frage, inwieweit diese Befunde auch für Kranke mit arterieller Verschlußkrankheit (AVK), für die ein gefäßchirurgischer Eingriff in aorto-iliaco-femoralen Bereich erforderlich war, bestätigt werden können. Zu Vergleichszwecken wurden fünf Kranke mit Varicosis im Bereich der unteren Extremitäten herangezogen, bei denen eine Varizenoperation nach Babcock durchgeführt werden sollte. Pathologische Veränderungen im arteriellen Gefäßsystem oder eine Hypertonie lagen hier nicht vor.

Unter Stimulationsbedingungen bei aktiver Orthostase wiesen die Patienten mit arterieller Verschlußkrankheit (Abb. 1) zwei Tage vor dem Eingriff eine außerhalb der oberen Normbereichsgrenze liegende PRA auf, während der entsprechende Mittelwert für die Varizenpatienten erwartungsgemäß zwar auch gegenüber dem Ruhewert erhöht war, aber 3 ng/ml/3 h nicht überstieg. Am Operationstag zeigten sich für die AVK-Gruppe PRA-Spiegel, welche sowohl unter ausschließlicher PDA wie bei zusätzlichem Operationstrauma und während der ersten drei postoperativen Stunden noch im Bereich der oberen Normgrenze lagen. Am ersten und dritten postoperativen Tag war die PRA nur minimal, am sechsten postoperativen Tag dagegen mit 5,3 ng/ml/3 h deutlich erhöht. Für die Varizenpatienten ließen sich Plasma-Renin-Spiegel ermitteln, die prä- und intraoperativ nur unwesentlich, postoperativ während der ersten drei Stunden deutlich gegenüber der AVK-Gruppe erniedrigt waren. Am ersten und dritten postoperativen Tag lagen die Mittelwerte hier ebenfalls im Normbereich.

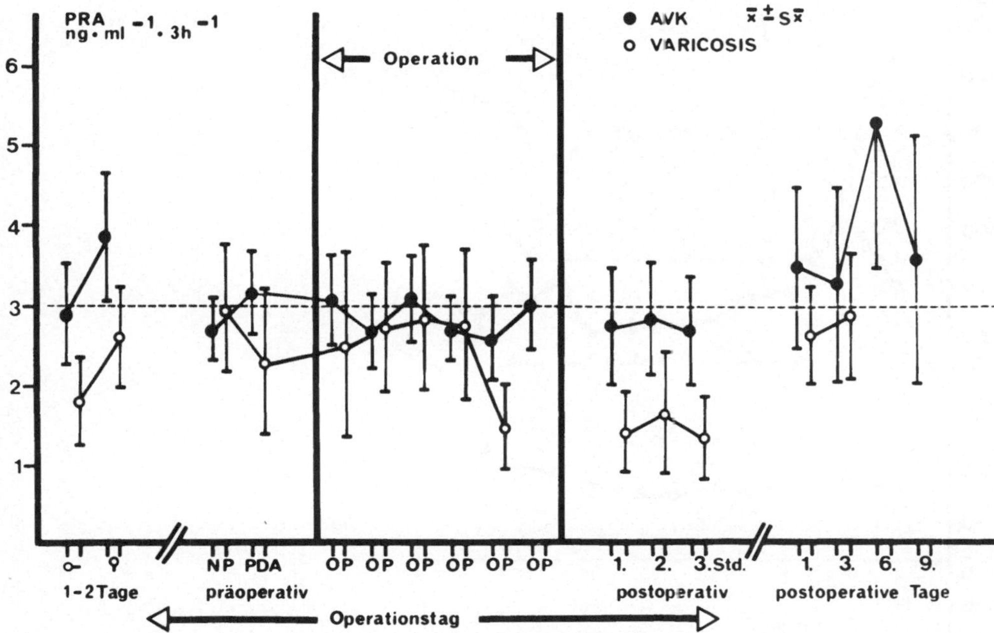

Abb. 1. Prä-, intra- und postoperative Mittelwerte für die Plasma-Renin-Aktivität (PRA) bei Patienten mit arterieller Verschlußkrankheit (AVK) und Varicosis

Aus unseren Befunden geht hervor, daß die normotensive, kontinuierliche PDA auch bei Patienten mit AVK eine durch das Operationstrauma induzierte Aktivitätssteigerung der Renin-Angiotensin-Achse zu verhindern vermag. Hiervon unberührt bleiben allerdings präexistente Abnormitäten der Renin-Freisetzung, wie sie insbesondere bei diesem Krankengut, das zu einem hohen Prozentsatz eine renovaskuläre oder essentielle Hypertonie aufweist, gehäuft anzutreffen sind. Nach Untersuchungen von Laragh et al. [3] kann man bei der essentiellen Hypertonie Patienten mit erniedrigter, normaler und erhöhter PRA unterscheiden, wobei in erster Linie bei der zuletzt genannten Untergruppe dem Renin eine zentrale Bedeutung als Kausalfaktor für die Hypertonie zukommt. Vetter et al. [4] wiesen nach, daß der prozentuale Anteil von Hypertonikern mit hoher PRA mit zunehmendem Alter abnimmt. Während er bei den 20- bis 29jährigen um 25% liegt, macht er bei den über 60jährigen weniger als 5% aus.

Auf Abb. 2 sind einige Befunde eines 57 Jahre alten Patienten mit essentieller Hypertonie zusammengefaßt, der sich wegen AVK im Stadium II b nach Fontaine dem Eingriff eines femoropoplitealen Goretex-Bypass unterziehen mußte. Gleichzeitig bestand ein seit sechs Jahren manifester Diabetes mellitus, der mit einem oralen Antidiabetikum gut eingestellt war. Wegen der Hypertonie hatte der Patient bis zwei Tage vor dem Eingriff einen Beta-Blocker (Metipranolol) erhalten. Vor Durchführung der PDA wiesen wir bei diesem Patienten eine auf das 5fache gegenüber der Norm erhöhte PRA nach, welche auch unter — wie aus dem Blutdruck- und Pulsfrequenz-Verhalten hervorgeht — effizienter PDA unbeeinflußt blieb. Die PA-Spiegel waren dagegen nicht erhöht und auch das PC blieb intraoperativ aufgrund einer Blockierung der Streßafferenzen zum Hypothalamus durch die PDA im Normbereich.

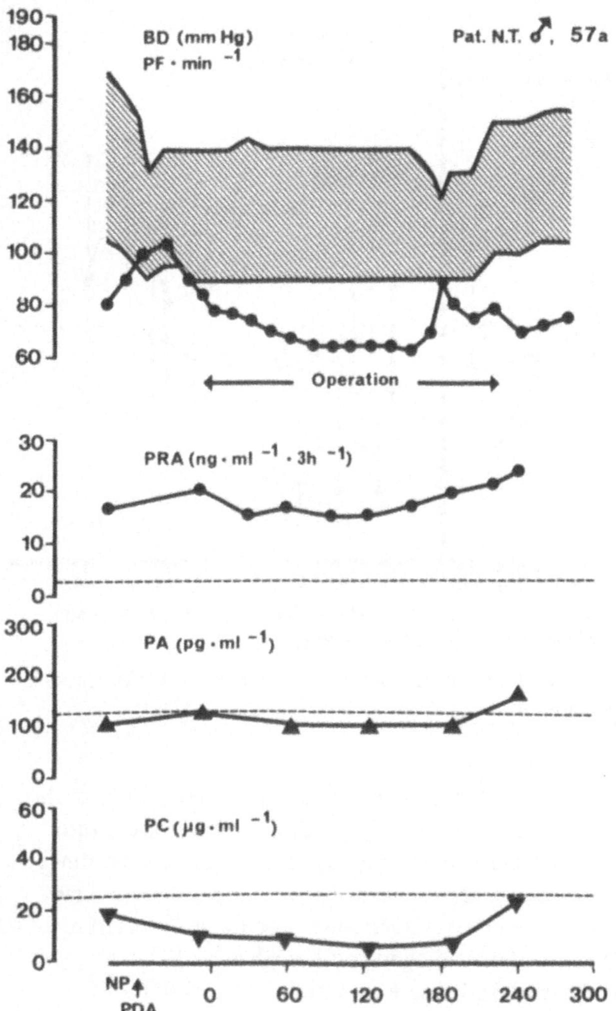

Abb. 2. Intraoperatives Verhalten von Blutdruck (BD), Pulsfrequenz (PF), Plasma-Renin-Aktivität (PRA), Plasma-Aldosteron (PA) und Plasma-Cortisol (PC) bei einem Patienten mit femoropoplitealem Goretex-Bypass in kontinuierlicher Periduralanaesthesie

Aus einer weiteren Kasuistik (Abb. 3) mit ähnlicher Anamnese, wobei hier ein aorto-femoraler Y-Bypass nicht in PDA, sondern unter Enfluran-N_2O-Anaesthesie durchgeführt wurde, ist zu entnehmen, daß sich zu dem erhöhten Ausgangswert der PRA intraoperativ ein streßbedingter weiterer Anstieg hinzuaddiert. Im Gegensatz zur PDA ist das PC ebenfalls intraoperativ deutlich erhöht.

Zusammenfassend kann festgestellt werden, daß die normotensive, kontinuierliche PDA auch bei Kranken mit AVK durch das Operationstrauma bedingte Zunahmen der PRA verhindert, daß aber andererseits — wie zu erwarten war — präexistente, im Rahmen der essentiellen Hypertonie, erhöhte Renin-Aktivitäten unbeeinflußt bleiben. In diesem Zusammenhang wird in der Zukunft dem klinischen Einsatz von Converting-Enzym-Inhibitoren

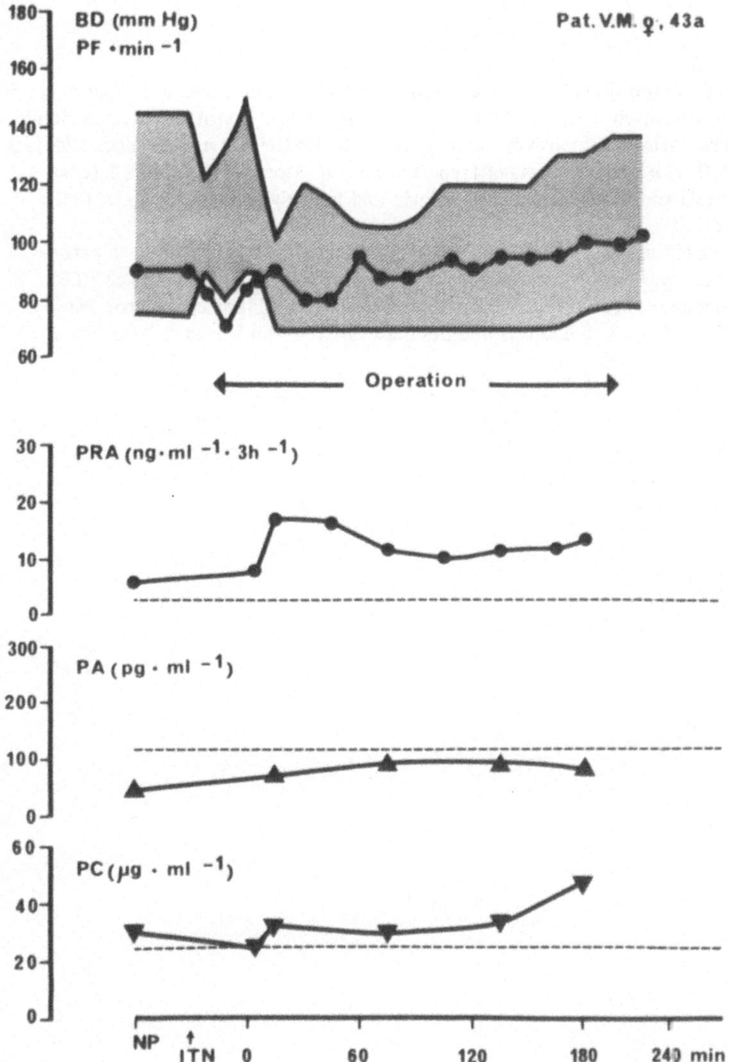

Abb. 3. Verhalten der gleichen Parameter wie bei dem auf Abb. 2 dargestellten Fall bei einem Patienten mit aortofemoralem Y-Bypass in Enflurane-N₂ O-Anaesthesie

wie Captopril und Angiotensin II-Antagonisten, wie dem Saralasin, zunehmende Bedeutung zukommen, sofern man unerwünschte Auswirkungen des RAAS im postoperativen Verlauf, wie z.B. den sekundären Hyperaldosteronismus oder die Rebound-Hypertonie, vermeiden will.

Literatur

1. Hack G, Marx M, Witassek F, Vetter H (1980) Zum Einfluß von Periduralanaesthesie und Operation auf
   das Renin-Angiotensin-Aldosteron-System. In: Wüst HJ, Zindler M (Hrsg) Neue Aspekte in der Regionalanaesthesie 1. Anaesthesiologie und Intensivmedizin. Springer, Berlin Heidelberg New York 124:119
2. Krück F, Stumpe KO (1980) Hormonal Aspects of Hypertension. In: Stoeckel H, Oyama T (eds)
   Endocrinology in Anaesthesia and Surgery. Anaesthesiologie und Intensivmedizin. Springer, Berlin
   Heidelberg New York 132:131
3. Laragh JH, Baer L, Brunner HR et al. (1972) Renin, angiotensin and aldosterone system in patho-
   genesis and management of hypertensive vascular disease. American Journal of Medicine 652:633
4. Vetter H, Alasso I, Appenheimer M et al (1976) Plasmareninaktivität und Plasmaaldosteron bei
   essentieller Hypertonie: Einfluß des Lebensalters und des diastolischen Blutdrucks. Schweiz med
   Wschr 106:1729

Verhalten von Hämodynamik und Stoffwechselgrößen bei der hyperthermen Zytostatika-Perfusion der unteren Extremität unter Neurolept- und kombinierter Periduralanaesthesie

E. Kluge, S. Reinacher, W. Rieder, K. Aigner, P. Hild und G. Hempelmann

Die hypertherme Zytostatika-Perfusion der Extremität ist eine adjuvante Therapiemethode vorwiegend beim malignen Melanom. Dabei wird die vom Körperkreislauf isolierte Extremität nach Kanülieren der art. und ven. femoralis (bzw. axillaris) bei einer Temperatur von 40 °C bis 41 °C mit Zytostatika perfundiert in einer Dosierung, die acht- bis zehnfach über der systemisch anwendbaren liegt. Für die Effektivität der Methode entscheidend ist eine möglichst optimale kapilläre Durchblutung während der Perfusionszeit. Es wird untersucht, welchen Einfluß die beiden Narkoseverfahren auf hämodynamische und Stoffwechselgrößen haben und ob Veränderungen in der Extremität durch die verschiedenen Narkoseverfahren mit den klinischen Meßmethoden erfaßbar sind.

Methode

Wir überblicken inzwischen 128 Patienten, die wegen eines Melanoms der Extremität (Level III–V nach Clark) einer Zytostatika-Perfusion unterzogen wurden. Für die vorliegende Untersuchung wurden zwei Gruppen von je 10 Patienten gebildet. In der ersten Gruppe wurden die Patienten nach Einleitung mit Thiopental in Neuroleptanalgesie anaesthesiert mit Fentanyl (mittlere Dosis 1,8 mg) und Dehydrobenzperidol (mittlere Dosis 15 mg) unter Lachgas-Sauerstoff-Beatmung und Relaxation mit Pancuroniumbromid (mittlere Dosis 18 mg). In der zweiten Gruppe wurde vor Einleitung der Narkose ein Peridural-Katheter bei L 3/4 gelegt, über den die Analgesie mit Bupivacain (mittlere Dosis 100 mg) erreicht wurde. Zur Einleitung wurden 1,5 mg Flunitrazepam und 0,1–0,2 mg Fentanyl gegeben. Die mittlere Pancuronium-Dosis betrug 8 mg; es wurden nur noch einmal im Mittel 1 mg Flunitrazepam nachgegeben. In beiden Gruppen betrug die mittlere Anaesthesiedauer 280 min; es wurden im Mittel 2790 ml kristalline, 960 ml kolloidale Lösungen und 420 ml Blut verabfolgt. In beiden Gruppen wurden systemisch Herzfrequenz, arterieller Blutdruck, Pulmonalarteriendruck, rechtsatrialer und pulmonalkapillärer Druck, Herzzeitvolumen, Blutgase, Blutzucker, Laktat und Hämatokrit gemessen. Alle weiteren hämodynamischen Parameter wurden aus diesen Werten errechnet. In der isolierten Extremität wurden arterielle und venöse Blutgase, transkutaner pO_2, arterieller Mitteldruck in der art. dors. ped. sowie das Laktat gemessen. Die Werte wurden aus dem Gesamtkreislauf zweimal vor Perfusionsbeginn, während der Perfusion alle 15 min (hier auch zugleich mit den Werten aus der Extremität) und danach alle 15 min bis zum Ende der Operation gemessen.

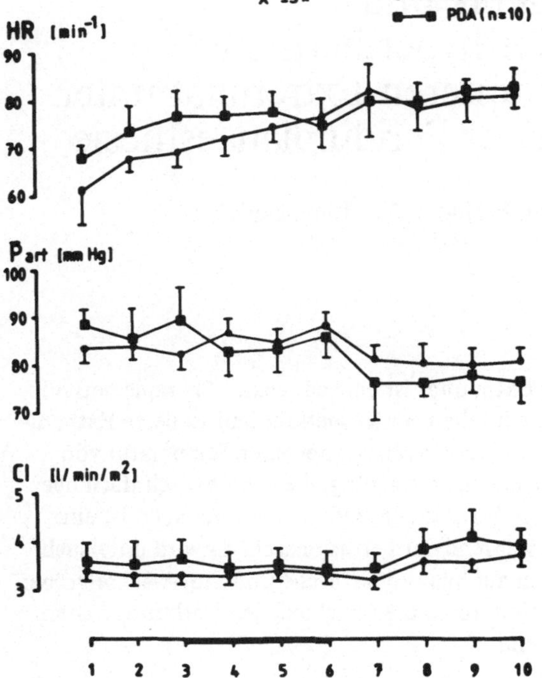

Abb. 1. Herzfrequenz, mittlerer arterieller Druck und Herzindex

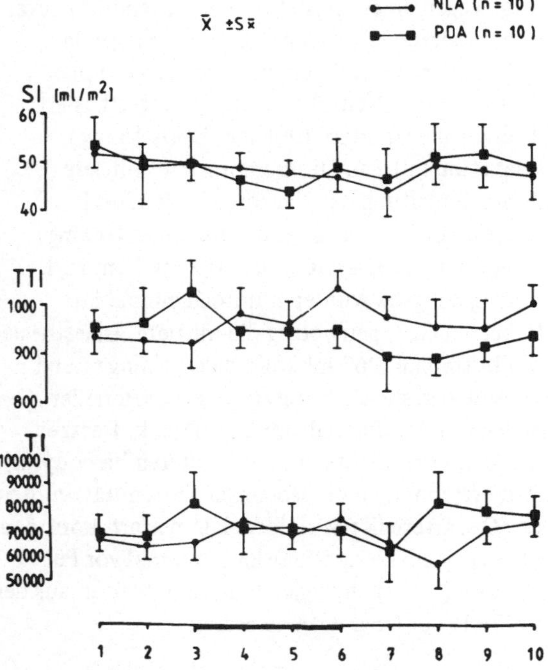

Abb. 2. Schlagindex, Tension-Time- and Triple-Index

Ergebnisse

In beiden Gruppen zeigt sich ein leichter Anstieg der Herzfrequenz um 15 Schläge, besonders nach dem Ende der Perfusion. Der arterielle Mitteldruck fällt im gleichen Zeitpunkt um 10 mmHg ab, während der Herzindex sich nicht verändert. Zwischen beiden Anaesthesieverfahren zeigen sich keinerlei Unterschiede (Abb. 1). Dasselbe gilt für den Schlagindex sowie den Tension-time- und Triple-Index als Parameter für den myokardialen Sauerstoffverbrauch. Alle Meßgrößen bleiben vor, während und nach Perfusion weitgehend konstant (Abb. 2).

Der mittlere Druck in der art. pulmonalis steigt nach dem Ende der Perfusion (ab Meßpunkt 7) um 4 mmHg an, etwas weniger ausgeprägt ebenfalls zentraler Venendruck und pulmonal-kapillärer Druck (Abb. 3).

Die Schlagarbeit des rechten Ventrikels steigt im gleichen Zeitpunkt in beiden Gruppen an, wozu die Zunahme des totalen pulmonalen Widerstandes korreliert. Die Schlagarbeit des linken Ventrikels bleibt im wesentlichen gleich, während der systemische Gefäßwiderstand leicht abnimmt (Abb. 4). Während der Zeit der Perfusion selbst (Punkt 3–7) sind alle hämodynamischen Parameter konstant; ein Einfluß der hochdosierten Zytostatika auf die Hämodynamik läßt sich nicht nachweisen.

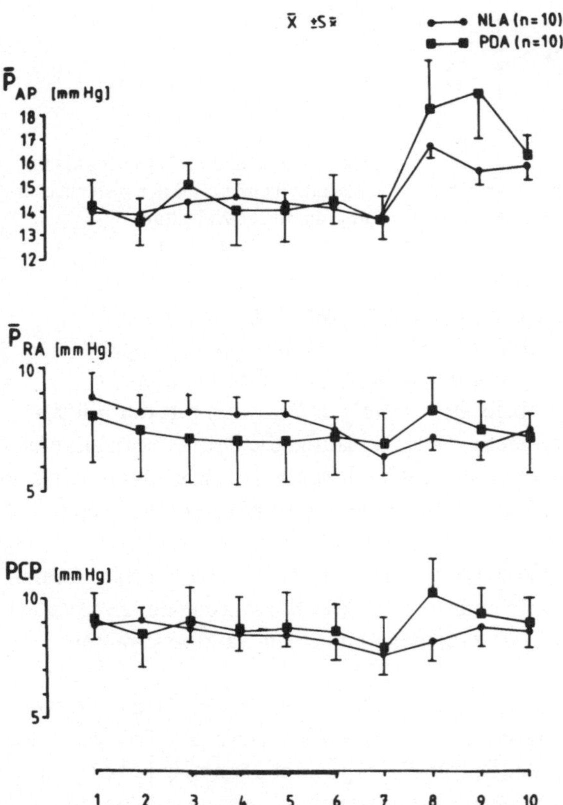

Abb. 3. Pulmonalarterien-, zentralvenöser- und pulmonaler Kapillardruck

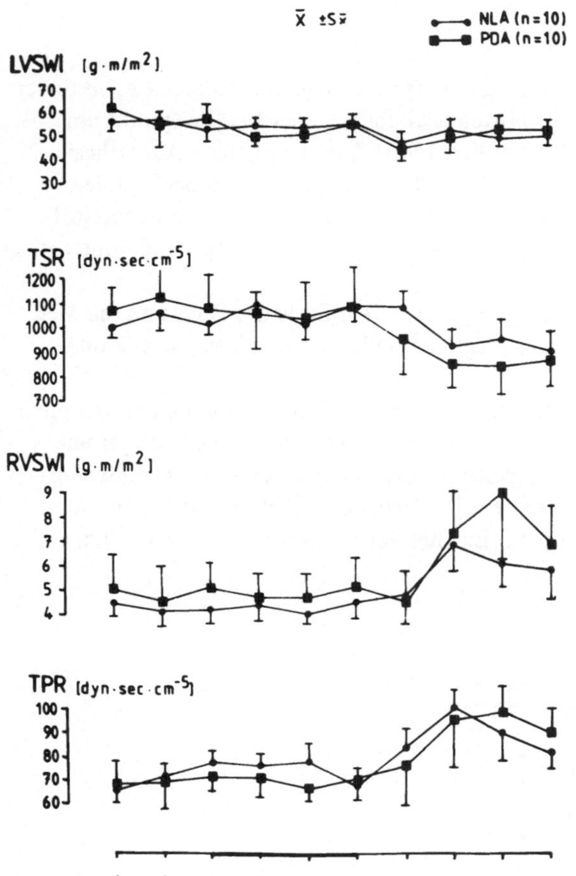

Abb. 4. Links- und rechtsventrikulärer Schlagarbeitsindex; totaler systemischer und pulmonaler Widerstand

Die einzigen, wenn auch sehr geringen Veränderungen zeigen sich nach dem Auswaschen, Auffüllen und Rekanalisieren der Extremität. Hier kommt es zu einer mäßigen Volumenbelastung des venösen Systems mit folgendem Anstieg der Drücke im kleinen Kreislauf und Mehrarbeit des rechten Ventrikels. Nach erfolgter Umverteilung der Flüssigkeitsvolumina ist die Überflutung des venösen Systems rückläufig, die Drücke normalisieren sich wieder und es resultiert am Ende sogar ein geringes Volumendefizit, wie aus erniedrigtem arteriellen Mitteldruck, angestiegener Herzfrequenz und abgesunkenem zentralen Venendruck ersichtlich ist.

In der isolierten Extremität sind die metabolischen Verhältnisse relativ konstant; es besteht eine leichte metabolische Azidose, wohl aufgrund direkter Einwirkung der Zytostatika unter Hyperthermiebedingungen. Unterschiede zwischen den beiden Narkoseverfahren zeigen sich nicht (Abb. 5).

Der Laktatspiegel steigt jedoch in beiden Gruppen nicht an; der Mitteldruck in der art. dors. ped. ist stark abhängig von der Flowrate des extrakorporalen Kreislaufs. Der transkutan gemessene Sauerstoff-Partialdruck liegt in der Peridural-Gruppe um 25 mmHg höher als in der Neuroleptgruppe; dieser Wert ist aber wegen der starken druckabhängigen Schwankungen nicht aussagekräftig und nicht signifikant (Abb. 6).

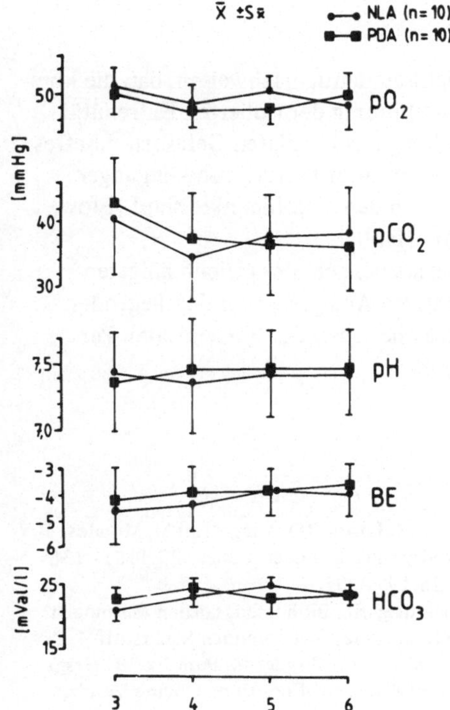

Abb. 5. Venöse Blutgase in der isolierten Extremität während der Perfusion

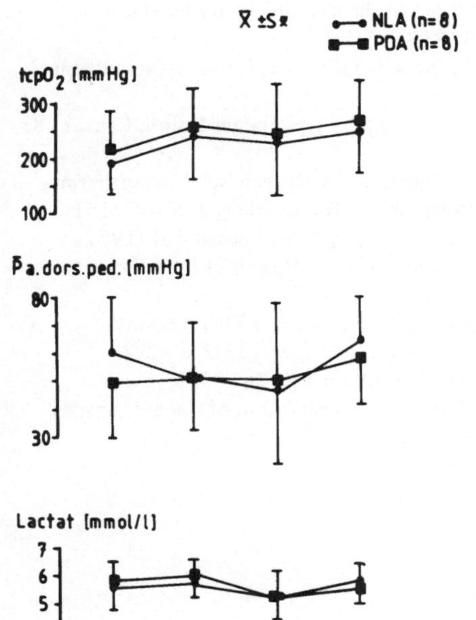

Abb. 6. Transkutaner Sauerstoffpartialdruck, Laktatspiegel und arterieller Druck in der Extremität während der Perfusion

Zusammenfassung

Es läßt sich mit den vorliegenden Untersuchungen nicht eindeutig nachweisen, daß die kombinierte Periduralanaesthesie eine bessere Kapillardurchblutung der isolierten Extremität zur Folge hat. Die mit Sicherheit vorhandene Weitstellung des kapillären Gefäßstrombettes durch die Sympathikusblockade der Periduralanalgesie ist unter Perfusionsbedingungen wegen der viel stärkeren und wechselnden Einflüsse durch den Maschinenkreislauf (Flow, venöse Drosselung, Hyperthermie, CO_2-Zufuhr) nicht erfaßbar.

Wegen der im übrigen stark reduzierten Anaesthetikamengen, des gleichmäßigeren Anaesthesieverlaufes und der problemlosen postoperativen Analgesie über den liegenden periduralen Katheter ist die kombinierte Periduralanaesthesie bei der Extremitäten-Perfusion nach unserer Überzeugung die Methode der Wahl.

Literatur

 1. Cavaliere R, Ciocatto EC, Giovanella BC, Heidelberger Ch, Johnson RO, Margottini M, Mondovi B, Moricca G, Rossi-Fanelli A (1967) Selective heat sensitivity in cancer cells. Cancer 20:1351–1381
 2. Colomb FM (1972) Perfusion of melanoma. Oncology 26:197–205
 3. Hempelmann G, Müller H (Hrsg) (1981) Peridurale Opiatanalgesie. Bibliomed, Gießen Melsungen
 4. Hempelmann G, Stossek K (1976) Möglichkeiten und Grenzen der fortlaufenden Sauerstoffpartialdruckmessung im Blut (paO_2) sowie transkutan ($tcpO_2$). In: Zindler M, Purschke R (Hrsg) Neue kontinuierliche Methoden zur Überwachung der Herz-Kreislauf-Funktion. Thieme-Verlag, Stuttgart, S 43–51
 5. Illig L (1976) Moderne kombinierte Melanom-Therapie. Aktuelle Dermatologie 2:1–26
 6. Illig L, Aigner K (1980) Therapie des malignen Melanoms unter besonderer Berücksichtigung der isolierten Extremitätenperfusion. Deutsches Ärzteblatt 77:2911–2925
 7. Krementz ET, Ryan RF (1972) Chemotherapy of melanoma of the extremities by perfusion: Fourteen years clinical experience. Ann J Surg 175:900–917
 8. Müller H, Börner U, Stoyanov M, Hempelmann G (1980) Intraoperative peridurale Opiatanalgesie. Anaesthesist 12:656
 9. Rochlin DB, Smart RC (1965) Treatment of malignant melanoma by regional perfusion. Cancer 18: 1544–1550
10. Schraffordt-Koops H, Oldhoff J (1981) Überleben und Lokalrezidiv nach regionaler hyperthermer Perfusion. In: Weidner F, Tonak J (Hrsg) Das maligne Melanom der Haut. Erlangen S 145–151
11. Schraffordt-Koops H, Oldhoff J, Van der Ploog E, Vermey A, Eisbergen R, Beekhuis H (1977) Some aspects of the treatment of primary malignant melanoma of the extremities by isolated regional perfusion. Cancer 39:27–33
12. Schraffordt-Koops H, Oldhoff J, Van der Ploog E, Vermey A, Eisbergen R (1977) Regional perfusion for recurrent malignant melanoma of the extremities. Ann J Surg 133:221–224
13. Stehlin JS, Clark RL (1965) Melanoma of the extremities. Ann J Surg 110:366–383
14. Wieberdink J (1978) Physiological considerations regarding isolation perfusion of the extremities. From the Antoni van Leeuwenhoek Hospital, Amsterdam (Eigendruck)

Katheterbedingte Komplikationen der Periduralanaesthesie – Ergebnisse einer Umfrage

J. Ungemach, A. Lorentz und H. Lutz

1949 beschrieb Curbello [2] die kontinuierliche Periduralanaesthesie, durchgeführt mit einem Urethra-Katheter. Die Technik wurde in der Zwischenzeit verbessert: Wir verwenden heute Periduralsets mit dünnen Periduralkathetern, meist aus Polyvinyl.

Komplikationen bei Katheter-Periduralanaesthesie können bei Legen der Peridural-anaesthesie auftreten, aber auch später durch einen liegenden Periduralanaesthesie-Katheter verursacht sein. Anhand einer Umfrage versuchten wir, schwerwiegende, durch den Katheter bedingte Komplikationen der kontinuierlichen Periduralanaesthesie zu erfassen (Abb. 1).

1980 verschickten wir diesen Fragebogen an 622 deutsche Anaesthesieabteilungen und 406 geburtshilflich-gynäkologische Kliniken. Neben den oben aufgeführten Komplikationen, wie Nervenwurzelirritation, Hautabszeß, peridurales Hämatom, Abscheren und Abriß des Katheters fragten wir nach der in den Jahren 1970–1980 jeweils durchgeführten Anaesthesie-zahl, der Zahl der Katheter-Periduralanaesthesien, der Art der Operation, der Höhe der Punk-tionsstelle, dem verwendeten Katheter und der Indikation zur Katheter-Periduralanaesthesie. Die Antworten übertrugen wir auf Lochkarten und werteten sie statistisch aus (Abb. 2).

Folgende schwerwiegende Komplikationen sollen erfaßt werden:*
Nervenwurzelirritation, Hautabszeß, peridurales Hämatom, periduraler Abszeß, Abscheren d. Katheters bei dessen Einführen, Abriß d. Katheters beim Entfernen, sekundäre Duaperfora-tion
Indikation:**   a) postop. Schmerzbekämpfung
                  b) geburtshilfliche Anaesthesie
                  c) langdauernde Operationen mit entspr. Indikation (Urol., Traumatol., Allgemeinchir.)
                  d) medik. Sympathikolyse bei Gefäßerkrankungen
                  e) andere

	Zahl d. Anaesth.	Zahl d. Kath.PDA	Art d. Komplikation*	Art d.Op	Höhe d. Punktions-stelle	verwende-ter Kathet.	Indika-tion** zur Kath.PDA	Bemer-kungen
1970								
⋮								
1980								

Abb. 1. Katheterbedingte Komplikationen bei Periduralanaesthesie

Abteilungen	Anaesthesie	Frauenklinik	Σ
	278	195	473
Statistisch verwertete Angaben	164	48	212
Statistisch nicht verwertbare Angaben	37	36	73
Keine K-PDA durchegführt	77	111	188

Abb. 2

Zahl der erfaßten Anaesthesien	2 521 782
Zahl der K-PDA	135 663
In: Anaesthesie	95 747
In: Frauenklinik	39 916

Abb. 3

Es antworteten 473 Abteilungen: von der Anaesthesie 278 und 195 Frauenkliniken. Von 278 Anaesthesieabteilungen führten 201 Abteilungen die Katheter-Periduralanaesthesie durch, von 195 geburtshilflichen Kliniken waren es 84.

Statistisch ausgewertet wurden die Antworten von 212 Abteilungen: 164 Abteilungen der Anaesthesie und 48 der Frauenkliniken. Statistisch nicht verwertet wurden 73 Antworten, deren Angaben — Anaesthesie 37 und Frauenkliniken 36 — ungenau waren und 188 Antworten von Abteilungen, die zwar Periduralanaesthesie, aber keine Katheter-Periduralanaesthesie durchführten: hier waren es 77 Abteilungen der Anaesthesie und 111 der geburtshilflich-gynäkologischen Abteilungen.

Abb. 3 zeigt die Angaben der Anaesthesieabteilungen über 2,5 Millionen Anaesthesien. Die Anaesthesiezahlen der Frauenkliniken sind dabei nicht berücksichtigt. Die Zahl der ausgewerteten Katheter-Periduralanaesthesien betrug 135 663. Die Anaesthesie-Abteilungen berichteten über 94 000, die Frauenkliniken über 39 000. Die Anzahl der Anaesthesien und der Katheter-Periduralanaesthesien war keine Normalverteilung, sondern eine Kurve mit nach links verschobenem Gipfel, d.h. die Zahl der Abteilungen, die viele Anaesthesien und Katheter-Periduralanaesthesien durchführten, war gering, während viele Abteilungen wenige Anaesthesien und Katheter-Periduralanaesthesien durchführten. Die meisten Angaben über durchgeführte Katheter-Periduralanaesthesien machten Abteilungen mit Anaesthesiezahlen von 2000—4000 pro Jahr.

Abb. 4 gibt den prozentualen Anteil der Katheter-Periduralanaesthesie pro Jahr an. Es fällt auf, daß zwar die Zahl der Angaben, also die Zahl der berichteten Katheter-Periduralanaesthesien zunimmt, der prozentuale Anteil der durchgeführten Katheter-Periduralanaesthesien aber etwa gleichbleibt. Der Anteil beträgt in den Jahren 1971—1973 2%—3%, steigt 1974 und 1975 auf 4,6% an und pendelt sich bei einem Niveau von etwa 4% ein.

Am häufigsten wird von Anaesthesisten die Katheter-Periduralanaesthesie wegen langer Operationsdauer, in der Geburtshilfe und zur postoperativen Analgesie durchgeführt. In der Mehrzahl der Fälle überschneiden sich die Indikationen (Abb. 5).

Prozentualer Anteil der K-PDA an der Anaesthesiezahl pro Jahr (Angaben der Anaesthesie-Abt.)

	%	n
1971	2,87	3
1972	2,38	6
1973	3,10	8
1974	4,64	13
1975	4,62	20
1976	3,29	37
1977	3,66	59
1978	4,23	85
1979	4,02	103
1980	4,23	47

Abb. 4

Indikation zur K-PDA (Anaesthesie)

Lange Operationsdauer	75,4%
Geburtshilfliche Anaesthesie	60,4%
Postoperative Analgesie	42,2%
Sympathikolyse	12,4%
Rippenserienfraktur	1,5%
Malignomschmerzen	1,0%

Abb. 5

Katheterbedingte Komplikationen	n	%
Abscheren des Katheters bei Legen der PDA	27	0,21
Abriß des Katheters bei dessen Entfernen	13	0,10
Duraperforation des Katheters bei Legen der PDA	26	0,19
Sekundäre Duraperforation des Katheters	7	0,05
Knotenbildung des Katheters	3	0,02

Abb. 6

Allein zur geburtshilflichen Anaesthesie wird die Katheter-Periduralanaesthesie in 21,1% der Anaesthesieabteilungen im Jahr durchgeführt.

Abb. 6 zeigt einen Teil der Komplikationen. Insgesamt wurden 134 Komplikationen berichtet. Dies entspricht bei einer Gesamtzahl von 135 000 Katheter-Periduralanaesthesien etwa 1 Promille, also 1 katheterbedingte Komplikation auf 1000 Katheter-Periduralanaesthesien. Ein Abscheren des Katheters bei Legen der Periduralanaesthesie ist recht häufig — erstaunlich oft wurde der Katheter beim Entfernen abgerissen. Primäre Duraperforationen, hervorgerufen durch den Katheter — nicht durch die Nadel — bei Legen der Periduralanaes-

Katheterbedingte Komplikationen	n	%
Intravasale Katheterlage	11	0,08
Wurzelirritation	37	0,27
Subcutaner Abszeß	2	0,01
Periduraler Abszeß	1	0,007
Peridurales Hämatom	2	0,01
Andere Komplikationen	5	0,04

Abb. 7

thesie, wurden 26mal berichtet. Die sekundäre, also spätere Duraperforation des Katheters ist mit 7 Fällen selten. Die Knotenbildung des Katheters sind Einzelfälle.

Abb. 7: Eine intravasale Lage des Katheters wurde 11mal berichtet. Die Wurzelirritation war mit 37 Fällen die am häufigsten berichtete Einzelkomplikation der Katheter-Periduralanaesthesie. Ihre Häufigkeit liegt bei 0,27 Promille. Einzelfälle waren: subkutaner Abszeß, peridurales Hämatom und periduraler Abszeß. Ihre Häufigkeit liegt im Bereich von 0,01 $^o/oo$, also etwa 1 Fall pro 100 000. Komplikationen, wie Abriß, Knotenbildung des Katheters und neurologische Folgen der Periduralanaesthesie wurden im Fragebogen direkt angesprochen und sind in der Klinik leicht erkennbar, so daß uns diese Angaben relativ zuverlässig erscheinen. Fünf andere schwerwiegende Komplikationen wurden berichtet, die sich nicht eindeutig in diese Tabelle einordnen ließen.

Anhand des Rangkorrelationskoeffizienten nach Spearman wurde untersucht, ob diese Komplikationsraten mit der jährlichen Anaesthesiezahl und der Katheter-Periduralanaesthesiezahl korreliert. Es zeigte sich, daß kein Zusammenhang nachweisbar war zwischen der Gesamtkomplikationsrate und der jährlichen Anaesthesie bzw. Katheter-Peridural-anaesthesiezahl.

In Abb. 8 werden die Komplikationen dargestellt, die wir statistisch nicht auswerteten. Kopfschmerzen wurden 31mal angegeben und eine Arachnoiditis 3mal. Hautrötungen und Hämatom an der Einstichstelle kommen sicher häufiger vor, als hier angegeben. Das gleiche gilt für Rückenschmerzen, die ebenso wie Kopfschmerzen schwerlich nur auf einen liegenden Periduralkatheter zurückzuführen sind. Es wurden 3 Fälle leichter Arachnoiditis berichtet, die sich ohne Therapie nach einigen Tagen zurückbildeten.

Katheterbedingte Komplikationen

		Anaesthesie	Frauenklinik
Kopfschmerzen	31	10	21
Arachnoiditis	3	3	—
Hautrötung der Einstichstelle	14	14	—
Hämatom an der Einstichstelle	3	1	2
Rückenschmerzen	3	3	—

Abb. 8

Diskussion

Bonica [1] berichtet 1957 in einem Kollektiv von 3600 Periduralanaesthesien von
0,08% PDA's mit neurologischen Folgen. Hellmann [4] kommt 1965 in der Analyse von
26 000 eigenen Periduralanaesthesien zu dem Schluß, daß die Inzidenz schwerer Komplikationen minimal ist. Er berichtet von insgesamt zwei Paraplegien und einem Anteil von 0,04%
totaler Spinalanaesthesie nach Periduralanaesthesie. In einer Auswertung von 250 Artikeln
gibt Dawkins [3] 1969 die Komplikationen als Folge des Katheters gesondert an: Er berichtet von 18 sekundären Duraperforationen trotz korrekter Nadellage bei 3100 Fällen,
von einer Knotenbildung und einem abgebrochenen Katheter. Die Häufigkeit vorübergehen-
der Nervenschäden gibt er bei 32 000 PDA's mit 0,1%, bleibende Schäden mit 0,02% an.

Unsere eigenen Zahlen geben eine ebenfalls erstaunlich niedrige Komplikationsrate
im Promillebereich an. Im Gegensatz zu einer retro- oder gar prospektiven Studie am eigenen Krankengut beinhaltet unsere Untersuchung verschiedene Unsicherheiten: die ant-
wortenden Abteilungen sind möglicherweise nicht repräsentativ für alle Anaesthesieabteilungen. Die Erfassung und Dokumentation der Komplikationen war in den Abteilungen
sicher unterschiedlich zuverlässig.

Diese uns mitgeteilten Zahlen geben aber die untere Grenze der Häufigkeit schwerwiegender Komplikationen an. Die Aussagen sind wohl um so sicherer, je schwerwiegender
und leichter erkennbar die Komplikationen waren. Wichtig erscheint mir allerdings, daß
der Anteil schwerwiegender Komplikationen sehr niedrig ist. Auch die infektiösen Komplikationen sind extrem selten und werden nur als Einzelfälle berichtet.

Zusammenfassung

Es wurden 622 Anaesthesieabteilungen und 406 Frauenkliniken nach katheterbedingten
Komplikationen der Periduralanaesthesie befragt. Statistisch ausgewertet wurden 135 000
Katheter-Periduralanaesthesien. Angegeben wurden 134 Komplikationen entsprechend
einer Häufigkeit von 1 Promille.

Literatur

1. Bonica JJ (1957) Peridural block: analysis of 3637 cases and a review. Anesthesiology 18:723
2. Curbello MM (1949) Continuous peridural segmental anesthesia by means of a urethral catheter.
   Curr Res Anesth 28:12
3. Dawkins CJ (1969) An analysis of the complications of extradural and caudal block. Anesthesia
   24:554
4. Hellmann K (1965) Epidural anaesthesia in obstetrics: a second look at 26 127 cases. Can Anaesth
   Soc J 12:398

Identifizierung des Periduralraumes mittels Infusionsmethode

H. Bhate und W. Mau

Einleitung

Im allgemeinen wird die Periduralanaesthesie für operative, diagnostische und therapeutische Zwecke verwendet. Wir führten die Periduralanaesthesie bei respiratorisch-kardiovaskulären Risikopatienten, bei großen Gefäßeingriffen, bei nicht nüchternen Patienten, bei Geburten, bei geburtshilflichen Eingriffen sowie für die postoperative Schmerzfreiheit durch.

Zur Identifizierung des Epiduralraumes wurden bisher direkte und indirekte Methoden angewandt [6, 10]. Die indirekte Methode beruht auf der Wahrnehmung des Widerstandes vom Ligamentum flavum sowie des negativen Drucks im Periduralraum. Es wird angenommen, daß im Periduralraum ein Unterdruck herrscht. Dieser ist bei etwa 80% der Patienten nachweisbar. Manometrische Messungen ergaben Druckwerte zwischen 0 und −30 mmHg [4]. Die absichtliche Durapunktion, gefolgt von dem Zurückziehen der Nadel in den epiduralen Raum, die sogenannte direkte Methode (Sebrecht-Technik), ist wegen des entsprechenden Liquorverlustes gefolgt von postspinalen Kopfschmerzen, manchmal sogar meningealen Reizsymptomen, obsolet geworden.

Die Auffindung des Periduralraumes bei der indirekten Methode kann mit mehreren Verfahren erreicht werden. Die am häufigsten angewandten Methoden sind in folgender Aufstellung aufgeführt:
1. Hängender Tropfen nach Gutierrez [7],
2. Steigrohr (Gravitation) [12],
3. Macintosh (Ballon) [11],
4. Stempeldruckverfahren nach Dogliotti [5],
5. Infusionsmethode nach Baraka [2].

Die Erfahrung in der täglichen Praxis mit einiger dieser Methoden zeigt zumindest, daß keine von ihnen absolut verläßlich den Epiduralraum identifizieren kann. Aus diesem Grunde versuchten wir in unserer Vergleichsstudie nachzuweisen, welche Methode — Stempeldruckverfahren oder Infusionsmethode — die größtmögliche Sicherheit bei der Identifikation des Periduralraumes, insbesondere bei Ungeübten, bietet. In unserer Anaesthesie-Abteilung wurde also von allen erfahrenen und nicht erfahrenen Anaesthesisten die Periduralanaesthesie durchgeführt, wobei Anfänger zunächst in der Infusionsmethode ausgebildet wurden.

Material und Methode

Nach präoperativer Visite und Untersuchung werden die Patienten bei normotonem Kreislauf mit 0,5 mg Atropin und 1 mg Dihydergot s.c. prämediziert. Nach Anlegen eines venösen Zuganges (500 ml Ringerlösung) wird die Lumbalpunktion meist in sitzender, seltener in liegender Position vorgenommen. Wir benutzen bei beiden Techniken die Tuohy-Nadel zur Punktion. Nach entsprechendem sterilen Abdecken, Desinfektion und Hautanaesthesie erfolgt die epidurale Punktion zwischen L2/L5.

Zur Vorbereitung einer Periduralanaesthesie gehören zum Set ein Infusionsbesteck sowie 50 ml einer gekühlten Kochsalzlösung. Wegen der besseren Handhabung wird eine Tuohy-Nadel mit Flügeln gewählt.

Nach Passieren der Haut, Unterhaut, des Ligamentum supraspinale sowie des Ligamentum intraspinale wird die Kochsalzinfusion an die epidurale Kanüle angeschlossen. Die Infusionsflasche befindet sich etwa 1 m oberhalb der Einstichstelle. Bei geöffnetem Infusionssystem wird jetzt die Kanüle durch das Ligamentum flavum geführt. Nach Erreichen des Periduralraumes kann man, durch das einwandfreie Laufen der Infusion bestätigt, den Widerstandsverlust bzw. den negativen Druck verifizieren. Der Anaesthesiepfleger, auf der rechten Seite des Patienten stehend, gibt dem Anaesthesisten bei laufender Infusion sofort Mitteilung. Unmittelbar danach werden 2–3 ml Luft in den Periduralraum injiziert, um den Luftflüssigkeitsreflux (Methode nach Cureleru, [3]) wahrnehmen zu können. Anschließend werden dann 3–4 ml Carbostesin 0,5% als Testdosis injiziert. Bei positivem Ausfall dieses Testes kann dann die für die Operation notwendige Gesamtdosis nachinjiziert werden.

Nach etwa 10–20 min ist dann die Ausbreitung dieser Leitungsanaesthesie abgeschlossen. In unserem Krankengut beobachteten wir bei 32 von 360 Fällen eine nur lokalisierte bzw. unvollständige Ausbreitung der Anaesthesie, in der Literatur als Spotted-anaesthesia bekannt. Gravierende Blutdruckabfälle konnten wir in keinem Fall beobachten. Eine Auswahl bezüglich der Patienten wurde nicht getroffen, der jüngste war 16 Jahre, der älteste Patient über 90 Jahre alt (Abb. 2).

Von den 360 Periduralanaesthesien wurde in 182 Fällen das Stempeldruckverfahren nach Dogliotti, in 178 Fällen die Infusionsmethode durchgeführt (Abb. 1). Anschließend wurde in beiden Fällen der Luftflüssigkeitsreflux durch das Einspritzen von Luft ausgelöst. Die Identifikation des Periduralraumes wurde durch folgende Parameter gesichert:
1. Freies Laufen der Infusion mit einer Tropfenzahl von über 100/min,
2. Injektion von Kochsalzlösung (loss of resistence-Verfahren),
3. Luftflüssigkeitsreflux (Bildung von Gasblasen).

Die Angaben von Mißerfolgen schwanken in der Literatur sehr stark. Sie reichen von etwa 7% bis 21%, wobei letztere Autoren nicht nur die Durapunktion, sondern auch Gefäßpunktionen sowie einseitige Anaesthesie mitrechneten [9, 13].

Männlich	151	CHIRURGIE	237
Weiblich	209		
Single	243	GYNÄKOLOGIE	70
Katheder PDA	117	GEBURTSHILFE	41
Stempeldruckverf.	182		
Infusionsmeth.	178	PAINKLINIK	12

Abb. 1. Anzahl der Periduralanaesthesien: 360

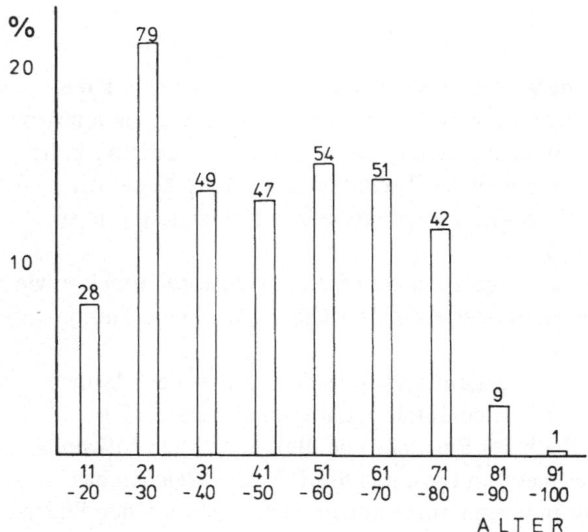

Abb. 2. Altersverteilung des Patientenguts

In unserem Krankengut kam es insgesamt zu 20 Perforationen der Dura, in 12 Fällen beobachteten wir einseitige oder Spotted-anaesthesia. Auffallend war, daß dieses bei der Infusionsmethode kaum zu beobachten war.

Zu Beginn dieser Untersuchung war die Komplikationsrate deutlich höher, sicherlich ein Ergebnis der fehlenden Erfahrung. Die letzten 110 Fälle ließen bei nur 4 Duraperforationen eine Komplikationsrate von 3,7% errechnen.

Diskussion

Vorteile der Infusionsmethode sind:

1. Der Anfänger kann mit beiden Händen die Periduralkanüle unter ständiger Gefühlskontrolle schrittweise bis zum Ligamentum flavum vorschieben. Bei plötzlichem Widerstandsverlust ist durch die Beidhändigkeit eine Duraperforation sehr unwahrscheinlich, dies im Gegensatz zum Stempeldruckverfahren.

2. Nach Durchstoßen des Ligamentum flavum kann die laufende Infusion beobachtet werden, ein objektives Kriterium.

Mit dem in einem großen Prozentsatz auftretenden Flüssigkeitsreflux wurden beide Methoden zusätzlich abgesichert. Bei 360 Fällen konnten wir, wie oben beschrieben, 20 Duraperforationen beobachten, in 11 Fällen bei der Infusionsmethode. Daraus kann man ersehen, daß ein signifikanter Unterschied zwischen diesen beiden Methoden — in bezug auf die Duraperforation — nicht besteht (Abb. 3).

	Anzahl	%
Stempeldruckverfahren	9	4,9
Infusionsmethode	11	6,2
Gesamtzahl	20	5,5

Abb. 3. Anzahl der Duraperforationen

In einem Einzelfall bestand bei der Identifizierung des Periduralraumes mit dem Stempeldruckverfahren Unsicherheit. Nach Anschließen einer entsprechenden Kochsalzinfusion wurde der richtige Sitz der Nadel bestätigt, die nachfolgende Leitungsanaesthesie war einwandfrei.

Tabellarische Gegenüberstellung der Vor- und Nachteile der Methode:
Vorteile:
Infusionsmethode
1. exakte Nadelführung mit beiden Händen;
2. optische (objektive) Beurteilung des Widerstandsverlustes durch die laufende Infusion;
3. schnelle Erlernbarkeit;
4. zusätzlicher Test für die Stempeldruckmethode.
Nachteile:
1. Kostenerhöhung (geringgradig)

Schlußfolgerungen

Nach unserer Meinung geht aus den bisherigen Ausführungen hervor, daß vor allem in der Ausbildung befindliche Anaesthesisten mit der Infusionsmethode der Periduralanaesthesie vertraut gemacht werden sollten. Ihre Anwendung ermöglicht durch die Sicherheit und insbesondere die schnelle Erlernbarkeit eine hohe Erfolgsquote, auch für den angehenden Anaesthesisten. Sie hat sich außerdem als nützliche Zusatzmaßnahme bzw. als Testverfahren zum Stempeldruckverfahren erwiesen, insbesondere bei bestehender Unklarheit bei der Identifikation des Periduralraums.

Besser wäre es selbstverständlich, an einem Trainex-TM-Lifeform-Simulator erste Versuche durchzuführen [8]. In den meisten Krankenhäusern wird dieses jedoch aus Kostengründen nicht möglich sein.

Wenn die sicher bestehende Hemmschwelle vor der Periduralanaesthesie herabgesetzt werden könnte, käme das sicherlich insbesondere den Risikopatienten zugute, bei denen diese Methode dann wohl häufiger anstelle einer Allgemeinnarkose oder Spinalanaesthesie verwendet werden würde.

Zusammenfassung

Bisher sind in verschiedenen Publikationen mehrere Techniken zur Identifizierung des Periduralraumes veröffentlicht worden. Nach eingehender Prüfung über einen längeren Zeitraum stellte sich heraus, daß in der Praxis die klassische Methode nach Dogliotti, „loss of resistence technique", auch „Stempeldruckverfahren" genannt, den ersten Platz einnimmt. Sie setzt ein gewisses Fingerspitzengefühl und längere Erfahrung des Anaesthesisten voraus. Aus diesem Grunde haben auszubildende Anaesthesisten anfangs häufig Mißerfolge, insbesondere Duraperforationen, erlebt. Deshalb wird die einfachere Methode der Allgemeinanaesthesie oder die Spinalanaesthesie oft der Periduralanaesthesie vorgezogen, welches für den Risikopatienten letztlich Nachteile mit sich bringen kann.

Bei dem Vergleich zwischen dem Stempeldruckverfahren und der Infusionsmethode bietet letztere für den Anfänger ein geringeres Risiko des Mißerfolges. Weiterhin kann sie als ergänzende Methode zur Identifizierung des Periduralraumes verwendet werden.

Literatur

1. Ahnefeld FW, Bergmann H, Burri C, Dick W, Halmágyi M, Hossli G, Rügheimer E (1978) Lokal-
    anaesthesie. Klinische Anaesthesiologie und Intensivtherapie. Springer, Berlin Heidelberg New York
    Bd 18
2. Baraka A (1972) Idenfication of the epidural space by a running infusion drip. Brit J Anaesth
    44:122
3. Curelaru I (1976) Der Luft-Flüssigkeits-Reflux, ein komplementäres Zeichen für die Identifizierung
    des Periduralraumes. Prakt Anaesth 11:424–427
4. Dawkins M (1963) Identification of the epidural space. A critical analysis of the various methods
    employed. Anaesthesia 18:66
5. Dogliottis AM (1931) Eine neue Methode der regionären Anaesthesie. Zbl Chir 58:3141
6. Du Bouchet N, Le Brigand J (1959) Anesthésie-Réanimation, ed Médicales Flammarion, Paris
7. Gutierrez A (1933) Valor de la Aspiration liquida en al Espacia Peridural en la Anesthesia Peridural.
    Rev de cir de Buenos Aires 12:226
8. Hausdörfer J, Schorer R (1977) Die Einübung der Periduralanaesthesie. Prakt Anaesthesie 12:59–62
9. Lund PC (1962) Peridural anesthesia, A. review of 10 000 administrations. Acta Anaesth Scand
    6:143
10. Lund PC (1968) Epidural analgesia and anesthesia. Thomas, Springfield
11. Macintosh RR (1950) New Inventions 2. extradural space indicator. Anaesthesia 5:97
12. Neumark J (1981) Die kontinuierliche lumbale Epiduralanaesthesie. Anaesthesiologie und Intensiv-
    medizin. Springer, Berlin Heidelberg New York, Bd 126
13. Romine JC, Clark RB, Brown WE (1970) Lumbar epidural anaesthesia in labor and delivery; one
    years experience. J Obst Gynecol Brit Commonw 77:722

Computergestützte Auswertung verschiedener Narkoseverfahren hinsichtlich intraoperativer Komplikationen

H.-J. Hartung, H.-J. Bender, P.-M. Osswald, R. Klose und H. Lutz

Einleitung

Die zunehmende Zahl von Risikopatienten und Patienten sehr hoher Altersklassen, die immer häufiger großen und belastenden Eingriffen zugeführt werden, fordert die genaue Abschätzung intra- und postoperativer Komplikationen, die durch das Verfahren bedingt sind. Nach Ermittlung des Risikoschwerpunktes, welcher durch eine geeignete Checkliste präoperativ für jeden Patienten ersichtlich wird, kann dann bei Kenntnis der Komplikationshäufigkeit hinsichtlich der Organsysteme der verschiedenen Narkoseverfahren das am besten geeignete ausgewählt werden.

Durch den Einsatz moderner EDV-Anlagen ist es möglich geworden, die angesprochene Problematik durch die Auswertung großer Patientenkollektive zu bearbeiten [1].

Methode

Für die Auswertung steht ein institutseigenes Computersystem zur Verfügung. Als Kommunikationsrechner dient ein gekoppeltes Minirechnersystem der Firma Dietz mit je 128-KB-Hauptspeicher. Die Daten werden über ein Dialogprogramm durch eine Dokumentationsassistentin erfaßt. Die Datenausgabe erlaubt die Angabe der Komplikationen auf verschiedene Art und Weise, wobei die Beantwortung von Zusammenhangsfragen ebenso problemlos möglich ist, wie die Präsentation der Daten bestimmter Narkoseprotokolle, welche sich durch Komplikationen auszeichnen.

Ergebnisse

Ausgewertet wurden insgesamt über 40 000 Narkosen, die während des Zeitraumes 1979 bis 1980 von unserem Institut durchgeführt wurden. Die Gesamtzahl der Verfahren der durchgeführten Anaesthesien sowie deren prozentuale Verteilung auf die fünf Risikogruppen zeigt die Abb. 1. Zu beachten ist dabei die deutliche Rechtsverschiebung zu den höheren Risikogruppen bei Periduralanaesthesien.

Für das Verfahren „Intubations-Kombinationsnarkose" (Abb. 2) wird die Abhängigkeit der intraoperativen Komplikationen bei den routinemäßig erfaßten hämodynamischen Parametern von der Risikoeinteilung deutlich. So zeigen insgesamt 17% der Patienten der Risikogruppe IV ernste kardiozirkulatorische Komplikationen bei einer Gesamtkomplika-

ANÄSTHESIEVERFAHREN	RISIKOGRUPPE					GES.
	I	II	III	IV	V	
ITN	7.760	8.153	5.603	1.788	383	23.687
	32.7 %	34.4 %	23.6 %	7.5 %	1.6 %	100 %
MASKE	3.065	1.704	715	130	20	5.634
	54.4 %	30.2 %	12.7 %	2.3 %	0.35 %	100 %
SPINAL	1.269	1.699	1.350	364	41	4.723
	26.8 %	35.9 %	28.5 %	7.7 %	0.8 %	100 %
PERIDURAL	49	114	170	77	8	422
	11.6 %	27.0 %	40.2 %	18.2 %	1.8 %	100 %
PLEXUS	2.356	1.554	377	53	10	4.450
	52.9 %	34.9 %	8.4 %	1.2 %	0.2 %	100 %

Abb. 1. Anaesthesiemethoden und Verteilung des präoperativen Allgemeinzustandes

KOMPLIKATIONEN	I	II	III	IV	V	GES.
	7.760	8.153	5.603	1.788	383	23.687
	32.7 %	34.4 %	23.6 %	7.5 %	1.6 %	100 %
SCHWERE HYPO-TENSION	23	66	152	74	37	352
	0.29 %	0.80 %	2.71 %	4.13 %	9.66 %	1.48 %
HYPERTONIE	41	102	228	108	9	488
	0.52 %	1.25 %	4.06 %	6.04 %	2.34 %	2.06 %
HERZRHYTHMUS-STÖRUNGEN	114	118	203	102	23	560
	1.46 %	1.44 %	3.62 %	5.70 %	6.00 %	2.36 %
ASYSTOLIE	4	4	5	4	7	24
	0.05 %	0.04 %	0.08 %	0.22 %	1.82 %	0.10 %
ATEMWEGS-SPASMUS	72	55	36	14	1	178
	0.92 %	0.67 %	0.64 %	0.79 %	0.26 %	0.75 %
SINGULTUS	11	19	7	0	1	38
	0.14 %	0.23 %	0.12 %	–	0.26 %	0.16 %
ERBRECHEN	60	49	40	9	2	160
	0.77 %	0.60 %	0.71 %	0.50 %	0.52 %	0.67 %
ASPIRATION	12	15	11	2	1	41
	0.15 %	0.18 %	0.19 %	0.11 %	0.26 %	0.17 %

Abb. 2. Anaesthesieverfahren: Intubations-Kombinations-Narkose

tionshäufigkeit des Kollektivs von nur 6%. Vergleichsweise selten treten respiratorische Störungen auf mit einer Gesamthäufigkeit von 1,75%, wobei eine Abhängigkeit von der Risikoeinteilung nicht ersichtlich ist. Weitaus günstiger schneiden Maskenkombinationsnarkosen hinsichtlich der Komplikationshäufigkeit ab, jedoch handelt es sich bei diesem Patientengut fast ausnahmslos um Patienten der Risikogruppen I–III (Abb. 3).

KOMPLIKATIONEN	I 3.065 54.4 %	II 1.704 30.2 %	III 715 12.7 %	IV 130 2.3 %	V 20 0.35 %	GES. 5.634 100 %
SCHWERE HYPO- TENSION	0 -	4 0.23 %	0 -	1 0.76 %	0 -	5 0.08 %
HYPERTONIE	0 -	2 0.11 %	6 0.23 %	1 0.76 %	0 -	9 0.15 %
HERZRHYTHMUS- STÖRUNGEN	17 0.55 %	4 0.23 %	7 0.97 %	5 3.84 %	0 -	33 0.58 %
ASYSTOLIE	0	0	0	0	0	0
ATEMWEGS- SPASMUS	7 0.22 %	7 0.41 %	3 0.41 %	0 -	0 -	17 0.30 %
SINGULTUS	5 0.16 %	3 0.17 %	1 0.13 %	0 -	0 -	9 0.15 %
ERBRECHEN	13 0.42 %	11 0.64 %	2 0.27 %	0 -	0 -	26 0.46 %
ASPIRATION	1 0.03 %	0 -	0 -	0 -	0 -	1 0.17 %

Abb. 3. Anaesthesieverfahren: Masken-Kombinations-Narkose

KOMPLIKATIONEN	I 49 11.6 %	II 114 27.0 %	III 170 40.2 %	IV 77 18.2 %	V 8 1.8 %	GES. 422 100 %
SCHWERE HYPO- TENSION	1 2.04 %	4 3.5 %	7 4.11 %	3 3.89 %	1 12.5 %	16 3.79 %
HYPERTONIE	0 -	0 -	1 0.58 %	0 -	0 -	1 0.23 %
HERZRHYTHMUS- STÖRUNGEN	0 -	0 -	7 4.11 %	0 -	0 -	7 1.6 %
ASYSTOLIE	0 -	0 -	1 0.58 %	0 -	0 -	1 0.23 %
ATEMWEGS- SPASMUS	0 -	0 -	1 0.58 %	0 -	0 -	1 0.23 %
SINGULTUS	0	0	0	0	0	0
ERBRECHEN	0 -	1 0.87 %	1 0.58 %	1 1.29 %	0 -	3 0.71 %
ASPIRATION	0	0	0	0	0	0

Abb. 4. Anaesthesieverfahren: peridural

KOMPLIKATIONEN	I 1.269 26.8 %	II 1.699 35.9 %	III 1.350 28.5 %	IV 364 7.7 %	V 41 0.8 %	GES. 4.723 100 %
SCHWERE HYPO-TENSION	1 0.07 %	3 0.17 %	3 0.22 %	0 -	0 -	7 0.14 %
HYPERTONIE	4 0.31 %	4 0.23 %	6 0.44 %	3 0.8 %	0 -	17 0.35 %
HERZRHYTHMUS-STÖRUNGEN	13 1.02 %	26 1.53 %	49 3.62 %	22 6.04 %	1 2.43 %	111 2.35 %
ASYSTOLIE	0	0	0	0	0	0
ATEMWEGS-SPASMUS	1 0.07 %	2 0.11 %	0 -	0 -	0 -	3 0.06 %
SINGULTUS	0 -	0 -	1 0.07 %	1 0.27 %	0 -	2 0.04 %
ERBRECHEN	3 0.23 %	5 0.29 %	2 0.14 %	2 0.54 %	0 -	12 0.25 %
ASPIRATION	1 0.07 %	0 -	0 -	0 -	0 -	1 0.02 %

Abb. 5. Anaesthesieverfahren: spinal

KOMPLIKATIONEN	I 2.356 52.9 %	II 1.554 34.9 %	III 377 8.4 %	IV 53 1.2 %	V 10 0.2 %	GES. 4.450 100 %
SCHWERE HYPO-TENSION	1 0.42 %	2 0.12 %	0 -	0 -	1 1.1 %	4 0.89 %
HYPERTONIE	1 0.42 %	1 0.06 %	5 1.32 %	0 -	0 -	7 0.15 %
HERZRHYTHMUS-STÖRUNGEN	2 0.84 %	7 0.45 %	6 1.59 %	2 3.77 %	0 -	17 0.38 %
ASYSTOLIE	0	0	0	0	0	0
ATEMWEGS-SPASMUS	0	0	0	0	0	0
SINGULTUS	1 0.42 %	0 -	0 -	0 -	0 -	1 0.22 %
ERBRECHEN	1 0.42 %	1 0.06 %	1 0.26 %	0 -	0 -	3 0.67 %
ASPIRATION	0	0	0	0	0	0

Abb. 6. Anaesthesieverfahren: plexus

Intraoperative kardiozirkulatorische Störungen traten bei Periduralanaesthesien in insgesamt 5,6% auf. Bei diesem Verfahren überwiegt ganz eindeutig die Komplikation des Blutdruckabfalls mit 3,8%, vergleichsweise selten dagegen respiratorische Störungen (Abb. 4).

Spinalanaesthesien (Abb. 5) lassen Störungen der Hämodynamik in etwa 4,2% der Fälle erwarten, bei 0,37% respiratorische Komplikationen, wobei immerhin ein Fall der Aspiration zu verzeichnen ist.

Das am wenigsten durch Komplikationen belastete Verfahren (Abb. 6) ist die Plexusanaesthesie. Bei nur 1% der durchgeführten Verfahren waren Störungen des kardiozirkulatorischen oder respiratorischen Systems zu bemerken.

Diskussion

Sind direkte Vergleiche der vorgestellten Narkoseverfahren wegen der Inhomogenität des Patientengutes — ersichtlich aus der unterschiedlichen Risikogruppen-Verteilung — nur schwer möglich, so lassen sich doch die Zusammenänge bestimmter intraoperativer Komplikationen einerseits und der erfolgten Risikoeinteilung andererseits darstellen. Die kontinuierliche Zunahme kardiovaskulärer Komplikationen mit ansteigendem präoperativen Risiko zeigt deutlich, daß eine weitere Senkung des Anaesthesierisikos nur dann möglich ist, wenn alle Maßnahmen einer optimalen Operationsvorbereitung ausgeschöpft werden. Geht man davon aus, daß eine Hypotension für das gesunde Herz solange als nicht dramatisch angesehen werden muß, solange der koronare Perfusionsdruck ausreichend ist, muß diese Feststellung allerdings etwas relativiert werden. Bei Erniedrigung des Blutdrucks sinkt zwar der Sauerstoffbedarf des Myokards, doch kann nicht vorhergesagt werden, ob nicht durch den gleichzeitigen Abfall des Perfusionsdruckes dieser positive Effekt aufgehoben oder sogar zu Ungunsten der myokardialen Sauerstoffversorgung verändert wird. So konnten Mauney et al. [2] zeigen, daß bei einem Blutdruckabfall von mehr als 30% während mehr als 10 min ischämische EKG-Veränderungen und gehäuft Infarkte auftreten. Insgesamt ist also festzustellen, daß wir im Einzelfall nicht wissen, welcher Blutdruckwert bei einem bestimmten Patienten als günstig oder ungünstig zu betrachten ist. Als gesichert kann gelten, daß jeder starke Blutdruck- oder Frequenzanstieg sowie jede Hypotension über mehr als 30% über längere Zeit vermieden werden sollte.

Respiratorische Störungen und Komplikationen sind bei allen fünf vorgestellten Anaesthesieverfahren deutlich niedriger als die kardiovaskulären. So sind diese Schwierigkeiten bei den Leitungsanaesthesieverfahren insgesamt sehr selten, wobei die schwerwiegendste, die Aspiration, fast ausschließlich bei den Allgemeinnarkosen zu beobachten war. Die Inzidenz ist dabei von der Risikogruppeneinteilung unabhängig. Das signifikant seltenere Auftreten von Aspiration bei der Regionalanaesthesie unterstreicht die besondere Indikation dieses Verfahrens bei allen Patienten, deren operative Versorgung trotz fehlender Nüchternheit nicht aufgeschoben werden kann.

Die nachzuweisenden Unterschiede zwischen Allgemeinanaesthesie und Regionalanaesthesie erlauben nicht die Schlußfolgerung, daß unabhängig von den heute bestehenden Indikationen eine Methode der anderen überlegen ist. Dies gilt auch trotz des relativ niedrigen Anteils gastrointestinaler Komplikationen in der Regionalanaesthesie. Eine kritische Bewertung dieses Befundes muß berücksichtigen, daß Regionalanaesthesien bei abdominalchirurgischen Eingriffen wesentlich seltener eingesetzt werden als die Methoden der Allgemeinanaesthesie.

Zusammenfassung

Die Aufschlüsselung der intraoperativen Komplikationen und die Zuordnung zu den erfaßten Risikoeinstufungen ermöglicht die Abschätzung zu erwartender Schwierigkeiten unter Berücksichtigung des Anaesthesieverfahrens. Bei möglichen Diskussionen über die Wahl des Verfahrens kann dieses System durch Analyse der Daten mit als Entscheidungshilfe genutzt werden, insbesondere dann, wenn der individuelle Risikoschwerpunkt des einzelnen Patienten bekannt ist. Die Komplikationsquoten der verschiedenen Risikogruppen in ansteigender Reihenfolge unterstreichen, daß mit Ausnahme von Noteingriffen Kompromisse bei der Indikation zur Anaesthesie nicht vertretbar sind. Insgesamt bleibt jedoch abzuwarten, inwieweit eine Senkung des Risikos der Anaesthesie in Zukunft möglich sein wird.

Literatur

1. Lutz H, Kunze I (1980) Autonome rechnergestützte Anaesthesiedokumentation. Anaesth Intensivther Notfallmed 15:494
2. Mauney FM, Ebert PA, Sabiston DC (1970) A study of predisposing factors, diagnosis and mortality in a high risk group of surgical patients. Ann Surg 172:497

Perioperative Glukoseregulation bei Operation eines aorto-bifemoralen Bypass unter Neuroleptanalgesie im Vergleich zu thorakaler Periduralanaesthesie

B. Koßmann, E. Völk, D. Spilker, V. Maier und H.-L. Fehm

Die Aufrechterhaltung der Homeostase in perioperativem Verlauf ist ein dringliches Anliegen des Anaesthesisten. Das durch verschiedene Belastungen wie operatives Trauma, Angst und Schmerz hervorgerufene Streß- oder Postaggressionssyndrom führt zu einer Vielzahl von hormonellen und neuralen Gegenregulationen, die dieser Homeostase entgegenstehen. So ist der Postaggressionsstoffwechsel charakterisiert durch die Glukoseverwertungsstörung, die Steigerung von Lipolyse und Proteinolyse, die Hemmung der Insulinsekretion und der Insulinwirkung und durch die Transmineralisation [2, 5]. In der Entstehung dieses Streßsyndroms scheinen afferente Reize von der Peripherie zum Hypothalamus und Efferenzen des Sympathikus zu Erfolgsorganen eine entscheidende Rolle zu spielen [4]. Die Dämpfung dieser nachteiligen Reaktionen erschien uns ein wichtiges Behandlungsprinzip. Wir haben deshalb an einem einheitlichen Krankengut (Patienten, denen ein aorto-bifemoraler Bypass inplantiert wurde) eine prospektive randomisierte Studie durchgeführt. Ziel der Untersuchung war, den Einfluß einer zusätzlichen thorakalen Periduralanaesthesie im Vergleich zu einer Neuroleptanaesthesie auf die intra- und postoperative Glukoseregulation zu erfassen.

Patientengut und Methodik

Wir haben insgesamt 19 Patienten untersucht. 10 Patienten wurden in Neuroleptanaesthesie, 9 Patienten in Kombination mit einer thorakalen Periduralanaesthesie operiert. Die Gruppen unterschieden sich nicht in Alter, Größe und Gewicht. Von der Untersuchung ausgeschlossen wurden Patienten mit endokrinologischen Vorerkrankungen oder medikamentöser Behandlung mit Glucokortikoiden, Betablockern oder Thyroxin (Abb. 1).

Beide Gruppen wurden einheitlich prämediziert. Die Atropingabe erfolgte unmittelbar vor Narkoseeinleitung. Den Patienten der Periduralgruppe wurde ein thorakaler Periduralkatheter zwischen Th 8 und Th 10 eingeführt, anschließend 0,5%iges Bupivacain injiziert, so daß eine segmentale Analgesie von Th 4—L 1 erhalten wurde. Bei beiden Gruppen erfolgte die Einleitung der Narkose mit DHB (Dehydrobenzperidol), Fentanyl, das in der PDA-Gruppe um die Hälfte reduziert wurde, und Thiopental. Nach Relaxation mit Pancronium wurde intubiert und mit einem Lachgas-Sauerstoff-Gemisch von 2:2 normoventiliert.

Bei Blutdruck- oder Pulsanstieg von mehr als 20% des Ausgangswertes wurde in der Neuroleptanaesthesiegruppe 0,1 mg Fentanyl nachinjiziert. Nachinjektionen von Bupivacain erfolgten bei der Periduralgruppe alle 90 min. Postoperativ wurden alle Patienten bis zur suffizienten Spontanatmung, Kreislaufstabilität und Normalisierung der Körpertemperatur nachbeatmet und anschließend im Aufwachraum bis zum 1. postoperativen Tag überwacht.

<u>PATIENTENGUT</u>

GRUPPE	ANZAHL	ALTER (Jahre)	GEWICHT (kg)	GRÖSSE (cm)	GESCHLECHT m w
NLA	10	59	69,5	171	10
K-PDA	9	66	72,5	168	8 1

Abb. 1. Anzahl der Patienten, Medianwerte des Alters, Gewicht und der Größe in den verschiedenen Narkosegruppen

Beide Gruppen erhielten das gleiche Infusionsregime, eine 2/3 Vollelektrolytlösung mit 5% Sorbit (Tutofusin OPS) intraoperativ und in den ersten 24 h, anschließend vom 1. bis 3. postoperativen Tag eine Aminosäure-Kohlenhydrat-Lösung mit 2,5% Aminosäuren und 12,5% Kohlenhydraten in Form von Xylit und Sorbit (TPE 1800). Die postoperative Schmerztherapie erfolgte entweder mit Piritramid bei Bedarf oder über eine Bupivacain-Infusion, bei der eine segmentale Analgesie von Th 4 bis L 1 erzielt wurde.

Blutproben wurden präoperativ, nach Intubation, 15 min nach OP-Beginn, 15 min nach Abklemmung der Aorta und bei Operationsende sowie an den drei postoperativen Tagen morgens um 7 Uhr entnommen. Innerhalb von 30 min wurden die Blutproben zentrifugiert, das Plasma abpipettiert und anschließend bis zur Bestimmung bei $-20\,^{\circ}$C eingefroren.

Ergebnisse

Glukose

Aufgetragen wurden die medianen Werte, die statistische Berechnung erfolgte mit dem Wilkoxon-Rank-Test für verteilungsfreie Proben.

Die Glukoseplasmaspiegel blieben bis zum Zeitpunkt drei, das ist 15 min nach Narkosebeginn, konstant, um dann bis zum Operationsende anzusteigen. Hier ließen sich statistisch signifikante Unterschiede (Zeitpunkt vier 6,21 gegenüber 7,36, Zeitpunkt fünf 7,32 gegen 9,80 mm/l) nachweisen. Im weiteren postoperativen Verlauf normalisierten sich die Werte annähernd (Abb. 2).

Cortisol

Auch hier finden sich keine Veränderungen der Plasmaspiegel bis zum Zeitpunkt 15 min nach Operationsbeginn. Die Cortisolspiegel beider Gruppen steigen dann kontinuierlich bis zum Operationsende an. Hier liegen sie um das 2,5fache des Ausgangswertes und fallen

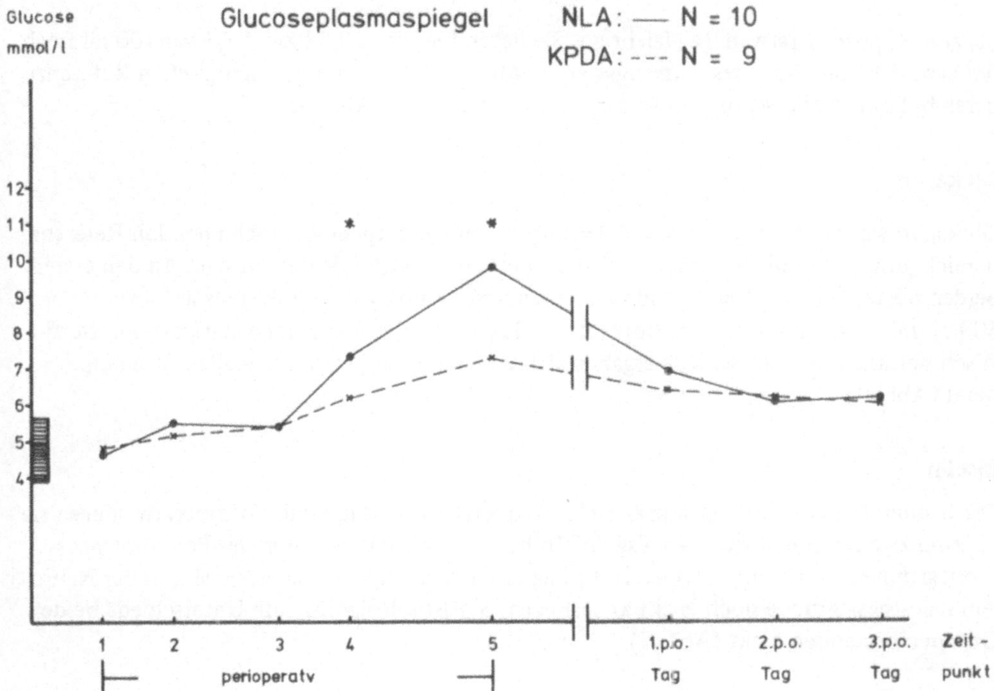

Abb. 2. Einfluß der Katheter-Periduralanaesthesie auf den inta- und postoperativen Glucoseplasmaspiegel (* = p < 0.05)

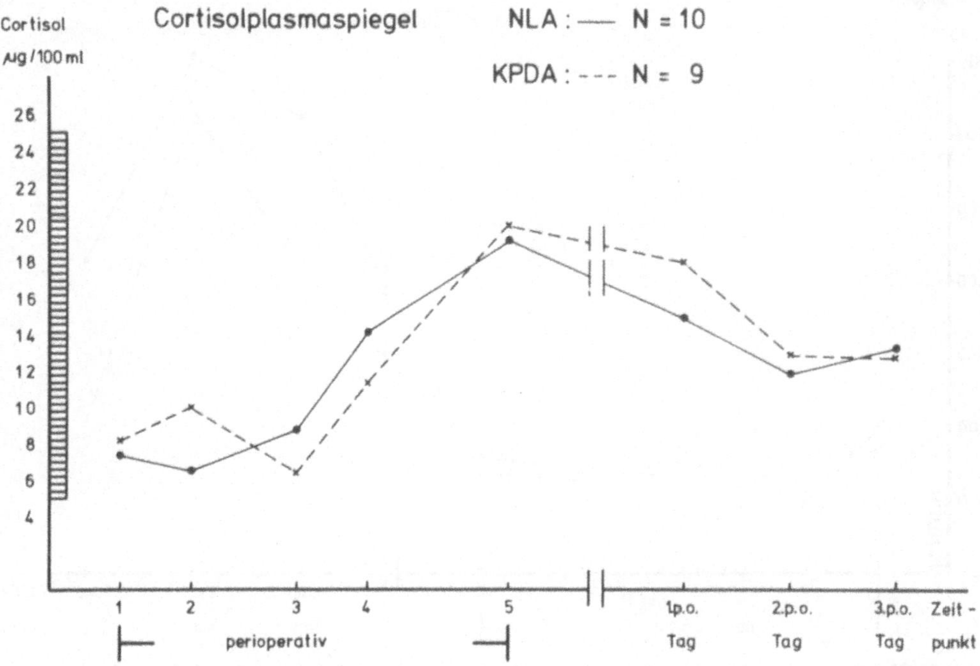

Abb. 3. Einfluß der Katheter-Periduralanaesthesie auf das Plasma-Cortisol in der intra- und postoperativen Phase

bis zum 3. postoperativen Tag leicht ab. Sie liegen hier mit 12,5 bzw. 13,3 mg/100 ml noch um etwa 50% oberhalb des Ausgangswertes. Alle Werte lagen im physiologischen Referenzbereich. Beide Narkosegruppen verhielten sich gleichartig (Abb. 3).

Glukagon

Glukagon war bereits vor Narkoseeinleitung in beiden Gruppen deutlich über den Referenzbereich erhöht und blieb intraoperativ konstant auf diesem höheren Niveau. An den ersten beiden postoperativen Tagen fand sich ein enormer Anstieg des Glukagons auf über 600 pg/ml. Auch am dritten postoperativen Tag waren die Werte noch stark erhöht. Statistisch signifikante Unterschiede ergaben sich wegen der großen individuellen Streuung nicht (Abb. 4).

Insulin

Die Insulinplasmaspiegel lagen prä- und intraoperativ bis 12 mE/ml. Postoperativ stiegen sie bis zum zweiten postoperativen Tag auf 16 bzw. 18 mE/ml an, um in der Periduralanaesthesiegruppe am dritten postoperativen Tag ihren Ausgangswert zu erreichen, in der Neuroleptanaesthesiegruppe noch leicht anzusteigen. Statistisch signifikante Unterschiede beider Gruppen bestanden nicht (Abb. 5).

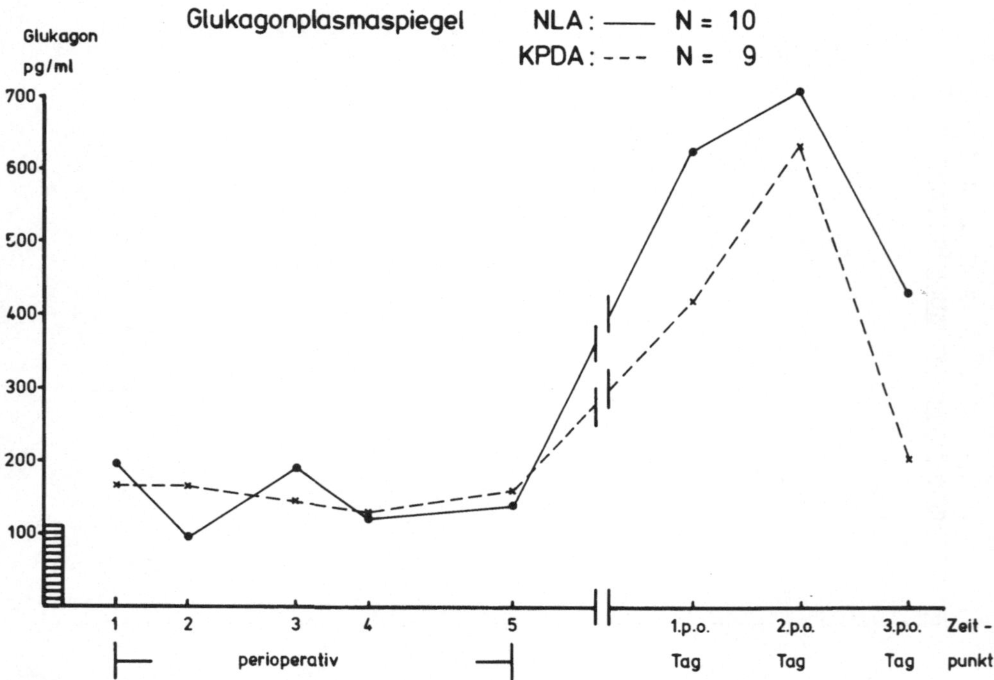

Abb. 4. Glukagonplasmaspiegel im intra- und postoperativen Verlauf bei zwei verschiedenen Narkoseverfahren

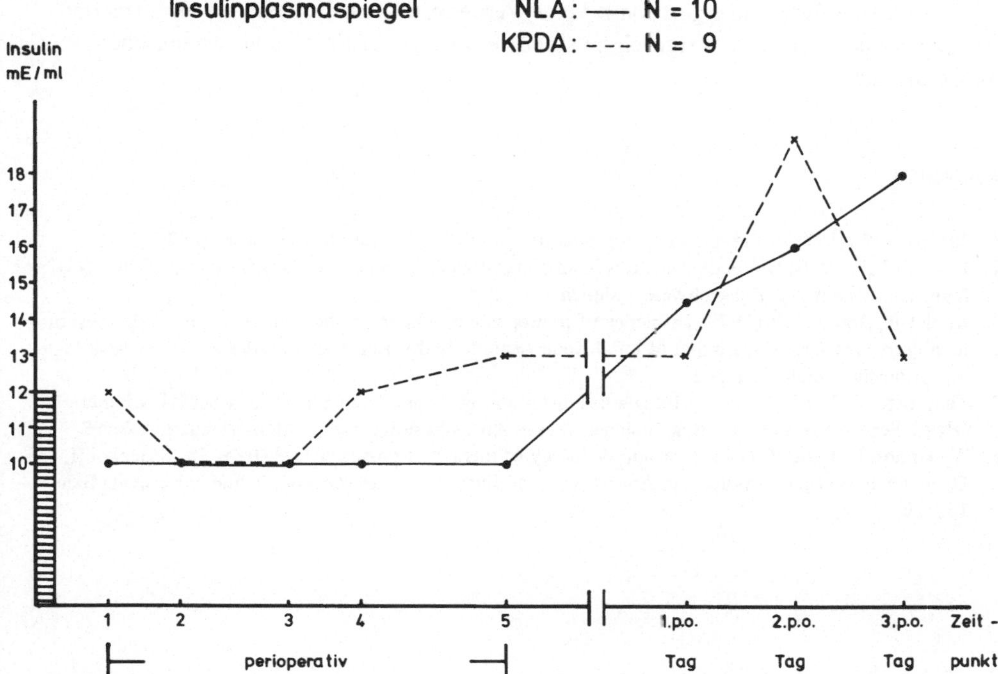

Abb. 5. Einfluß von Katheter-Periduralanaesthesie und NLA im intra- und postoperativen Verlauf auf die Insulinsekretion

Diskussion

Unsere Ergebnisse zeigen, daß die intra- und postoperative Streßauswirkung auf die Glukose-regulation nicht wesentlich durch eine segmentale Nervenausschaltung beeinflußt wird. Der intraoperative Anstieg der Glukose im Plasma geht mit dem intraoperativen Anstieg des Cortisols parallel. Nicht erklärbar sind die dabei gefundenen Unterschiede in dem intra-operativen Blutglukoseverhalten von Neuroleptanaesthesie und Katheterperiduralanaesthesie-Gruppe. Bromage [1] fand vergleichbare Ergebnisse und Divergenz dieser beiden Parameter nach Oberbaucheingriffen. Er vermutete eine autonome Kontrolle durch Insulin und Gluka-gon. Diese Vermutungen konnten von uns statistisch nicht gesichert werden. In der Periduralanaesthesie-Gruppe war der Insulinspiegel nur geringfügig erhöht in diesem frag-lichen Zeitabschnitt. Die im postoperativen Verlauf beobachtete Normalisierung der Glu-koseplasmaspiegel trotz massiv erhöhter Glukagonspiegel weist darauf hin, daß vorhandene Glykogenspeicher bereits aufgebraucht sind. Die durch die Cortisolerhöhung bedingte Glukoneogenese wird durch die vermehrte Insulinsekretion kompensiert.

Im Gegensatz zu den Untersuchungen von Kehlet und Brandt [3] bei Hysterektomien konnten wir nur einen kurzfristigen Unterschied in den Glukoseplasmaspiegel durch ner-vale Blockade erzielen, die humoralen Veränderungen blieben unbeeinflußt. Möglicherweise werden nervöse Reize bei intraabdominellen Operationen auch über den Nervus Vagus ge-leitet [1].

Die nervale Blockade ergibt somit keine Verbesserung der Homeostase im intra- und postoperativen Verlauf im Vergleich zu einer Neuroleptanaesthesie und systemischer Analgetikagabe.

Literatur

1. Bromage PR (1978) Epidural analgesia. Saunders, Philadelphia London Toronto, p 387
2. Froesch ER (1980) Die Bedeutung des Insulins für die parenterale Ernährung. In: Ahnefeld FW (Hrsg) Klinische Ernährung. Zuckschwerdt, München
3. Kehlet R, Brandt MR (1979) Influence of neurogenic blockade on the endocrinic metabolic response to surgery. In: Wüst HJ, Zindler M (eds) Neue Aspekte in der Regionalanaesthesie. Anaesthesiologie und Intensivmedizin 124:112
4. Tammisto T (1979) Pathophysiologie des intra- und postoperativen Streß. In: Wüst HJ, Zindler M (Hrsg) Neue Aspekte in der Regionalanaesthesie. Anaesthesiologie und Intensivmedizin 124:99
5. Wesemann G, Grote E (1980) Pathophysiology of intra- and postoperative stress. In: Stoeckel H, Oyama T (eds) Endocrinology in Anaesthesia and Surgery. Anaesthesiologie und Intensivmedizin 132:10

Vergleichende Untersuchungen zwischen Katheter-Periduralanaesthesie (KPD) und KPD-Neuroleptanalgesie bei ausgedehnten abdominalchirurgischen Eingriffen an geriatrischen Patienten

P. Hoffmann und B. Schockenhoff

Die ständige Zunahme der Lebenserwartung der Bevölkerung und die verbesserten therapeutischen Möglichkeiten der modernen Medizin führen dazu, daß wir heute in immer zunehmendem Maße sehr alte Patienten den verschiedenartigsten, teils sehr eingreifenden Operationen zuführen. Im Bestreben des Anaesthesisten muß es liegen, das zweifellos erhöhte Risiko für Operation und Narkose durch geeignete Vorbehandlung und Auswahl des Anaesthesieverfahrens zu vermindern.

Für den Anaesthesisten bietet der alte Patient auf Grund seiner Multimorbidität eine Reihe von Besonderheiten, die bei der Anaesthesiedurchführung zu beachten sind. Ebenso wie seit der Jahrhundertwende bekannt ist, daß man den Säugling und das Kleinkind nicht einfach als „kleinen Erwachsenen" bezeichnen kann, muß man erkennen, daß ein über 60 Jahre alter Patient nicht einfach einem „älteren Erwachsenen" entspricht.

Unter der erwähnten Multimorbidität versteht man das gemeinsame Auftreten verschiedener behandlungsbedürftiger Krankheiten, am häufigsten treten hier Störungen der Atemfunktion und des Gasaustausches, Regulationsstörungen der Herz-Kreislauf-Funktion sowie Stoffwechselerkrankungen hervor. Hier muß ein sinnvoller Zusammenhang hergestellt werden zwischen Vorbereitung des Patienten auf Operation und Anaesthesie und der Durchführung und Nachbehandlung des eigentlichen operativen Eingriffs. Durch Wahl eines ungeeigneten Anaesthesieverfahrens, ungenügende Vorbereitung und vor allem nicht adäquate postanaesthesiologische Nachbehandlung wird oftmals der Operationserfolg nachhaltig in Frage gestellt.

Die Ansicht, ob beim geriatrischen Patienten die Allgemeinanaesthesie oder die Regionalanaesthesie das Verfahren der Wahl darstellt, ist immer wieder kontrovers diskutiert worden. Die Entwicklung neuer Pharmaka und Anaesthesiemethoden hat die Narkose auch für Patienten höheren Alters schonender gemacht, die bessere intra- und postoperative Überwachung half mit, Komplikationen zu vermeiden oder zumindest frühzeitig zu erkennen und adäquat zu behandeln. Ein konkreter Vergleich verschiedener Anaesthesiemethoden wurde bisher dadurch erschwert, daß die Mehrzahl der vorliegenden Untersuchungen Vergleiche anhand retrospektiver Studien umfaßten, die sich einer definitiven statistischen Nachprüfung dadurch entzogen, daß nicht vergleichbare Patientenkollektive untersucht wurden oder daß die operativen Eingriffe unterschiedlich waren.

Unsere Untersuchung wurde in einem Zeitraum von 15 Monaten an 36 geriatrischen Patienten durchgeführt, wobei die Zuordnung der Patienten zu den beiden Anaesthesieverfahren nach einem vorher festgelegten Randomisierungsplan zufällig erfolgte. 18 Patienten mit einem Durchschnittsalter von 71,8 Jahren und einem Durchschnittsgewicht von 74,5 kg erhielten eine reine Katheter-Periduralanaesthesie, 18 Patienten mit einem Durch-

Tabelle 1

	Kath. PDA	Kat. PDA + NLA
Operationsdauer (min)	245 ± 31	239 ± 34
Infusionstherapie (ml)		
Elektrolytlösung	2650 ± 250	2500 ± 240
Plasmaexpander	840 ± 130	720 ± 120
Human-Albumin	790 ± 125	840 ± 115
Erythrocyten-Konz.	820 ± 125	750 ± 130

schnittsalter von 69,1 Jahren und einem Durchschnittsgewicht von 69,5 kg wurden mit einer Kombination aus Katheter-Periduralanaesthesie und modifizierter NLA anaesthesiert.

Die untersuchten Patientengruppen unterschieden sich weder in Alter und Gewicht noch hinsichtlich ihrer Vorerkrankungen oder der präoperativ erhobenen Vorbefunde statistisch signifikant voneinander. Alle Patienten unterzogen sich ausgedehnten Dickdarmoperationen wegen colorektaler Carzinome. Über Operationsdauer und Infusionstherapie beider Patientengruppen informiert Tabelle 1. Auch hinsichtlich Operationsdauer und Infusionstherapie unterschieden sich beide untersuchten Patientengruppen statistisch nicht signifikant voneinander.

Bei allen Patienten wurden intraoperativ und während der ersten drei postoperativen Tage engmaschig Kreislaufparameter und die Werte der arteriellen Blutgasanalyse unter ständiger klinischer Kontrolle auf einer operativen Intensivbehandlungseinheit untersucht. Bei den Patienten, die eine reine Katheter-Periduralanaesthesie erhielten, wurde nach Prämedikation mit Atropin/Thalamonal in Seitenlage der Periduralraum bei $L_{3/4}$ oder $L_{4/5}$ nach der loss-of-resistance-Technik aufgesucht und über einen Katheter 16–24 ml Carbostesin 0,5% injiziert. Die Analgesie reichte in der Regel bis Th 6, ausreichende Muskelrelaxation war gegeben, die Patienten erhielten zur Tolerierung der langen, unbequemen Liegezeit lediglich in Abständen 2,5 mg Diazepam. Nachinjektionen des Lokalanaesthetikums erfolgten in einer Dosierung von 30% der Anfangsdosis 150–180 min nach Anaesthesiebeginn. Zur postoperativen Analgesie erfolgten regelmäßige Nachinjektionen von Carbostesin 0,5% in Zeitabständen zwischen 6 und 8 Stunden in den Periduralkatheter, wobei auch hier die Dosis bei etwa 30%–40% der Anfangsdosis lag.

Die zweite Patientengruppe erhielt nach Anlegen der Katheter-Periduralanaesthesie eine modifizierte NLA unter Verwendung von 0,3 mg/kg Körpergewicht Etomidate (Hypnomidate) als Einschlafmittel. Die Patienten wurden mit Pancuronium und N_2O/O_2 65:35 kontrolliert beatmet und erhielten geringe Mengen Fentanyl in Abständen von 40–60 min. Der Gesamtverbrauch an Fentanyl betrug über die Operationszeit von im Mittel 239 min nur 0,98 ± 0,08 mg, an Pancuronium wurde 3,71 ± 0,39 mg verabreicht. Am Operationsende wurde nicht antagonisiert, sondern darauf geachtet, daß die Patienten mindestens 30–40 min vor Extubation kein Analgetikum oder Relaxans bekommen hatten. Postoperativ erfolgte die analgetische Therapie durch Nachinjektionen von Carbostesin 0,5% in den Periduralkatheter, wie oben beschrieben.

Im folgenden sind die Kreislauf- und Blutgasparameter der beiden Patientengruppen intra- und postoperativ dargestellt, jeweils im Vergleich zu den präoperativ abgenommenen Ausgangswerten. Es zeigt sich nach Prämedikation mit Thalamonal/Atropin die bekannte

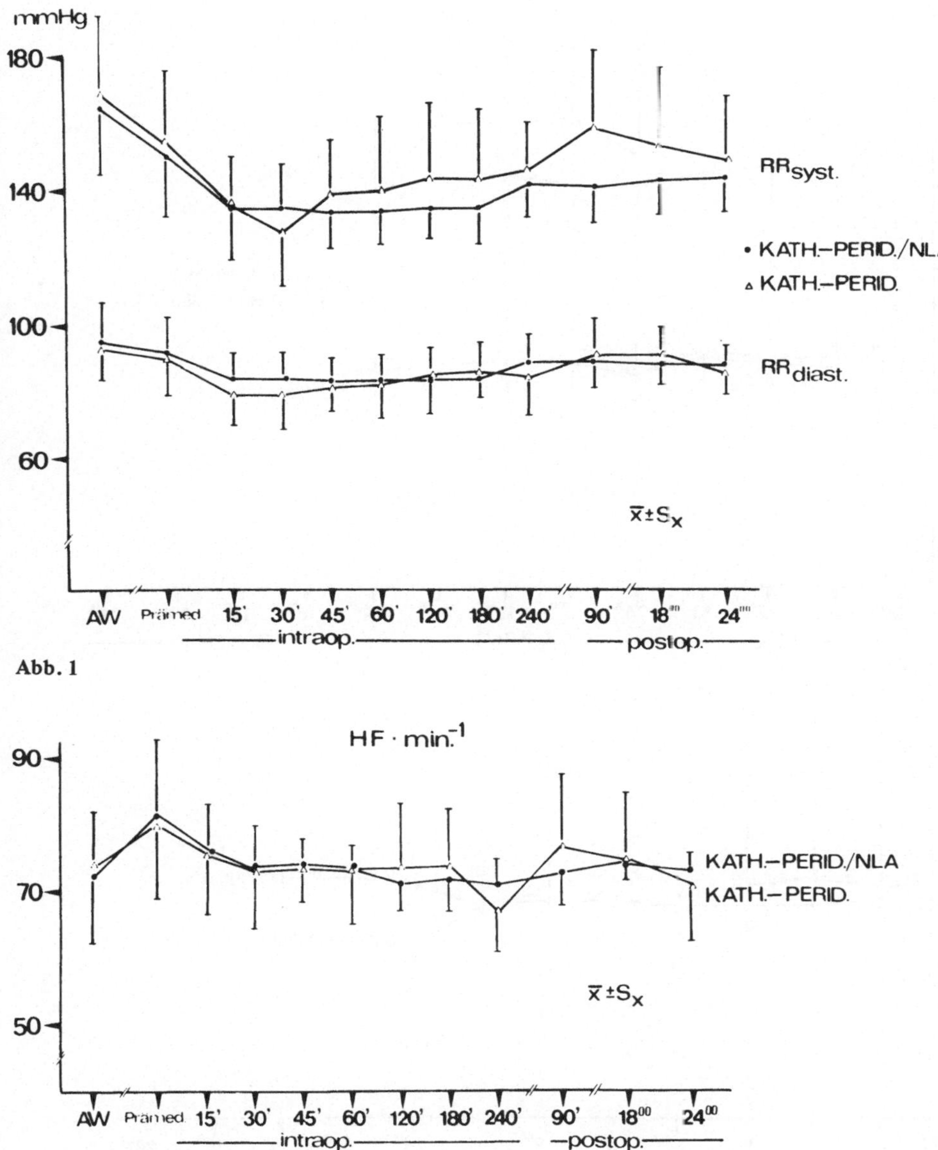

Abb. 1

Abb. 2

Senkung des systolischen und diastolischen Blutdruckes um ca. 10% und eine Steigerung der
Herzfrequenz um 8%–12%, wohl durch das verwendete Atropin bedingt. Unter der reinen
KPD sinkt der Blutdruck intraoperativ deutlich ab und zeigt relativ deutliche Schwankungen,
wie aus Abb. 1 hervorgeht. Der Blutdruckverlauf unter der Kombinationsanaesthesie aus
KPD und NLA ist kontinuierlicher und bleibt in einem engen Bereich um etwa 5% unter
dem Ausgangswert. Auch bei der Herzfrequenz sind im intraoperativen Verlauf die Schwankungen um den Ausgangswert etwas deutlicher bei der reinen KPD ausgeprägt, wie Abb. 2
zeigt. Das postoperative Verhalten der Kreislaufparameter unterscheidet sich dann nicht

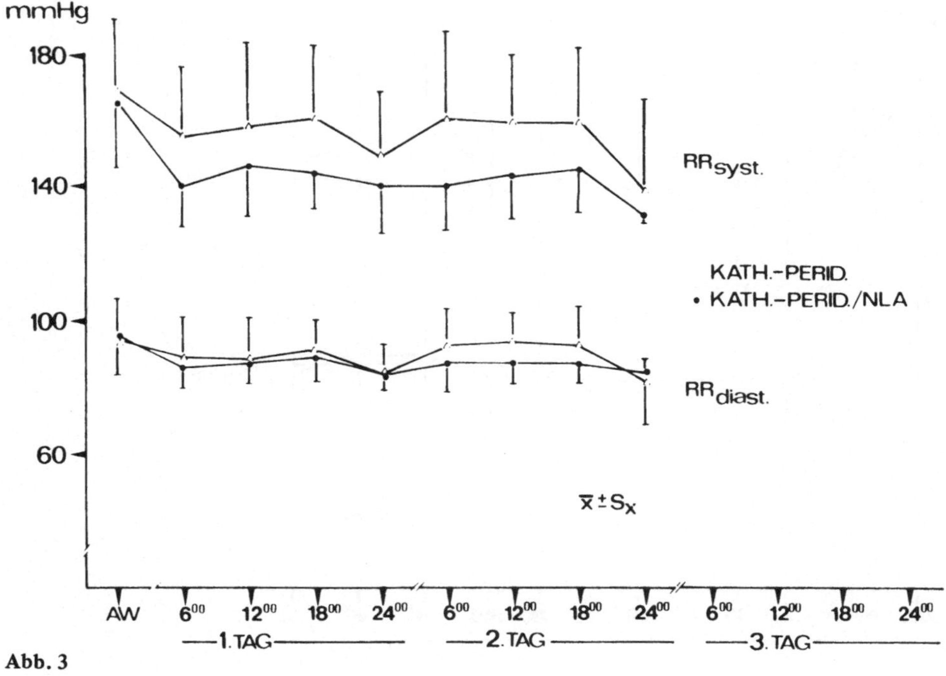

Abb. 3

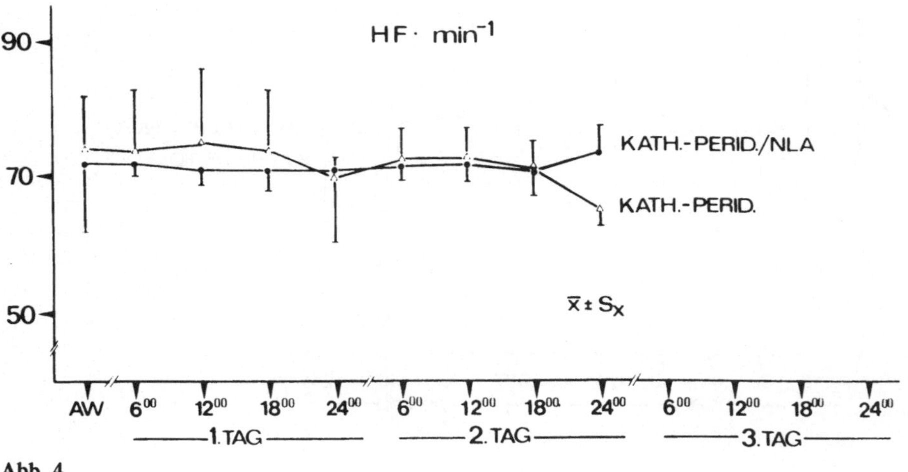

Abb. 4

mehr nennenswert in den beiden Gruppen und zeichnet sich generell durch außerordentliche Kreislaufstabilität aus. Aus den Abbildungen 3 und 4 gehen die Blutdruck- und Herzfrequenzwerte dieser Gruppen hervor.

Die nach der Prämedikation gewonnenen blutgasanalytischen Befunde zeigen einen Abfall des paO_2 und einen Anstieg des $paCO_2$ um ca. 5% unter die Ausgangswerte. Die metabolischen Parameter veränderten sich bei beiden Gruppen im Sinne einer geringfügigen metabolischen Azidose, wohl durch die Nahrungskarenz bedingt. Beim Vergleich der Werte

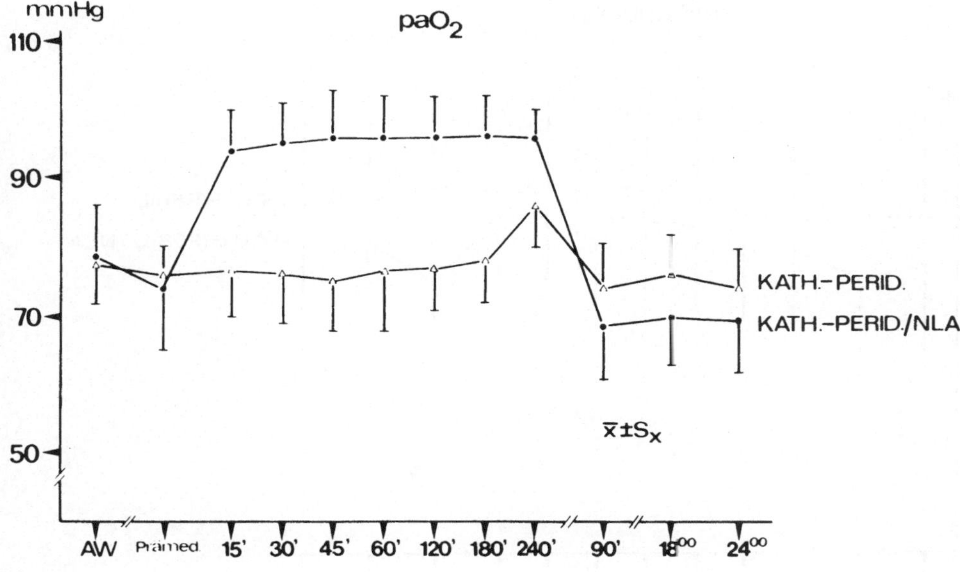

Abb. 5

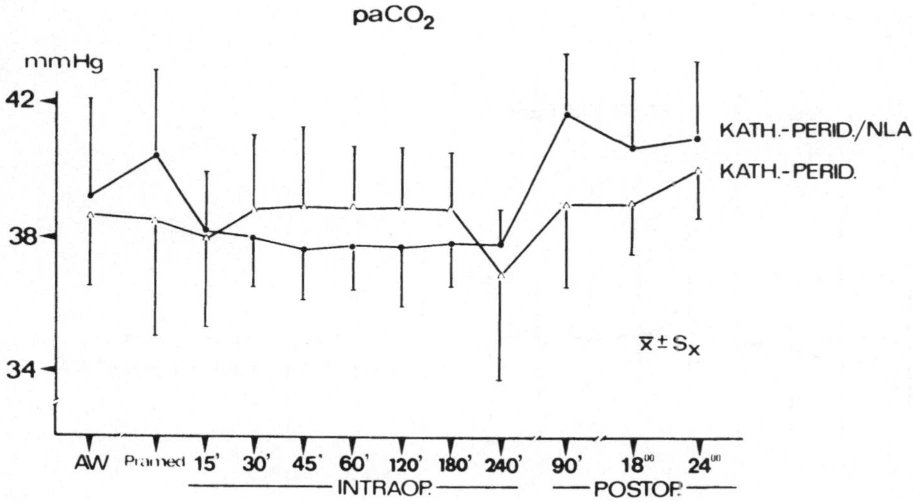

Abb. 6

im intraoperativen Verlauf muß beachtet werden, daß die mit der reinen KPD anaesthesierten Patienten spontan atmeten, während die mit KPD und NLA behandelten Patienten kontrolliert beatmet wurden. Entsprechend erklären sich die deutlichen Unterschiede in paO$_2$ und paCO$_2$ in den beiden Gruppen, die aus den Abbildungen 5 und 6 hervorgehen. Die metabolischen Parameter Standard-Bicarbonat, base excess und pH verändern sich unter KPD und NLA in den leicht alkalischen Bereich, während sie bei der reinen KPD um den Ausgangswert schwanken und in einer leichten Azidose-Tendenz bleiben. Diese Befunde sind den Abbildungen 7, 8 und 9 zu entnehmen.

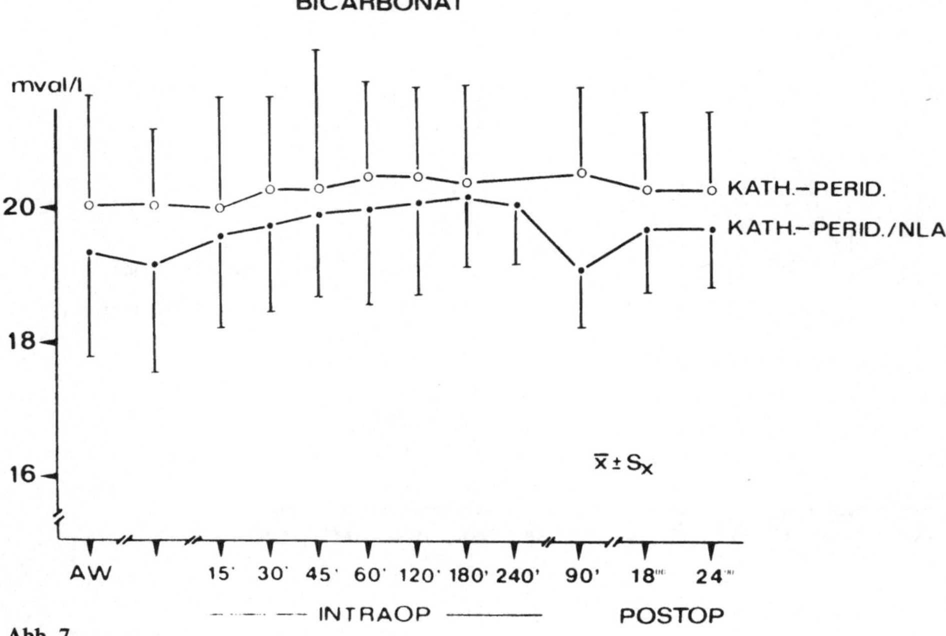

Abb. 7

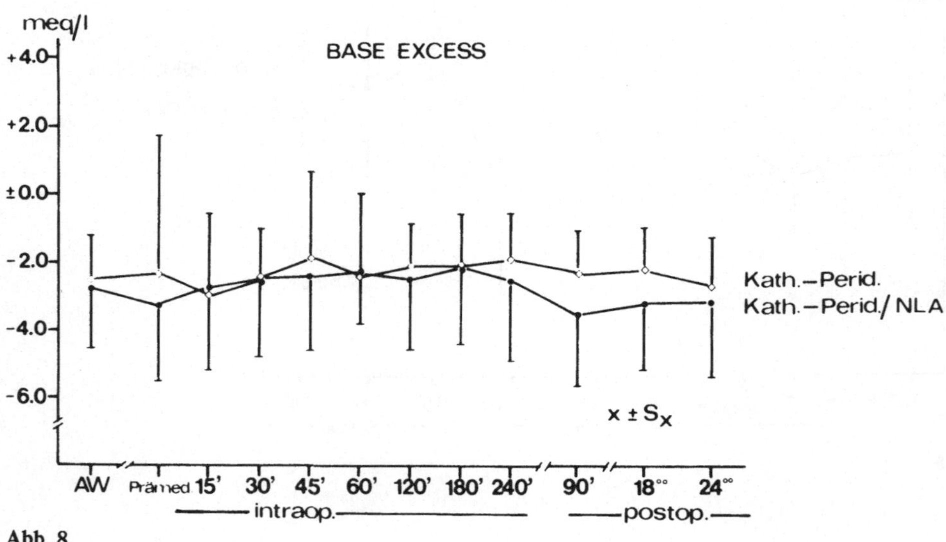

Abb. 8

Im postoperativen Verlauf zeigen die Abbildungen 10 und 11 die sehr stabilen paO_2-
und $paCO_2$-Werte, die sich untereinander und gegenüber den Ausgangswerten statistisch
nicht signifikant unterscheiden und die günstigen Verhältnisse unter der postoperativen
Schmerztherapie mit Nachinjektionen von Lokalanaesthetika in den Periduralkatheter
zeigen. Ähnlich ist das Verhalten der metabolischen Parameter Standard-Bicarbonat, base
excess und pH, die den Abbildungen 12, 13 und 14 zu entnehmen sind.

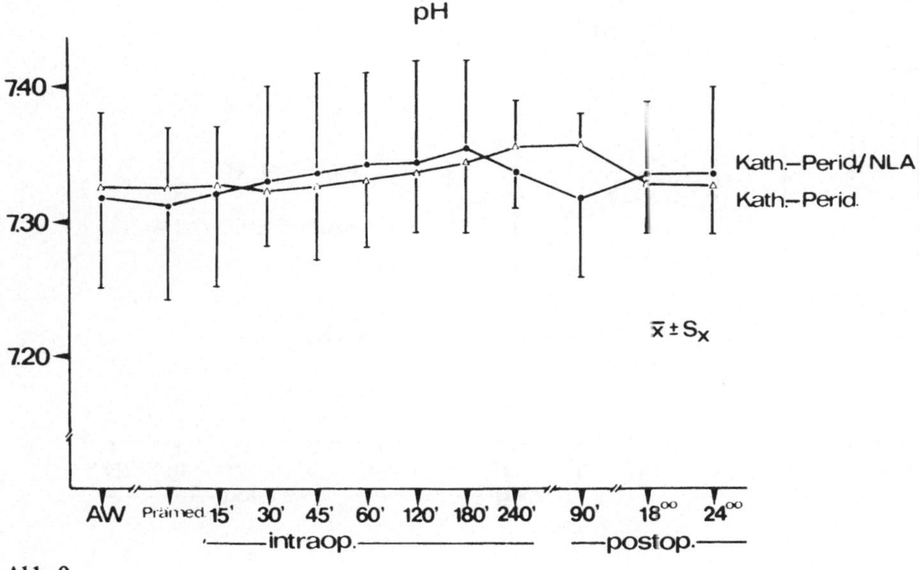

Abb. 9

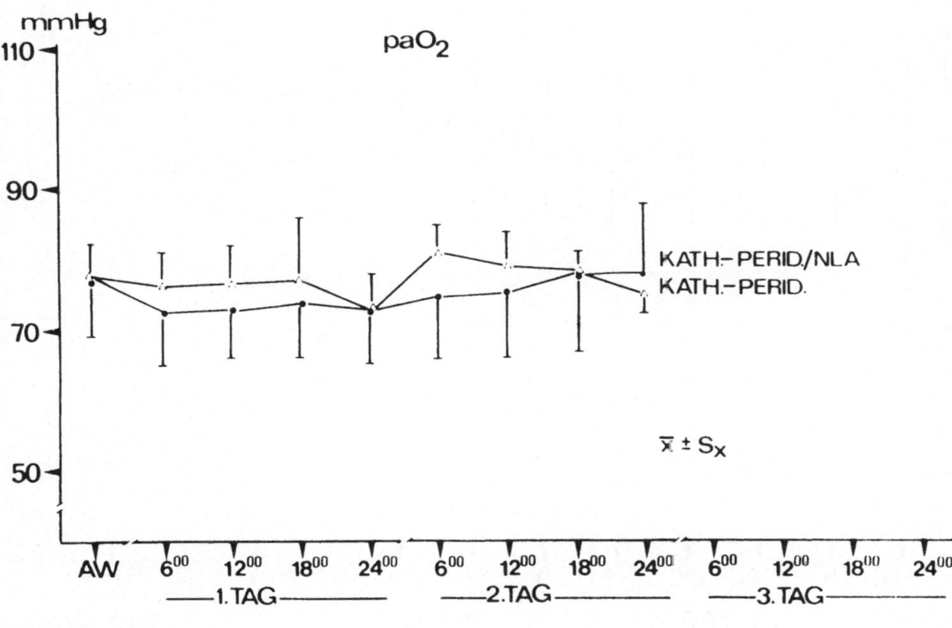

Abb. 10

Es ist bekannt, daß es auch nach unkomplizierten Oberbaucheingriffen bei geriatrischen Patienten fast regelmäßig zu einer arteriellen Hypoxämie mit dem Erreichen von
Grenzwerten kommt, die oft eine adäquate cerebrale und koronare Sauerstoffversorgung
in Frage stellen und den Organismus zur Anwendung von kardiozirkulatorischen Kompensationsmechanismen zwingen. Durch Opiat- und Relaxansnachwirkung, operativ beding-

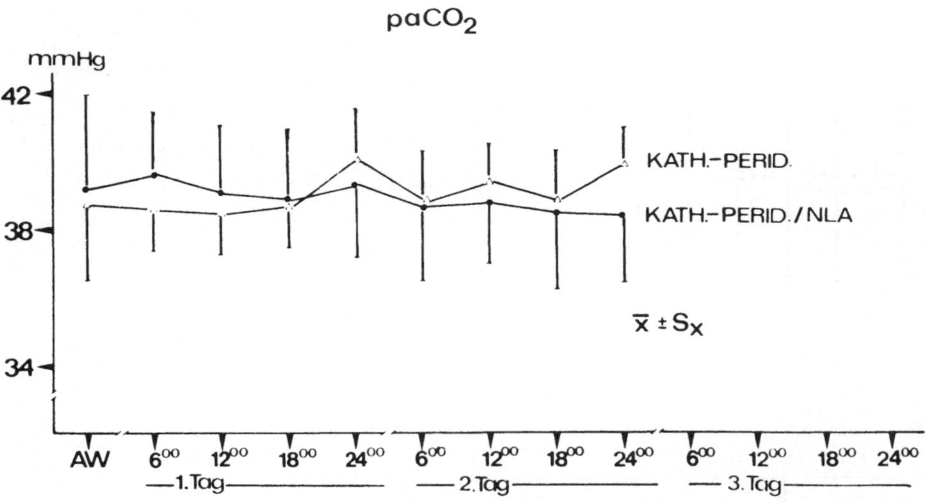

Abb. 11

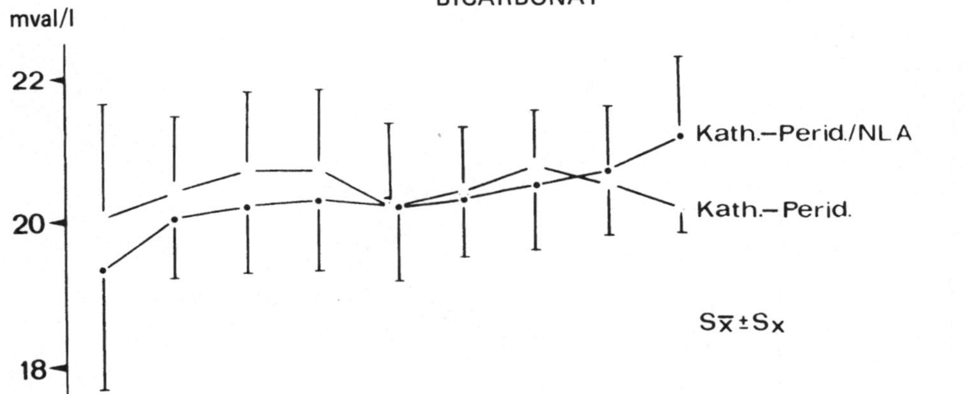

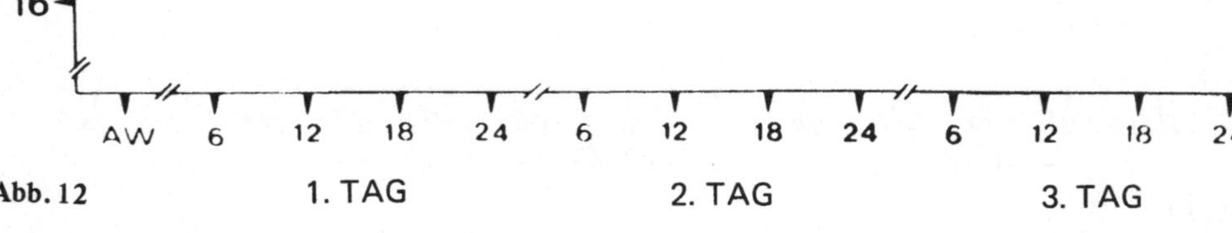

Abb. 12

ten Wundschmerz, Zwerchfellhochstand, Mikroatelektasen, Verminderung der funktionellen
Residualkapazität, Zunahme des Shuntvolumens und Veränderungen des Ventilations-
Perfusions-Gleichgewichts entstehen ernste hypoxische und hypercapnische Zustands-
bilder. Wenn dann der postoperative Wundschmerz noch durch zentral wirkende Analgetika
bekämpft wird, kann es zu einem verhängnisvollen circulus vitiosus kommen, durch den der
Patient vital gefährdet wird.

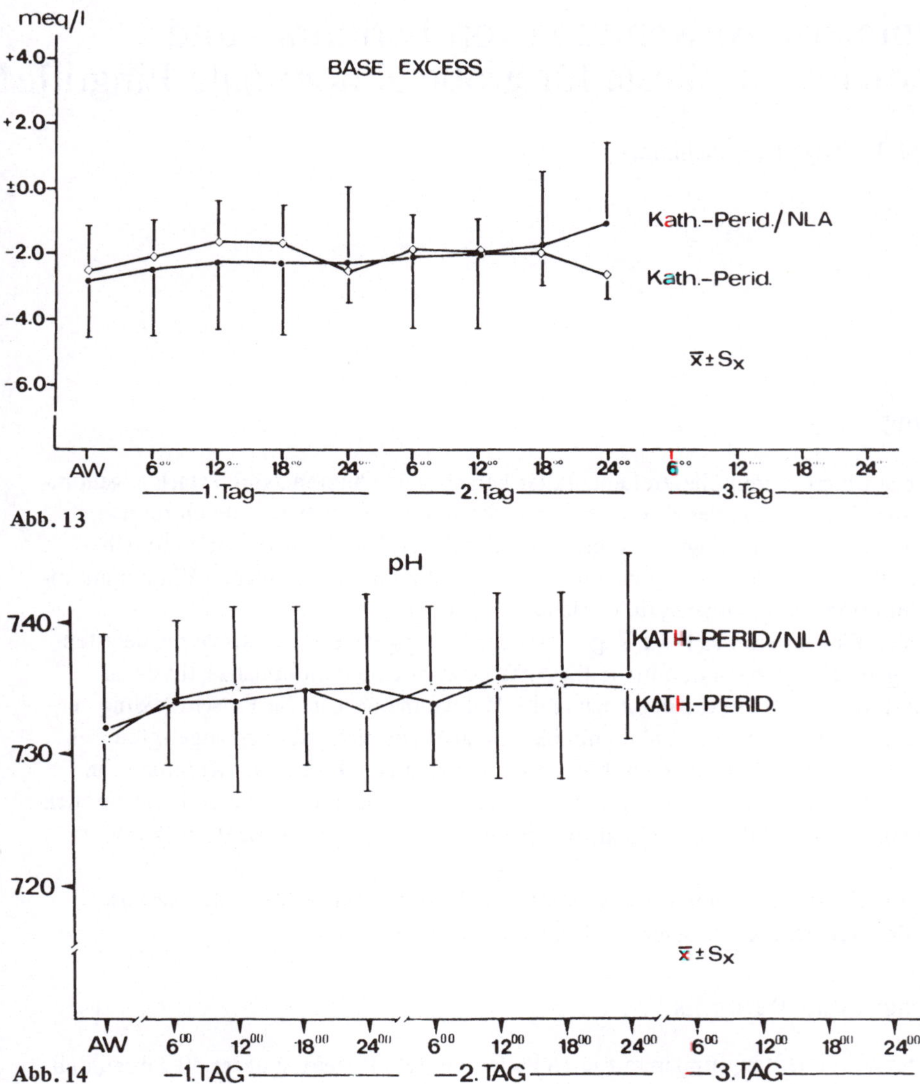

Abb. 13

Abb. 14

Während also die Überlegenheit der postoperativen Schmerztherapie durch Lokalanaesthetikagabe bei geriatrischen Patienten mehr oder minder unbestritten ist und auch durch unsere Untersuchungen belegt werden konnte, läßt sich aus unseren Ergebnissen nicht generell eine Überlegenheit des Regionalanaesthesie-Verfahrens gegenüber der Kombination aus KPD und NLA nachweisen. Vielmehr zeichnete sich gerade das aus Allgemeinanaesthesie und Regionalanaesthesie bestehende Kombinationsverfahren durch besondere intraoperative Stabilität der Kreislaufparameter und — wegen der kontrollierten Ventilation mit einem sauerstoffreichen Atem-Gas-Gemisch — der Blutgasparameter aus. Da wegen der niedrigen Dosierung an Opiaten und Relaxantien postoperativ keine Medikamentennachwirkungen zu erkennen waren, möchten wir aufgrund unserer Erkenntnisse dem Verfahren der Katheterperiduralanaesthesie, kombiniert mit einer modifizierten NLA unter kontrollierter Beatmung, für große abdominalchirurgische Eingriffe an geriatrischen Patienten den Vorzug geben.

Kombinierte Anwendung von Peridural- und Allgemeinanaesthesie für große abdominale Eingriffe*

U. Lips, M. Ludwig und I. Pichlmayr

Einleitung

Chirurgische Eingriffe im höheren Lebensalter haben in den letzten Jahren stark zugenommen. Mit der Entwicklung der modernen Anaesthesie werden auch größere chirurgische Eingriffe häufig bei hochbetagten Patienten durchgeführt. Der Anaesthesist steht dabei vor dem Problem, die Narkose bei einem Patienten mit zumeist erheblichen Einschränkungen der Funktion vitaler Organsysteme sicher zu gestalten.

In vielen Fällen bietet sich die Regional- oder Leitungsanaesthesie als wenig belastender Ausweg an. Für große abdominelle Eingriffe ist zwar eine Periduralanaesthesie als Narkoseverfahren möglich, die Begrenzung der Maßnahme liegt in der Einschränkung der Atemfunktion, bei der für einen abdominellen Eingriff ausreichend hoch angelegten Leitungsanaesthesie. Als Alternative wird in der letzten Zeit zunehmend die Kombination einer hohen Periduralanaesthesie – gleichsam als analgetische und relaxierende Komponente – und einer oberflächlichen Vollnarkose, die eine Beatmung ermöglicht, in Betracht gezogen.

In der vorliegenden Untersuchung werden die Vor- und Nachteile dieser Narkose unter besonderer Berücksichtigung der Gehirnfunktion untersucht.

Patientengut und Methodik

Es wurden zwei Patientengruppen mit je 16 Patienten (je 8 Patienten unter 50 Jahren und 8 Patienten mit einem Lebensalter über 70 Jahren) untersucht. Bei beiden Gruppen wurde die Narkose mit Thiopental eingeleitet und unter Relaxation mit Succinylcholin intubiert. Gruppe I wurde dann mit Enflurane – Dosierung nach klinischer Erfordernis – und zur Relaxation Nortoxiferin weiter narkotisiert. Gruppe II hatte bei klinischer Indikation vor Einleitung der Narkose eine Periduralanaesthesie erhalten, die mit Prilocain und/oder Bupivacain geführt wurde. Nach Testung des korrekten Sitzes der Periduralanaesthesie wurde eine Vollnarkose der gleichen Form wie bei Gruppe I zugesetzt. Zusätzlich zu dem in der Anaesthesie üblichen Monitoring der Kreislaufparameter wurden 2 EEG-Ableitungen der linken Hemisphäre (C_3-P_3; C_z-A_1) kontinuierlich während der gesamten Narkosedauer vorgenommen und außerdem einer Spektralanalyse (Fast-Fourier-Transformation) unterzogen.

---

* Die Untersuchungen wurden von der Stiftung Volkswagenwerk unterstützt

Tabelle 1. Allgemeine Patientendaten

	Gruppe I	Gruppe II
Alter (a)	56,7 ± 17,2	58,8 ± 16,8
Gewicht (kg)	62,4 ± 13,7	62,4 ± 11,9
Allgemeinzustand	2,2 ± 1,1	1,8 ± 0,8
Narkosedauer (min)	122,4 ± 41,6	237,2 ± 84,0

Ergebnisse

a) Allgemeine Patientendaten (Tabelle 1)

Der Allgemeinzustand der Patienten wurde in 4 Stufen eingeteilt: (1 = sehr gut, d.h. ohne Organstörungen, 2 = gut, d.h. Funktionsstörungen eines Organsystems, 3 = schlecht, d.h. Funktionsstörungen mehrerer Organsysteme, 4 = moribund). In Gruppe I ergab sich ein Mittelwert von 2,21 ± 1,08, in Gruppe II 1,84 ± 0,77. Der Unterschied ließ sich nicht als signifikant sichern. Das Lebensalter 56,7 ± 17,2 a (Gruppe I), 58,8 ± 16,8 a (Gruppe II) war in beiden Gruppen annähernd gleich.

Die OP-Zeiten unterschieden sich mit 122 ± 42 min in Gruppe I und 237 ± 84 min in Gruppe II deutlich. Diese Differenz war unvermeidbar, da der Periduralkatheter aus klinischer Indikation gelegt wurde.

b) Narkosemittelverbrauch (Tabelle 2)

Die auf das Körpergewicht bezogenen Einleitungsdosen von Thiopental und Succinylcholin betrugen im Mittel 4,8–5,4 bzw. 1,2–1,4 mg/kg und unterschieden sich zwischen den beiden Untersuchungsgruppen nur geringfügig.

Um vergleichbare Werte zu erhalten, wurden die verbrauchten Mengen der applizierten Lokalanaesthetika auf das Körpergewicht (KG) und die Zeiteinheit (min) bezogen. Der durchschnittliche Verbrauch beider Medikamente, die z.T. gemeinsam angewandt wurden, ist aus Tabelle 2 ersichtlich.

Tabelle 2. Narkosemittelverbrauch

	Gruppe I	Gruppe II
Thiopental mg/kg KG	4,81 ± 1,38	5,39 ± 1,2
Succinylcholin mg/kg KG	1,17 ± 0,2	1,39 ± 0,33
1/5 Prilocain		$1,1858 \times 10^{-3}$
ml/kg KG/min		$\pm\ 0,6305 \times 10^{-3}$
0,375% Bupivacain		$1,6791 \times 10^{-3}$
ml/kg KG/min		$\pm\ 1,1020 \times 10^{-3}$
Alcuronium mg/kg KG/min	$16,5149 \times 10^{-4}$	$10,7459 \times 10^{-4}$
	$\pm\ 6,2226 \times 10^{-4}$	$\pm\ 5,0957 \times 10^{-4}$
Enflurane l/kg KG/min	$10,3007 \times 10^{-4}$	$7,9934 \times 10^{-4}$
	$\pm\ 2,9422 \times 10^{-4}$	$\pm\ 1,4148 \times 10^{-4}$

Tabelle 3

	Gruppe I Narkose	Gruppe II Narkose + PDA
Blutdruckabfall 100 mmHg syst.:	25,5%	43,75%
Kreislaufstützung durch Katecholamine notwendig:	5,9%	50,00%
Am OP-Ende Antagonierung eines Relaxansüberhangs notwendig:	35,3%	0%
Zur Nachbeatmung intub. auf Intensivstation verlegt:	17,7%	37,50%

Von besonderem Interesse ist der Verbrauch von Enfluane und Alcuronium; auch hier wurden die Größen auf Körpergewicht und Zeiteinheit bezogen, wobei die absolute Menge Enfluane anhand des Atemminutenvolumens und der am Verdampfer eingestellten Vol.-%-Zahl in Liter ermittelt wurde. Es zeigte sich, daß in der Gruppe II mit Peridural-anaesthesie ein Minderverbrauch von 22,4% Enfluane und ein Minderverbrauch von 35,0% Alcuronium eintrat. Beide Änderungen konnten als statistisch signifikant gesichert werden ($p < 0,01$).

c) Allgemeines klinisches Befinden der Patienten

In der Tabelle 3 sind Besonderheiten des Narkoseverlaufs der beiden Patientengruppen dargestellt.

d) Ergebnisse der EEG-Überwachung (Tabelle 4, Abb. 1–4)

Das typische EEG-Bild einer ausreichend tiefen Ethrane-Narkose stellt hochgespannte Tätigkeiten des Delta- und Theta-Bandes dar. Bei relativ flacher Narkoseführung bleiben

Tabelle 4. Ergebnisse der EEG-Überwachung

	Gruppe I (%)	Gruppe II (%)
Unregelmäßiges EEG bis 12/s	41,2	12,5
Unregelmäßiges EEG bis 16/s	17,7	–
Unregelmäßiges EEG bis 20/s	29,4	43,8
Unregelmäßiges EEG bis 24/s	–	37,5
Unregelmäßiges EEG bis 28/s	–	6,25
Dominanter Frequenzbereich Delta/Theta	5,9	–
Dominanter Frequenzbereich Delta/Alpha	–	12,5
Dominanter Frequenzbereich Theta	41,2	–
Dominanter Frequenzbereich Theta/Alpha	11,8	37,5
Dominanter Frequenzbereich Alpha	–	37,5

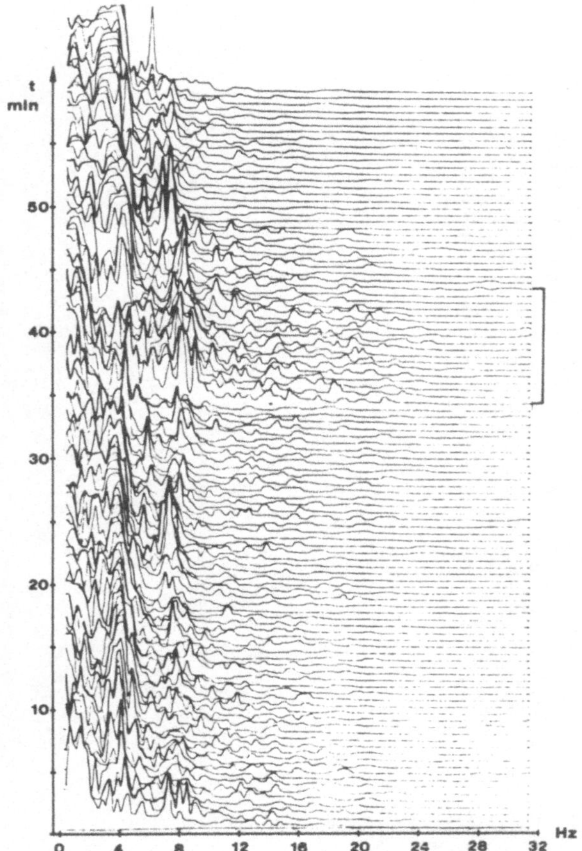

Abb. 1. Ausschnitt der EEG-Spektralanalyse eines 50jährigen Patienten, der eine Enflurane-Anaesthesie erhielt. Durchgehend zeigen sich als Ausdruck einer tiefen Narkose langsame Frequenzanteile im Bereich von 0,5–6/s. Intermittierende Verflachungen der Narkose zeigt ein zwischendurch auftretender 8/s-peak an. Im markierten Zeitraum wird sogar der Beta-Bereich aktiviert (bis 24/s). Dies ist eine typische Aufwachreaktion, da die Narkose hier klinisch zunächst beendet werden sollte, dann aber eine Erweiterung des chirurgischen Eingriffs vorgenommen wurde und anschließend wieder eine Narkosevertiefung – kenntlich an der Verlangsamung der EEG-Frequenzen – stattfand. Narkosemittelverbrauch: Enflurane: $9,13 \times 10^{-4}$ l/kg/min; Alcuronium: $10,0 \times 10^{-4}$ mg/kg/min

auch Anteile des Alpha- und Beta-Bandes erhalten. In Gruppe I kam es in 41,2% der Fälle zu einem unregelmäßigen EEG mit Frequenzen von 0,5–12/s. 17,7% boten eine obere Grenzfrequenz von 16/s und 29,41% von 20/s. Der dominante Frequenzbereich war in 41,2% das Theta-Band, in 5,9% Delta/Theta und 11,8% Theta/Alpha.

Gruppe II zeigte ebenfalls die Ausbildung eines unregelmäßigen EEG, wobei jedoch eine höhere Grenzfrequenz auffiel: bis 20/s 43,8%, bis 24/s 37,5% und bis 28/s 6,25%, während nur 12,5% eine obere Grenzfrequenz von 12/s aufwiesen.

Nicht narkosebedingte Veränderungen im Sinne einer Hirnfunktionsstörung durch Minderperfusion oder O_2-Mangel durch Hypoventilation zeigten 5,9% in Gruppe I, Ursache RR-Abfall. Insgesamt 31,2% der Gruppe II zeigten ebenfalls solche Frequenzverlangsamungen, die durch Blutdruckabfall oder Hypoventilation beim Übergang zur Spontanatmung bedingt waren. Zwei Fälle jedoch ließen keine klinische Ursache erkennen.

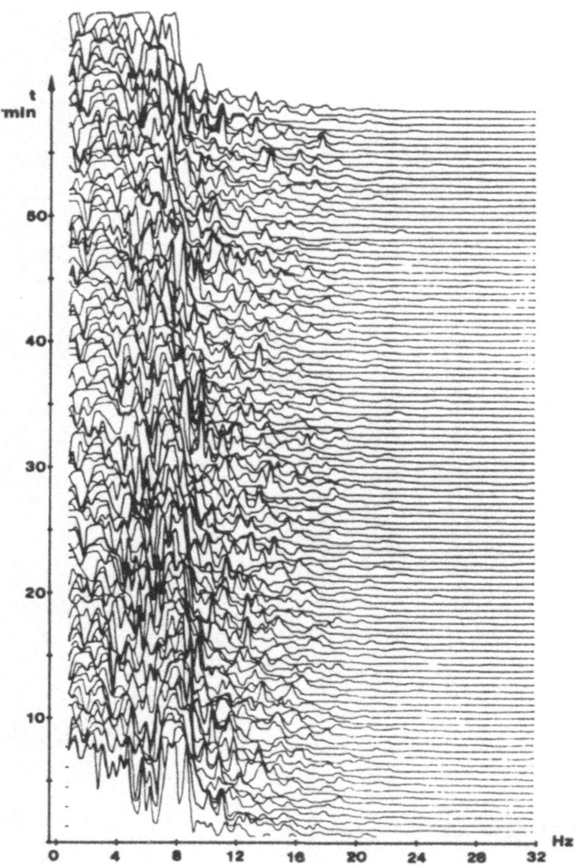

Abb. 2. Ausschnitt der EEG-Spektralanalyse eines 70jährigen Patienten, der eine kombinierte Enflurane-Periduralanaesthesie erhielt. Das Bild zeigt ein konstant unbeeinflußtes unregelmäßiges EEG von 0,5– 20/s. Der dominante Frequenzbereich wird vom Delta/Theta- bis knapp Alpha-Bereich gebildet, während Alpha und Beta nur geringfügig vertreten sind. Bei niedrigem Enfluraneverbrauch zeigt sich hier eine mäßig tiefe Narkose, die bei normotonen Kreislaufverhältnissen keine Besonderheiten aufweist und durch ihre Konstanz die ausreichende Schmerzdämpfung aufweist. Narkosemittelverbrauch: Enflurane: $6,89 \times 10^{-4}$ l/kg/min; Alcuronium: $8,26 \times 10^{-4}$ mg/kg/min; Bupivacain 0,375%: 20 ml

Diskussion

Bei annähernd gleichen Ausgangsgruppen zeigte sich in der Kombinationsanaesthesie un-
deutlich geringerer Narkosemittelverbrauch. Die sehr unterschiedlichen Narkosezeiten,
die aus klinischen Gründen unvermeidbar waren, können diesen Befund allenfalls in Hin-
sicht auf den Relaxantienverbrauch beeinflußt haben, der natürlich bei einer am Körpergewicht orientierten Initialdosis durch kürzere Narkosezeiten bei einer Berechnung pro
Zeiteinheit größere Werte annimmt, als bei längeren Narkosezeiten. Dennoch sind die
Vorteile eines geringeren Verbrauchs in Allgemeinanaesthetika nicht zu verkennen:
1. geringere Depression des Herz-Kreislauf-Systems, 2. kürzere Aufwachzeiten, 3. u.U.
geringere toxische Belastung. Dem gegenüber fällt jedoch bei der Betrachtung des allgemeinen Zustandes der Patienten der hohe Anteil von Blutdruckabfällen in der Grup-

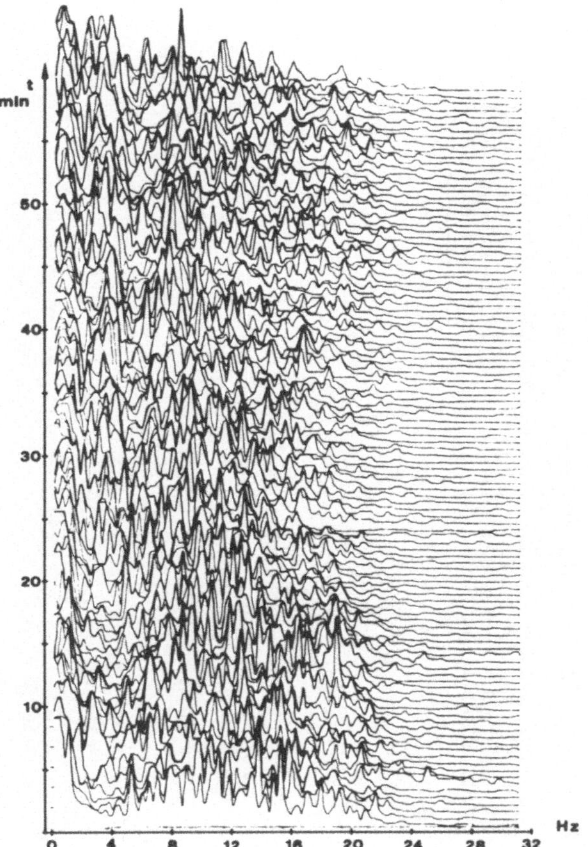

Abb. 3. Ausschnitt der EEG-Spektralanalyse einer 42jährigen Patientin, die eine kombinierte Enflurane-Periduralanaesthesie erhielt. Es findet sich ein unregelmäßiges EEG mit Frequenzen von 0,5–24/s. Das EEG bleibt über den Beobachtungszeitraum bei unauffälligem Herz-Kreislaufverhalten weitgehend unverändert. Ein dominanter Frequenzbereich läßt sich nicht feststellen. Bei geringem Enfluraneverbrauch stellt dieses Bild in typischer Weise eine flache Narkose dar, die noch erhebliche Anteile des Aktivationsstadiums im Hirnstrombild zeigt. Narkosemittelverbrauch: Enflurane: $5{,}19 \times 10^{-4}$ l/kg/min; Alcuronium: $10{,}12 \times 10^{-4}$ mg/kg/min; Bupivacain 0,375: 18 ml

pe II auf. Diese Druckabfälle sind durch die ausgeprägte Sympathikusblockade bei relativem Volumenmangel zu erklären. Sie lassen sich durch Volumenzufuhr und Katecholamingaben i.A. komplikationslos beheben.

Die Ergebnisse der EEG-Überwachung zeigen zunächst grundsätzlich der Literatur entsprechende Veränderungen der Hirngrundaktivität [1–4, 6]. Ein Vergleich beider Gruppen zeigt eine allgemein flachere Narkose der Gruppe mit Periduralanaesthesie. Diese Feststellung entspricht dem geringeren Narkosemittelverbrauch. Da aber rasche EEG-Tätigkeiten auch einem erhöhten Energieverbrauch des Gehirns entsprechen, muß man diesem Befund besondere Aufmerksamkeit widmen [5]. So zeigt dann auch die Gruppe II ein wesentlich empfindlicheres Verhalten auf Noxen wie Hypoventilation und Blutdruckabfälle (Tabelle 3).

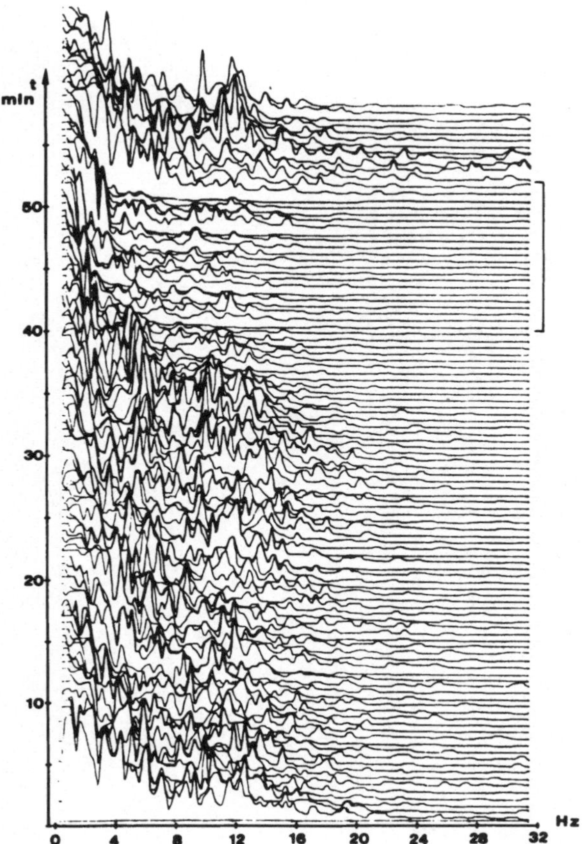

Abb. 4. Ausschnitt der EEG-Spektralanalyse einer 72jährigen Patientin, die eine kombinierte Enflurane-Periduralanaesthesie erhielt. Das EEG zeigt sich unregelmäßig im Frequenzbereich 0,5–20/s (teilweise bis 24/s). Im markierten Zeitraum kommt es gleichzeitig mit einem Blutdruckabfall auf 70/30 mmHg bei sonst stationären Narkosebedingungen zu einer erheblichen Spannungseinschränkung und Frequenzverlangsamung im EEG. Diese Beobachtung muß als ernste, allgemeine, perfusionsbedingte Störung der Hirnfunktion bei vorangegangener flacher Narkoseführung gewertet werden, da sie auch noch über einem anderen Hirnareal nachweisbar war. Narkosemittelverbrauch: Enflurane: $7,92 \times 10^{-4}$ l/kg/min; Alcuronium: $9,23 \times 10^{-4}$ mg/kg/min; Prilocain 1,5%: 15 ml; Bupivacain 0,375%: 10 ml

Schlußfolgerung

Die Kombination von Peridural- und Allgemeinanaesthesie für abdominelle Eingriffe erscheint als ein günstiges Verfahren, besonders für Risikopatienten, da signifikante Einsparungen an Allgemeinanaesthetika möglich sind. Mögliche sympathisch bedingte Blutdruckabfälle lassen sich mit Volumen- und eventuell Katecholamingaben gut beherrschen.

Besonderes Augenmerk verdient jedoch die Hirnfunktion. Die EEG-Untersuchungen zeigten ein flacheres Narkosestadium an, das wahrscheinlich aufgrund eines höheren zerebralen Stoffwechselbedarfs empfindlicher auf Perfusionsstörungen und hypoxische Zustände reagiert als bei der reinen Vollnarkose. Zur Optimierung dieses Verfahrens kann die kontinuierliche EEG-Kontrolle empfohlen werden.

Literatur

1. Bart AJ, Homi J, Linde HW (1971) Changes in power spectra of electroencephalograms during anesthesia with fluroxene, methoxyflurane and ethrane. Anesth Analg Curr Res 50:53–63
2. Bosken F, Hanquet M, Galletz JP (1974) Enflurane and EEG. Acta Anaesthesiologica Belgica 2:233–245
3. Doenicke A, Kugler J (1975) Wirkungen des Ethrane auf das zentrale Nervensystem. In: Kreuscher H (Hrsg) Ethrane: Neue Ergebnisse in Forschung und Klinik. Schattauer, Stuttgart New York S 45–55
4. Gies B, Gerking P, Scholler KL (1974) Das EEG bei Probanden-Narkosen und kontinuierlicher EEG-Frequenzanalyse (EISA) während Operationen unter Ethrane. In: Lawin P, Beer R (Hrsg) Ethrane. Anaesthesie und Wiederbelebung, Springer, Berlin Heidelberg New York, S 263–271
5. Neigh JL, Garman JK, Harp JP (1959) The electroencephalographic pattern during anesthesia with ethrane. Anesthesiology 20:359–376
6. Kubicki ST (1968) Elektroenzephalographische Aspekte der Narkose. Berliner Medizin [Sonderdruck] 19:4–12

Andere Blockaden
Lokalanaesthesie

Computertomographisch kontrollierte lumbale Grenzstrang-Blockade

W. Tolksdorf, J. Klimm und F. Wunschik

Die Bedeutung der Behandlung chronischer Schmerzzustände wird auch im zentraleuropäischen Raum zunehmend erkannt. Dies führte in vielen anaesthesiologischen Zentren zur Einrichtung sogenannter Schmerzeinheiten. Eine Schmerzeinheit wird um so effektiver arbeiten können, je besser und umfangreicher die diagnostischen Möglichkeiten und je breiter das therapeutische Spektrum ist. Diagnostische und therapeutische Blockaden des sympathischen Nervensystems haben sich bei vielen akuten und chronischen Schmerzzuständen als erfolgreich erwiesen.

Für die Blockade des lumbalen sympathischen Grenzstrangs gilt dies beispielsweise für Kausalgien, posttraumatische Dystrophien, Phantomschmerzen, periphere Gefäßerkrankungen, die postherpetische Neuralgie sowie für andere nicht maligne Erkrankungen, wie z. B. Paget's disease und Kreuzschmerzen. Außerdem können in nicht wenigen Fällen auch Schmerzzustände aufgrund maligner Erkrankungen günstig beeinflußt werden.

Die Punktion des sympathischen Grenzstrangs erfolgt in der Regel blind oder unter Zuhilfenahme röntgenologischer Durchleuchtungstechniken (s. z.B. [1]). Die wohl am häufigsten verwendete Technik dürfte die nach Reid [2] sein. Die konventionellen Punktionstechniken besitzen folgende Nachteile und Komplikationsmöglichkeiten: Sie können grob gegliedert werden in: punktionsbedingte Komplikationen durch Unkenntnis der individuellen Anatomie sowie bei fehlender oder mangelnder Erfahrung des durchführenden Arztes; in Komplikationen, bedingt durch die Anwendung von Lokalanaesthetika oder neurolytischen Substanzen sowie die sympathikolytisch bedingte Hypotension. Außerdem wird die Punktion vielfach als äußerst schmerzhaft empfunden.

Die Hypotension ist eine methodenspezifische Komplikation, die unabhängig ist von der Punktionstechnik. Alle weiteren Komplikationen sind bedingt durch die anatomischen Gegebenheiten und treten um so häufiger auf, je unerfahrener der durchführende Schmerztherapeut ist und je weniger er von der Anatomie des Patienten weiß. Möglich sind intraaortale, intravenöse und intramurale Injektionen; weiterhin müssen genannt werden die intramuskuläre, die intraperitoneale und die subarachnoidale Injektion sowie die Infiltration somatischer Nerven. Auch Punktionen der Niere sowie des Ureters werden beschrieben.

Komplikationen, bedingt durch Lokalanaesthesthetika oder neurolytische Substanzen, sind weitgehend bekannt. Für beide gilt letztlich: soviel wie nötig, sowenig wie möglich. Die in der Literatur angegebenen Mengen Lokalanaesthetika variierten zwischen 15 und 30 ml. Bei Verwendung neurolytischer Substanzen ist es notwendig, weitaus geringere Volumina zu verwenden. Voraussetzung für die Verwendung minimaler Mengen Lokalanaesthetika und Neurolytika bei maximaler Effizienz ist die absolut sichere Nadelposition am sympathischen Grenzstrang.

Schmerz: Die Punktion selbst wird vom Patienten vielfach als äußerst unangenehm und schmerzhaft empfunden, da sich der Arzt beim blinden Vorgehen vorwiegend an Knochenstrukturen wie dem Processus transversus oder dem Wirbelkörper orientiert. Eine ausreichende Lokalanaesthesie ist zumindest bei der Durchführung diagnostischer Blockaden nicht möglich, da die begleitende Infiltration sensibler und motorischer Nervwurzeln die diagnostische Aussagekraft der Methode reduzieren. Die unangenehme und schmerzhafte Punktion verhindert vielfach die Zustimmung des Patienten zur Durchführung unbedingt notwendiger weiterer Blockaden.

Alle genannten Nebenwirkungen und Risiken verhindern eine breitere Anwendung dieser wertvollen Methode.

Die computertomographisch unterstützte Punktion des lumbalen Grenzstranges reduziert die Risiken und Nebenwirkungen auf ein Minimum.

Methode

Der Patient wird in Bauchlage gebracht. Sodann erfolgt die Anfertigung eines Scout view's des Abdomens. Nach der Entscheidung für die Punktionshöhe werden 3 Ebenen gewählt (Abb. 1). Die Entscheidung für die Punktionsebene erfolgt anhand der Anatomie des Patienten unter besonderer Berücksichtigung der Lokalisation der Niere, des Nierenbeckens sowie der Punktionsmöglichkeit ohne Knochenkontakt (Abb. 2).

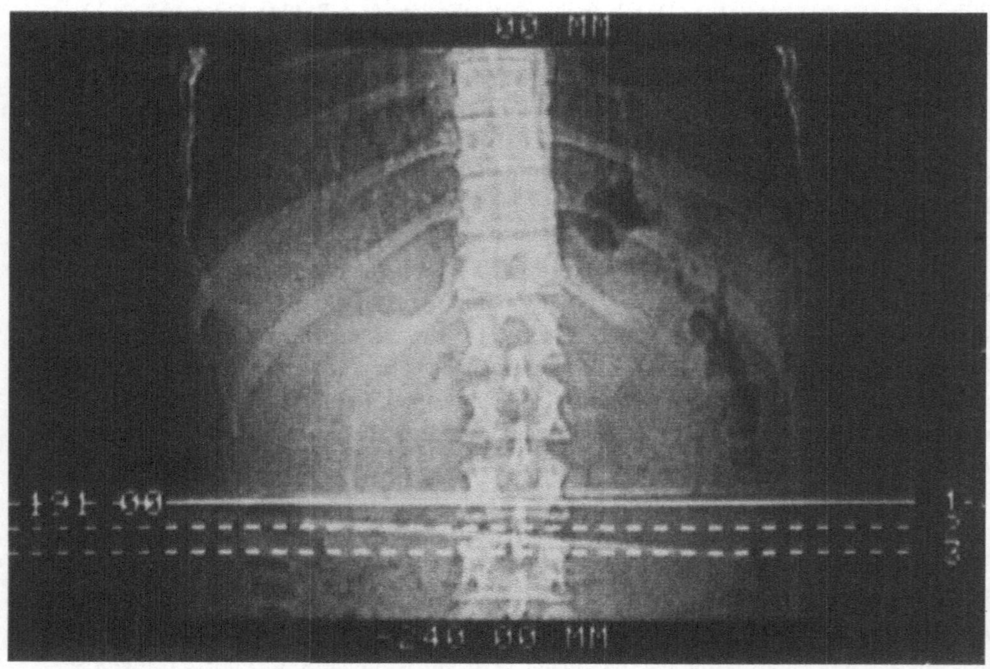

Abb. 1. Scout view des Abdomens, mögliche Punktionsebenen

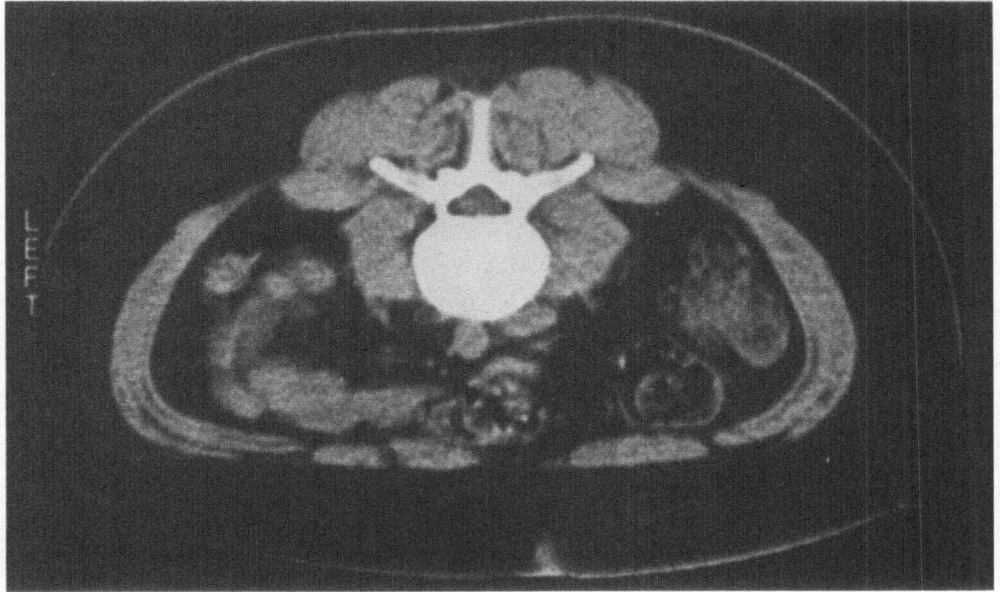

Abb. 2. Slice mit Processus transversus. Punktion möglichst ohne Knochen-, Nieren- und Nierenbecken-kontakt. S. Aorta links und V. cava inferior rechts

Die gewählte Ebene wird am Patienten markiert. Auf dem slice werden folgende Punkte und Distanzen markiert: die Mittellinie (Processus spinosus), die gewählte Punktionsstelle auf der Haut sowie die Lokalisation des lumbalen Grenzstrangs. Wesentlich ist die Beachtung der Vena cava inferior auf der rechten und der Aorta auf der linken Seite. Vom Computer errechnet werden die Distanzen zwischen der Mittellinie und der Punktionsstelle sowie zwischen der Punktionsstelle und dem sympathischen Grenzstrang. Die Distanzen werden am Patienten bzw. auf der Punktionsnadel markiert. Der Einstichwinkel zur Horizontalen oder Vertikalen wird errechnet und bei der Punktion eingestellt (Abb. 3).

Die Punktion erfolgt nach Desinfektion der Haut und oberflächlich gehaltener Infiltrationsanaesthesie. Wesentlich ist das Eingehen in der axialen Ebene. Die Nadelposition wird computertomographisch kontrolliert: Ist die Kanüle in der Punktionsebene vollständig sichtbar und die Lage korrekt, so kann die Injektion erfolgen (Abb. 4). Ist die Nadel nur teilweise sichtbar, so ist sie aus der axialen Ebene abgewichen und weitere benachbarte Schichten müssen angefertigt werden, bis die Lage der Kanülenspitze dargestellt ist (Abb. 5 und 6).

Bei Verwendung von Lokalanaesthetika injizieren wir in der Regel bis zu 10 ml gemischt mit 2 ml Kontrastmittel, bei der Verwendung neurolytischer Substanzen applizieren wir bis zu 5 ml 96%igem Alkohol, vermischt mit 1 ml Kontrastmittel. Zur Kontrolle der Ausbreitung der applizierten Volumina und zur Dokumentation werden erneut 1 slice (Abb. 7) und 1 scout angefertigt (Abb. 8). Bei unzureichender Blockade kann die Ausbreitung durch Lagerung oder Nachinjektion beeinflußt werden.

Die computertomographisch unterstützte Blockade des lumbalen Grenzstrangs bietet gegenüber anderen Techniken mehrere Vorteile: Die Punktion erfolgt gezielt unter Berücksichtigung der individuellen anatomischen Verhältnisse des Patienten. Sie gewährleistet größtmögliche Sicherheit durch sicheres Umgehen der Niere und des Nierenbeckens (Ureter)

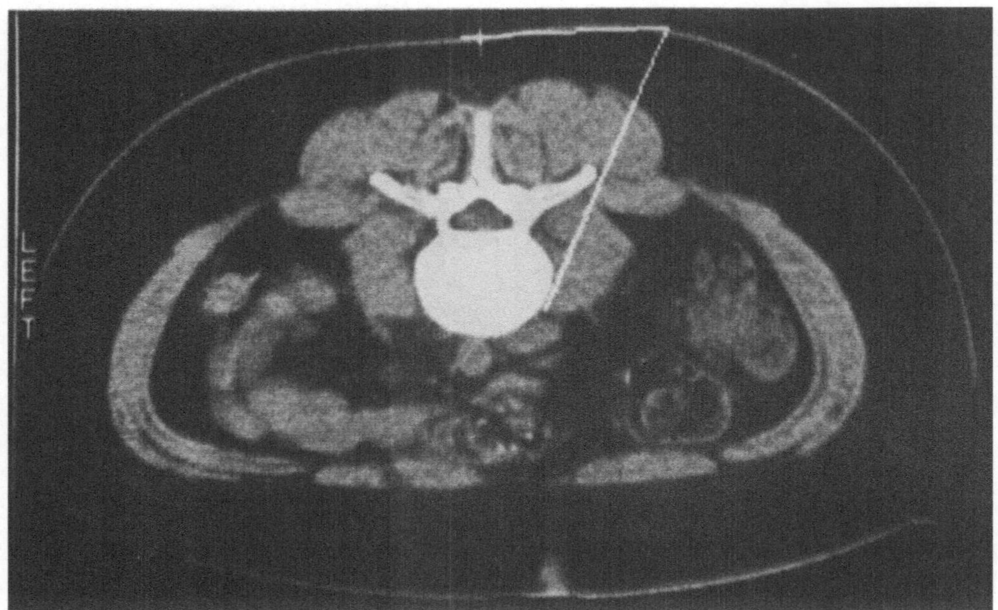

Abb. 3. Slice mit Markierungen: Mittellinie, Einstichstelle, Sympathischer Grenzstrang (nicht sichtbar). Die dazwischenliegenden Distanzen werden vom Computer errechnet

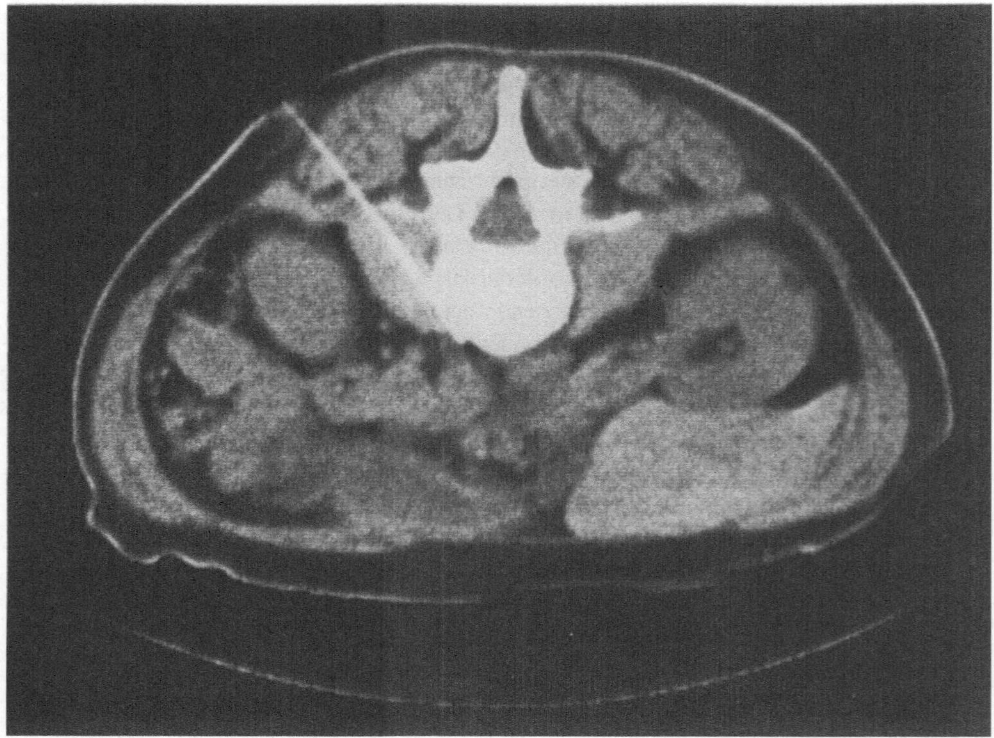

Abb. 4. Slice mit vollständiger Darstellung der Nadel. Die Einführung ist exakt in der axialen Ebene erfolgt

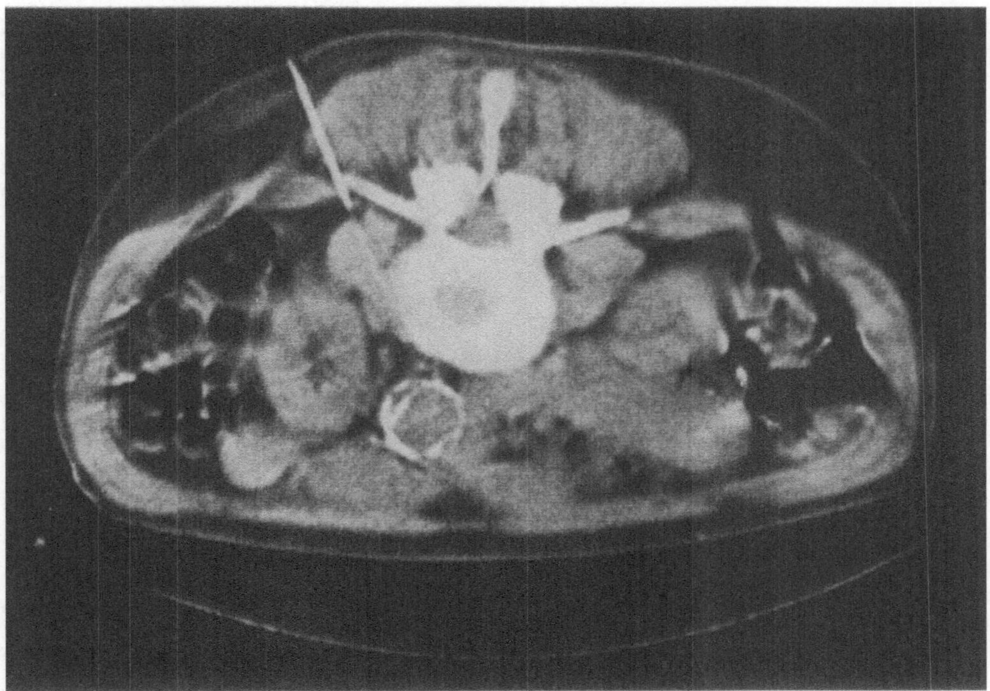

Abb. 5. Slice mit partieller Darstellung der Nadel. Zur Bestimmung der Nadelspitzenposition muß ein benachbarter Slice dargestellt werden

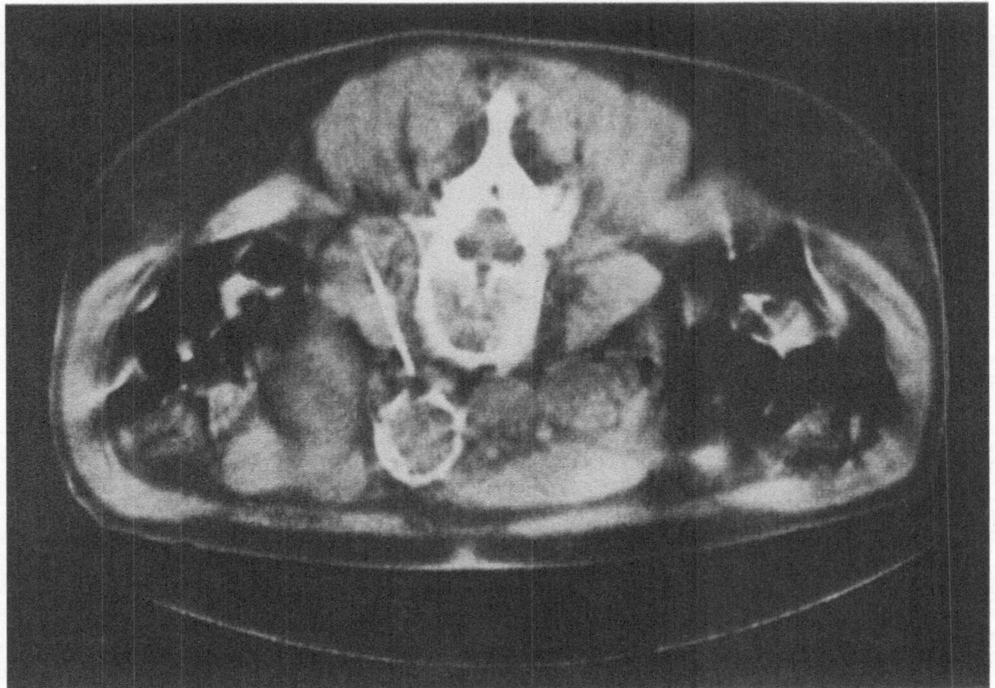

Abb. 6. Benachbarter Slice mit Nadelspitze ohne Darstellung des proximalen Anteils. Die Verifikation der Nadelspitze kann durch Ausmessen der Distanz zur Einstichstelle ermittelt werden

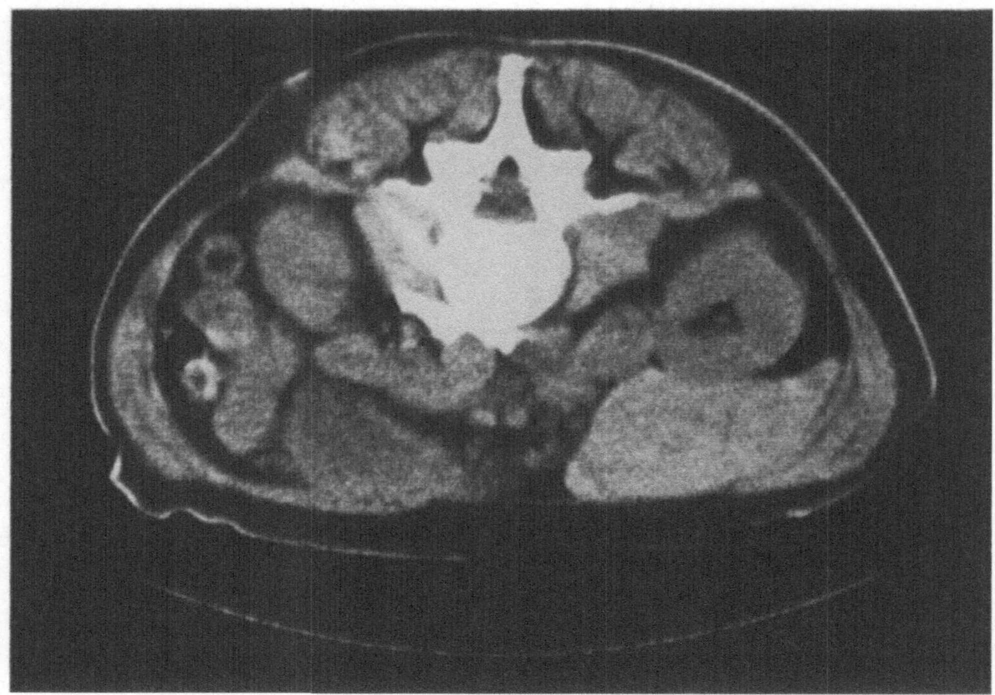

Abb. 7. Slice mit Darstellung der Lokalanaesthetikum-Ausbreitung nach Kontrastmittelbeimischung

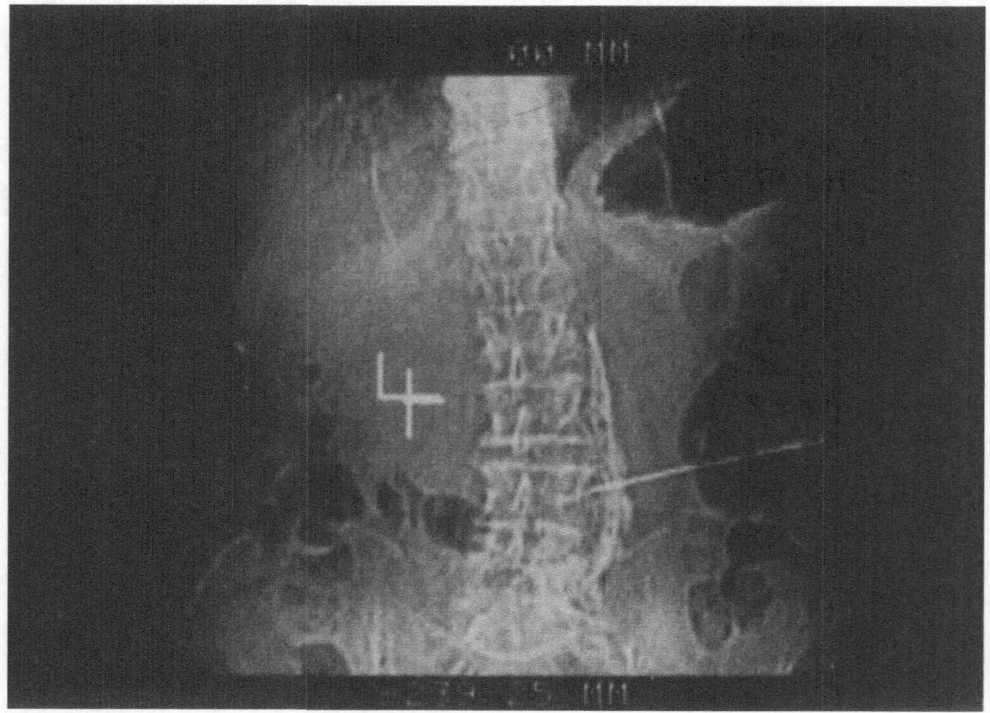

Abb. 8. Scout mit Darstellung der Lokalanaesthetikum-Ausbreitung

sowie durch sicheres Vermeiden intraaortaler, intravenöser, intramuraler, intramuskulärer, intraperitonealer und subarachnoidaler Injektion. Durch Vermeiden von Knochenkontakt sowie mehrfachen Vorstechens und Zurückziehens der Nadel ist die Schmerzbelastung des Patienten auf ein Minimum reduziert. Die sichere Lokalisation der Nadelspitze am lumbalen Grenzstrang gewährleistet größtmögliche Effizienz bei Verwendung geringer Injektionsvolumina. Die lumbale Grenzstrangblockade kann unter diesen Voraussetzungen auch vom gänzlich unerfahrenen Anaesthesisten durchgeführt werden. Sie ist eine unschätzbare Hilfe für den Auszubildenden.

Als Nachteile müssen die relativ hohen Kosten gesehen werden sowie die Tatsache, daß ein Computertomograph vorhanden sein muß.

Wir sind der Meinung, daß die Vorteile der dargestellten Technik dazu beitragen werden, der lumbalen Grenzstrangblockade zu einer ihrer diagnostischen und therapeutischen Bedeutung angemessenen Verbreitung zu verhelfen.

Die Technik zur computertomographisch kontrollierten Blockade des Ganglion coeliacum wird derzeit von uns erarbeitet und erprobt.

Literatur

1. Lipton S (1979) Relief of Pain in Clinical Practice. Blackwell Scientific Publications, Oxford London Edingburgh Melbourne
2. Reid W, Watt JK, Gray TG (1970) Phenol injection of the sympathetic chain. Br J Surg 57:45

Plexus-brachialis-Blockade: Zeitbedarf, Erfolgsrate und Komplikationen bei vier verschiedenen Zugängen

E. Lanz, D. Jankovic und D. Theiß

Bei der Wahl des Zugangs zum Plexus brachialis soll dessen Blockadeschwerpunkt mit dem Operationsgebiet übereinstimmen [2—4]. Außerdem sind weitere Gesichtspunkte von klinischem Interesse, wie Zeitbedarf, Zahl der erforderlichen Kanülenkorrekturen, Lokalisationsmethode, Erfolgsrate, Komplikationsrate und Beurteilung durch den Patienten. Sie wurden in dieser prospektiven Studie analysiert.

Methodik

Diese Studie bezieht sich auf 430 aufeinanderfolgende Plexus-brachialis-Blockaden: 96 interskalenär nach Winnie [15], 165 subklavia perivaskulär nach Winnie [16], 93 supraklavikulär nach Kulenkampff [1, 5, 7] und 76 axillar nach Winnie [17].

Der Plexus wurde entweder durch Auslösen von Paraesthesien oder durch elektrische Nervenstimulation mit jeweils 2 verschiedenen mono- und bipolaren Nadeltypen lokalisiert [11]. Das Lokalanaesthetikum (LA) wurde nach eindeutiger Lokalisation des Plexus nur an eine einzige Stelle deoponiert [14].

Es wurden 50 ml Bupivacain-HCl 0,5%, Etidocain 1% oder Bupivacain-CO_2 0,5% mit 5 IE Ornipressin (POR 8) verwendet.

Ergebnisse

1. Zeitbedarf und Kanülenkorrekturen

Für die Lokalisation des Plexus brachialis war ein Zeitbedarf von mehr als 1 min und mehr als 5 Kanülenkorrekturen beim Zugang nach Kulenkampff bei 3/4 der Patienten erforder-

Tabelle 1. Zeitbedarf und Kanülenkorrekturen (% der Patienten)[a] ($n = 430$)

	Interskalenär	Subklavia perivaskulär	Kulenkampff	Axillar
Zeitbedarf > 1 min	49	42	74	37
Kanülenkorrekturen > 5	50	45	74	53

[a] $p < 0,05$

Tabelle 2. Erfolgsrate (%) bei Blockaden des Pl. brachialis ($n = 430$)

Voller Erfolg	65
Teilerfolg	19
Versager	16

Tabelle 3. Erfolgsrate (%) bei verschiedenen Zugängen

	Interskalenär	Subklavia perivaskulär	Kulenkampff	Axillar
Voller Erfolg	67	67	69	54
Teilerfolg	18	20	15	24
Versager	15	13	16	22
n	96	164	92	76

lich, bei den anderen Zugängen bei etwa der Hälfte der Patienten (Tabelle 1). Gute anatomische Verhältnisse im Bereich des Plexus verminderten den Zeitbedarf und die Anzahl der Kanülenkorrekturen.

2. Erfolgsrate

65% der Blockaden führten zu vollem Erfolg, 19% zu Teilerfolg, 16% waren Versager (Tabelle 2). Die supraklavikularen Zugänge waren erfolgreicher als der axillare (Tabelle 3). Erfahrung des Anaesthesisten und gute anatomische Verhältnisse führten zu höheren Erfolgsraten.

3. Lokalisationsmethoden

Lokalisation mittels Paraesthesien bzw. Elektrostimulation benötigte die gleiche Zeit und Anzahl an Kanülenkorrekturen (Tabelle 4). Die Erfolgsrate war bei beiden Lokalisationstechniken gleich (Tabelle 5).

4. Komplikationen

Schwere Komplikationen traten bei den einzelnen Zugängen zwischen 0% und 3% auf (Tabelle 6). Es handelte sich dabei um 3 generalisierte Krampfanfälle, 1 zervikale Peridural-

Tabelle 4. Parästhesie versus Elektrostimulation. Zeitbedarf und Kanülenkorrekturen (% der Patienten)

	Parästhesien	Elektrostimulation
Zeitbedarf < 1 min	50	50
Kanülenkorrekturen < 5	46	47

Tabelle 5. Erfolgsrate (%) bei verschiedenen Lokalisationstechniken

	Parästhesien	Elektrostimulation
Erfolg	64	67
Teilerfolg	20	17
Versager	16	16
n	272	155

Tabelle 6. Komplikationen (% der Blockaden)

	Interskalenär	Subklavia perivaskulär	Kulenkampff	Axillar
Schwere	3,1	0,6	1,1	0
Leichte	24,0	16,6	29,0	7,9
n	96	163	93	76

Schwere:
ZNS-Intoxikation, zervikale PDA, Pneumothorax

Leichte:
Blockade des Ggl. stellatum, Gefäßpunktion, vasovagale Reaktionen, Blockade des N. recurrens, Blockade des N. phrenicus, Prodromi der ZNS-Intoxikation?

anaesthesie beim interskalenären Zugang und 1 Pneumothorax beim Zugang nach Kulenkampff.

Leichte Komplikationen bzw. Nebenwirkungen traten bei den 4 Zugängen zwischen 8% und 29% auf. Es handelte sich dabei um Blockaden des Ganglion stellatum, Punktion von Gefäßen mit Hämatombildung, vasovagale Reaktionen, Blockaden des N. recurrens und phrenicus sowie fragliche Prodromi einer ZNS-Intoxikation.

Beim axillaren Zugang waren die Komplikationen am seltensten; bei den supraklaviku-laren Zugängen waren sie häufiger, am häufigsten beim Zugang nach Kulenkampff und beim interskalenären. Neurologische Spätschäden wurden uns von den weiterbehandelnden Ärzten nicht gemeldet.

5. Beurteilung des Anlegens

23% der Patienten waren mit dem Anlegen der Blockade sehr zufrieden, 66% zufrieden und 11% unzufrieden (Tabelle 7). Am angenehmsten war der axillare Zugang (Tabelle 8). Je größer der Zeitbedarf, desto unzufriedener waren die Patienten.

Tabelle 7. Beurteilung des Anlegens der Blockaden durch Patienten (% der Patienten, n = 313)

Sehr zufrieden	23
Zufrieden	66
Nicht zufrieden	11

Tabelle 8. Beurteilung des Anlegens der Blockade bei verschiedenen Zugängen (% der Patienten)[a]

	Interskalenär	Subklavia perivaskulär	Kulenkampff	Axillar
Sehr zufrieden	18	26	14	41
Zufrieden	73	62	75	50
Nicht zufrieden	9	12	11	9
n	73	114	80	46

[a] $p < 0,05$

Diskussion

Bei etwa der Hälfte der Patienten benötigten wir mehr als 1 min *Zeit* und mehr als 5 *Kanülenkorrekturen* zum Anlegen der Blockade.

Für den Zugang nach Kulenkampff wurde die meiste Zeit und die meisten Kanülenkorrekturen benötigt. Die Patienten empfanden ihn weniger angenehm, außerdem trat 1 Pneumothorax auf. Deshalb verließen wir diesen Zugang zugunsten des subklavia perivaskulären Zugangs, der denselben Blockadeeffekt hat [3].

Unsere *Erfolgsrate* war erstaunlich niedrig. Mehrere Ursachen dürften dies erklären:
1. Im Rahmen der prospektiven Untersuchung wurde jede Blockade registriert.
2. Entsprechend den Vorstellungen von Winnie (15–17) von der Bindegewebsscheide um den Plexus injizierten wir das LA nur an eine einzige Stelle. Unsere neurologischen Befunde [3, 4] sprachen dafür, daß es sich nicht so ideal ausbreitet, wie es Winnie postuliert. Um das LA an alle Teile des Plexus zu bringen, gaben wir das große Volumen von 50 ml. Wahrscheinlich ergeben sich weniger Versager, wenn mehrere Paraesthesien ausgelöst werden und das LA fächerförmig injiziert wird [1, 5, 7, 10, 12]. Bei Injektionen an eine Stelle wird der Plexus weniger leicht verletzt. Wir sahen keine neurologischen Spätschäden, die von anderen Autoren mit bis zu 3% beschrieben werden [9].
3. Schlechte Kooperation des Patienten, in unserer Studie 10%, führt zu falschen oder zu späten Paraesthesieangaben und dadurch zu Versagern.
4. Schlechte anatomische Verhältnisse, in unserer Studie 14%, mindern den Erfolg.
5. Der Axillarisblock war seltener erfolgreich, weil die Nn. axillaris, musculocutaneus und radialis aus bekannten Gründen nicht geblockt wurden.

Erfahrung steigert die Erfolgsrate nur um 15%. Die Patienten waren mit dem Anlegen der Blockade durch Erfahrene und Unerfahrene gleichermaßen zufrieden. Das schwierige Erlernen der Blockade des Plexus brachialis unter erfahrener Anleitung ist somit den Patienten durchaus zumutbar.

Paraesthesien und Elektrostimulation waren vergleichbar bezüglich Zeitbedarf, Zahl der Kanülenkorrekturen und Erfolgsrate. Die Elektrostimulation dürfte von Vorteil sein bei unkooperativen Patienten und zum Erlernen der Blockade.

Nun zu den *Komplikationen*: Die ZNS-Intoxikationen traten zwischen 3 und 10 min auf, waren also durch Resorption bedingt. Besonders gefährlich ist die Injektion des LA in die Nähe der A. vertebralis beim interskalenären Zugang, bei dem wir 2 der 3 Krampfanfälle beobachteten.

Moore dosierte bei etwa 1500 Patienten mehr als 250 mg Bupivacain und sieht aufgrund dieser Erfahrungen Dosen von bis zu 400 mg für periphere Blockaden als sicher an [8]. Der amerikanische Richtwert für die Maximaldosis bei Einzelinjektionen ist 225 mg. Während die genannten Krampfanfälle evtl. häufiger als in der Literatur erwähnt auftraten, waren die leichteren Komplikationen oder Nebenwirkungen vergleichbar häufig [6, 13].

Neurologische Komplikationen fehlten. Für diesen Vorteil wurden die wahrscheinlich mit dem großen Injektionsvolumen verbundenen seltenen schweren, aber beherrschbaren Komplikationen in Kauf genommen. Inzwischen verwenden wir statt Bupivacain 0,5% eine 0,375%ige Lösung mit vergleichbarer Erfolgsrate. Zweifellos führt der Axillarisblock am seltensten zu Komplikationen. 90% der Patienten waren mit dem Anlegen der Blockade des Pl. brachialis *zufrieden*. Dabei empfanden die Patienten den Axillarisblock am angenehmsten, wahrscheinlich, weil er peripherer angelegt und somit weniger invasiv empfunden wird.

Die Untersuchung zeigte, daß für die Wahl des Zugangs zum Plexus brachialis außer dem Operationsgebiet weitere Gesichtspunkte berücksichtigt werden sollten. Besonders wichtig sind diese für die Entscheidung Plexus-brachialis-Blockade oder Allgemeinanaesthesie.

Literatur

1. Erikson E (1980) Atlas der Lokalanaesthesie. Springer, Berlin Heidelberg New York
2. Jankovic D (1981) Blockadetechnik des Plexus brachialis. Eine prospektive klinische Studie über 430 Blockaden. Diss Mainz
3. Lanz D, Theiss D (1979) Beurteilung der Plexus-brachialis-Blockade. Vergleich des supraklavikularen und interskalenären Zugangs. Regional-Anaesthesie 2:57–62
4. Lanz E, Theiss D (1981) Beurteilung der Plexus-brachialis-Blockade. Vergleich verschiedener Zugänge. In: Haid B, Mitterschiffthaler G (Hrsg) Zentraleuropäischer Anaesthesiekongreß Band 2. Anaesthesiologie und Intensivmedizin, Band 140. Springer, Berlin Heidelberg New York, S 60–66
5. Macintosh RR, Mushin WW (1967) Örtliche Betäubung. Plexus brachialis. Anaesthesie und Wiederbelebung, Band 19. Springer, Berlin Heidelberg New York
6. Matthes H. Denhardt B (1977) Erfahrungen bei Blockaden des Plexus brachialis. Langenbecks Arch Chir 345:505–510
7. Moore DC (1976) Regional Block. Thomas, Springfield Illinois
8. Moore DC, Bridenbaugh LD, Thompson GE, Balfour RI, Horton WG (1978) Bupivacain: a review of 11 080 cases. Anesth Analg 57:42–53
9. Selander D, Edshage S, Wolff T (1979) Paresthesiae or no paresthesiae? Acta anaesth scand 23:27–33
10. Schulte-Steinberg O, Persönliche Mitteilung
11. Theiss D, Robbel G, Theiss M, Gerbershagen HU (1977) Experimentelle Bestimmung einer optimalen Elektrodenanordnung zur elektrischen Nervenlokalisation. Anaesthesist 26:411–417

12. Pichlmayr I (1980) Plexusanaesthesie. In: Weis KH, Cunitz G (Hrsg) 25 Jahre DGAI. Anaesthesiologie und Intensivmedizin, Band 130. Springer, Berlin Heidelberg New York, pp 366–368
13. Vester-Andersen T, Christiansen C, Hansen A, Sørensen M, Meisler C (1981) Interscalene brachial plexus block: Area of analgesia, complications and blood concentrations of local anesthetics. Acta anaesth scand 25:81–84
14. Winnie AP (1969) An "immobile needle" for nerve blocks. Anesthesiology 31:577
15. Winnie AP (1970) Interscalene brachial plexus block. Anesth Analg 49:455
16. Winnie AP, Collins VJ (1964) The subclavian perivascular technique of brachial plexus anesthesia. Anesthesiology 25:353–363
17. Winnie AP, Radonjic R, Akkineni SR, Durrani Z (1979) Factors influencing distribution of local anesthetic injected into the brachial plexus sheath. Anesth Analg 58:225–234

Erfahrungen mit einem neuen supraklavikulären Zugang zum Plexus brachialis (longitudinaler Perivaskulärblock)

V. Hempel, M. von Finck und E. Baumgärtner

Seit Winnie [10] die Auffassung von der den Plexus brachialis umgebenden Gefäß-Nerven-Scheide als eine von distal der Axilla bis zu den Nervenwurzeln reichenden gemeinsamen Faszienhülle dargestellt hat, haben sich verschiedene Arbeitsgruppen bemüht, die Plexusanaesthesie analog der Periduralanaesthesie mit Plastikkathetern kontinuierlich auszuführen. Für den subaxillären Zugang ist der Einsatz von Plastikkanülen seit der Arbeit von Selander [6] ein weitverbreitetes Verfahren. Die Literatur über kontinuierliche supraklavikuläre Plexusanaesthesien besteht dagegen vorwiegend aus Fallberichten [1, 3–5, 8], wobei sowohl der Kulenkampff-Block [1], der Perivaskulärblock [3, 4] als auch der Interscalenusblock [5, 8] eingesetzt wurden.

Weil in situ verbleibende Kanülen einerseits eine beliebig lange Anaesthesiedauer bei Verwendung kurz wirksamer Pharmaka, andererseits auch eine sparsame Dosierung wegen der offenbleibenden Möglichkeit der Nachinjektion ohne erneute Punktion und schließlich auch die Ausnützung des Phänomens der Augmentation gestatten, haben wir eine einfache supraklavikuläre Methode zur Plexusanaesthesie erprobt [11] und in größerem Umfang eingesetzt. Das Einführen der Plastikkanüle sollte möglichst in Längsrichtung der Nervenfasern des Plexus geschehen. Deshalb haben wir den bewährten Interscalenusblock so abgewandelt, daß die Kanüle nicht in Höhe des Ringknorpels auf den Querfortsatz des siebten Halswirbels, sondern von einem Punkt unmittelbar medial des Trapezius-Ansatzes über der Clavicula nach medial, je nach Körperbau des Patienten etwas nach dorsal und kranial, parallel zum Hinterrand der getasteten A. subclavia vorgeschoben wird.

Vorgehen

Der Patient liegt ohne Kissen flach mit abgewandtem Kopf und liegender Infusion auf dem Rücken. Folgende Strukturen werden getastet und markiert: Der Ansatz des M. trapezius an der Clavicula, die clavikulare Portion des M. sternocleidomastoideus, die vordere Scalenuslücke, das Tuberculum caroticum (Tuberculum anterius des Querfortsatzes des 6. Cervikalwirbels, hier entspringt ein Teil des M. scalenus anterior) und der Puls der A. subclavia (Abb. 1).

Über eine Hautquaddel ca. 1 QF medial des Ansatzes des M. trapezius wird eine G-20-Teflonkanüle von 5,1 cm Länge (Angiocath, Deseret) parallel zur Dorsalseite der A. subclavia so in Richtung auf die Scalenuslücke eingeführt, daß der „Zielpunkt" der Nadel dorsal des Tuberculum caroticum und ca. 1 QF weiter kaudal liegt. Beim Vorschieben der Kanüle bemerkt man zwei Fasszienpassagen (oberflächliche Halsfaszie und Gefäß-Nerven-Scheide). Nach Perforation der zweiten Faszie injiziert man 8–10 ml Lokalanaesthetikum durch den Mandrin, damit Raum geschaffen wird für das folgende stumpfe Vorschieben der Teflon-

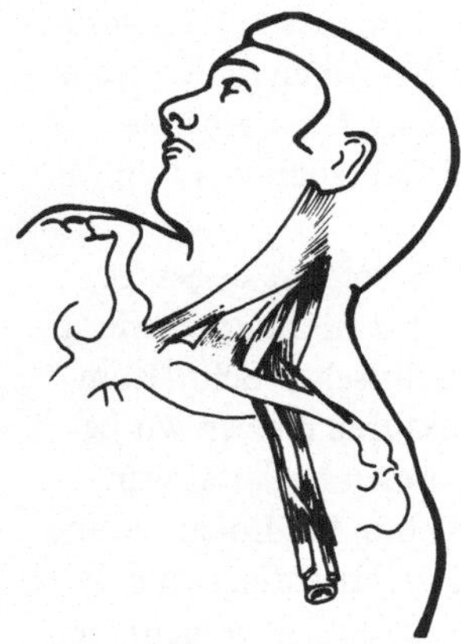

Abb. 1. Der Pfeil stellt die Punktionsrichtung beim longitudinalen Perivaskulärblock dar. Wird die Schulter kräftig nach unten gezogen, so erreicht die Kanüle den Plexus nahezu in Längsrichtung der Nervenfasern

kanüle. Paraesthesien werden nur bei Patienten mit erschwerter anatomischer Orientierung aufgesucht. Nach Injektion des Lokalanaesthetikums (weitere 20–25 ml) durch die Teflonkanüle wird diese verschlossen und mit Pflaster fixiert.

Nachdem die ersten 100 derartigen Plexusanaesthesien nur von drei Anaesthesisten ausgeführt wurden, berichten wir hier über 160 Blocks, die nach der beschriebenen Methode ausgeführt wurden, während sich acht Anaesthesisten diese Methode aneigneten. (Ergebnisse Tabelle 1)

Diskussion

Obwohl die subaxilläre Plexusanaesthesie wegen ihrer Ungefährlichkeit und Einfachheit weiterhin die Standardmethode bleibt, ergeben sich bei Oberarm- und Schulterverletzungen, fehlender Abduzierbarkeit des Armes und bei Operationen am distalen Teil der Clavicula auch heute noch oft Indikationen für supraklavikuläre Plexusanaesthesien. Der von uns beschriebene Zugang (11) stellt einen nach unten gekippten Interscalenusblock dar, der dem Verlauf der Nervenfasern des Plexus besser Rechnung trägt als die Originalmethode, wodurch ein stumpfes Vorschieben der Kanüle nach Eintritt in die Gefäß-Nerven-Scheide begünstigt wird. Das Risiko einer „rückenmarksnahen" Injektion ist vermindert, während die Pneumothoraxgefahr wieder auftaucht. Paraesthesien, deren Aufsuchen für neurologische Ausfälle verantwortlich gemacht werden [7], müssen nicht aufgesucht werden. Weil die Methode

Tabelle 1. Ergebnisse des longitudinalen Perivaskulärblocks (160 Blocks durch 8 Anaesthesisten ausgeführt)

Erfolge	148
Mißerfolge	12
Komplikationen	
Pneumothorax	1
Recurrensparesen	5
Phrenicusparesen:	nicht kontrolliert
Horner-Syndrom:	fast regelmäßig

den Einsatz kurzwirkender Lokalanaesthetika auch für langdauernde Eingriffe zuläßt, wird
die Anaesthesie zeitlich gut steuerbar. Das ist wichtig bei Eingriffen, bei denen der Operateur
bald postoperativ die Sensibilität und Motilität prüfen will. Auch zu enge Gipsverbände
können leichter erkannt werden, wenn die Anaesthesie nicht wie bei Gebrauch von Bupivacain und Etidocain undefinierbar lange dauert.

Die Methode ist leicht erlernbar, wie unsere Ergebnisse belegen. Besonders derjenige,
der bereits Erfahrungen mit dem Interscalenusblock hat, wird keine Orientierungsschwierig-
keiten haben. Dem Einführen des Tuberculum caroticum (im angelsächsischen Schrifttum
„Chassaignac's tubercle") unter die der Orientierung dienenden Strukturen messen wir besondere Bedeutung bei, weil ein Teil der Mißerfolge von Recurrensparesen begleitet war.
Die weist uns auf eine zu weit nach anterior gerichtete Kanülenspitze hin. Bei Lokalisierung
des Tuberculum caroticum gelingt die Orientierung wesentlich sicherer. Allerdings ist es gelegentlich kaum oder gar nicht zu tasten. In diesen Fällen sollten Paraesthesien gesucht werden.

Wir haben uns auf den Einsatz von G-20-Kanülen beschränkt, weil wir dickere Teflonkanülen für traumatisierender halten. Leider sind von diesem Kaliber keine längeren als die
5,1 cm langen im Handel. Bei breitschultrigen Patienten ist es möglich, daß die Kanülen-
länge bei der beschriebenen Punktionsrichtung nicht ausreicht und man die Haut weiter
kranial punktieren muß (mehr entsprechend der Originalmethode von Winnie), um den Plexus zu erreichen. Dabei entfällt dann der Vorteil, die Nervenfasern nahezu in Längsrichtung
zu erreichen. 1–2 cm längere Kanülen wären für diese Fälle vorteilhft.

Falls eine Ergänzung des Blocks durch eine Paravertebralblockade bei Th2 und 3, wie
das von Dekrey und Balas [2] empfohlen wird, ergänzt werden soll, verwenden wir hierfür
Bupivacain, während wir für die Plexusanaesthesie auch in diesen Fällen mittellangwirkende
Lokalanaesthetika (Lidocain oder Prilocain) einsetzen. Kurzwirksame Lokalanaesthetika
(Chloroprocain) sind in Deutschland nicht erhältlich.

Zusammenfassung

Es wird über Erfahrungen mit dem longitudinalen Perivaskulärblock in den Händen von
8 Anaesthesisten, die die Methode erlernten, an Hand von 160 Blocks berichtet. Es handelt
sich um eine supraklavikuläre, dem Interscalenusblock ähnelnde Technik, die sich besonders
zum Einsatz von Teflonkanülen für kontinuierliche Blockaden eignet. Von 160 Blocks waren
148 erfolgreich. Als Nebenwirkungen traten ein Pneumothorax und fünf Recurrensparesen
auf. Die Vor- und Nachteile der Methode werden diskutiert und die Orientierungspunkte,
die auch das Tuberculum caroticum umfassen, dargestellt.

Literatur

1. Ansbro FP (1947) A method of continuous brachial plexus block. Am J Surg 71:716–722
2. Dekrey JA, Balas GI (1981) Regional anesthesia for surgery on the shoulder. Regional-Anaesthesie
   4:46–48
3. Dekrey JA, Schroeder BF, Buechel DR (1969) Continuous brachial plexus block. Anesthesiology
   30:322
4. Manriquez RG, Pelleres V (1978) Continuous brachial plexus block for prolonged sympathectomy
   and control of pain. Anesth Analg 57:128–130

5. Rosenblatt RM, Cress JC (1981) Modified seldinger technique for continuous interscalene brachial plexus block. Regional anesthesia 6:82—84
6. Selander D (1977) Catheter technique in axillary plexus block. Acta Anaesthesiol Scand 21: 324—329
7. Selander D, Edshage S, Wolff T (1979) Paresthesiae or no paresthesiae? Acta Anaesthesiol Scand 23: 27—33
8. Vatashsky E, Aronson HB (1981) Continuous interscalene brachial plexus block for surgical operations on the hand. Anesthesiology 53:356
9. Winnie AP (1970) Interscalene brachial plexus block. Anesth Analg 49:455—466
10. Winnie AP, Collins VJ (1964) The subclavian perivascular technic of brachial plexus anesthesia. Anesthesiology 25:353—363
11. Hempel V, von Finck M, Baumgärtner E (1981) A longitudinal supraclavicular approach to the brachial plexus for the insertion of plastic cannulas. Anesth Analg 60:352—355

Das Verhalten statischer Ventilationsparameter bei zentral wirkenden Analgetika und bei Interkostalblockade

R. Klose, A. Czaika, H. Grützmacher und H.-J. Hartung

Respiratorische Komplikationen sind als wesentliche Ursache für Morbidität und Mortalität im unmittelbar postoperativen Verlauf, insbesondere nach Thorax- und Oberbaucheingriffen anzusehen. Die Kenntnis, daß an dem oberflächlichen frequenten Atemmuster nicht nur das chirurgische Trauma, sondern auch der Wundschmerz entscheidenen Anteil hat, zwingt zu einer ausreichenden postoperativen Analgesie. Die Applikation zuverlässig wirkender systemischer Analgetika – häufig zutreffend als „Narkotika" bezeichnet – ist aber nahezu regelhaft mit einer zentral sedierenden Komponente verbunden. so daß eine Ventilationsverbesserung nicht uneingeschränkt angenommen werden kann. Als Alternative bieten sich, zumindest für Oberbaucheingriffe, die Periduralanaesthesie und die Blockade der Intercostalnerven an. Die Interkostalblockade ist relativ einfach durchzuführen und bietet in der Regel keinerlei technische Schwierigkeiten (Moore 1975). Die Gefahr eines iatrogenen Pneumothorax ist jedoch zu beachten, was insbesondere bei einer beidseitigen Blockade eine äußerst sorgfältige Überwachung des Patienten notwendig macht.

In der vorliegenden klinischen Studie wurde untersucht, wie sich zentral wirkende Analgetika bzw. eine Interkostalblockade zur postoperativen Schmerzbehandlung auf die Lungenfunktion auswirken.

Methodik

Bei insgesamt 30 Patienten, die anamnestisch wie klinisch keinerlei pulmonale Erkrankungen aufwiesen und sich einem elektiven Oberbaucheingriff mit Medianschnitt unterziehen mußten, wurden unter Verwendung eines Glockenspirometers[1] und der Helium-Fremdgasmethode die statischen Lungenvolumina bestimmt (Abb. 1):
- funktionelle Residualkapazität,
- Residualvolumen,
- exspiratorische Reservevolumen,
- inspiratorische Kapazität,
- Vitalkapazität und
- totale Lungenkapazität.

Die Messungen wurden an sechs aufeinanderfolgenden Tagen, beginnend mit dem präoperativen Tag, durchgeführt.

---

1 „Exspirograph" mit FRC-Computer, Fa. Godart

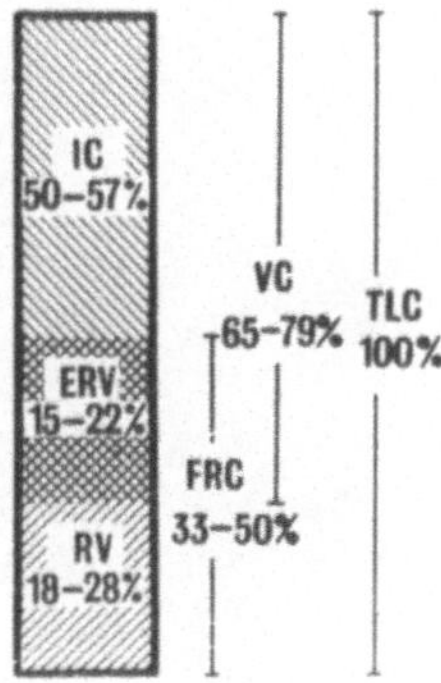

Abb. 1. Lungenvolumina. TLC – Totale Lungenkapazität, IC – Inspiratorische Kapazität, VC – Vitalkapazität, FRC – Funktionelle Residualkapazität, ERV – Exspiratorisches Reservevolumen, RV – Residualvolumen

Nach einem Randomisierungsplan wurden die Patienten zu je 15 Personen zwei Gruppen „A" Analgetika und „B" Blockade, zugeteilt. Die Gruppe A erhielt postoperativ zentral wirkende Analgetika (Pethidin) in klinisch üblicher Dosierung nach freiem Schema, d. h. sobald glaubhaft stärkere Schmerzen geäußert wurden. In der Gruppe B wurde dem Medianschnitt entsprechend eine Blockade der unteren, die Bauchwand versorgenden Intercostalnerven Th_5-Th_{11} (der Inzisionslänge angepaßt gering variierend) mit jeweils 2–3 ml 0,5% Carbostesin und Adrenalinzusatz in der hinteren Axillarlinie durchgeführt. Die erste Blockade wurde noch im Aufwachraum angelegt, die weiteren Blockaden, sobald der Patient über stärkere Schmerzen klagte. In beiden Gruppen erfolgte die Lungenfunktionsprüfung ca. 1 h nach Medikation. Die Ergebnisse wurden mit Hilfe des Wilcoxon-Testes für zwei unabhängige Stichproben ausgewertet und auf ihre Signifikanz geprüft.

Ergebnisse

Hinsichtlich der Operationsarten, der Operationsdauer, der Geschlechtsverteilung (6:5 weibl., 9:10 männl.) sowie des Alters (55:52) unterschieden sich die beiden Kollektive nicht.

Die in Abb. 2 dargestellten Meßergebnisse zeigen, daß es am Operationstag mit ca. 35% zu einer deutlichen Abnahme der totalen Lungenkapazität gleichermaßen in beiden Gruppen kommt.

Das exspiratorische Reservevolumen nimmt am Operationstag mit 62% in beiden Kollektiven ganz erheblich ab, zeigt aber im weiteren Beobachtungsverlauf einen nicht unterschiedlichen Anstieg.

Die inspiratorische Kapazität fällt initial unter Analgetika um 52%, bei Blockade um 40% ab. Der weitere Verlauf unterscheidet sich nun in beiden Gruppen signifikant. Bei Patienten mit einer Interkostalblockade ist am 2. postoperativen Tag bereits das Ausgangsniveau erreicht und übersteigt dieses an den folgenden Tagen sogar gering. Bei Patienten mit zentral wirkenden Analgetika wird bis zum Beobachtungsende der Ausgangswert mit 74% nicht erreicht. Das Residualvolumen bleibt durch Operation und Analgesieverfahren nahezu unbeeinflußt konstant. Die funktionelle Residualkapazität zeigt durch den operativen Eingriff initial eine Reduktion um 25% und verhält sich im weiteren Verlauf in beiden Kollektiven leicht ansteigend, ohne jedoch bis zum 4. postoperativen Tag die Ausgangswerte zu erreichen.

A

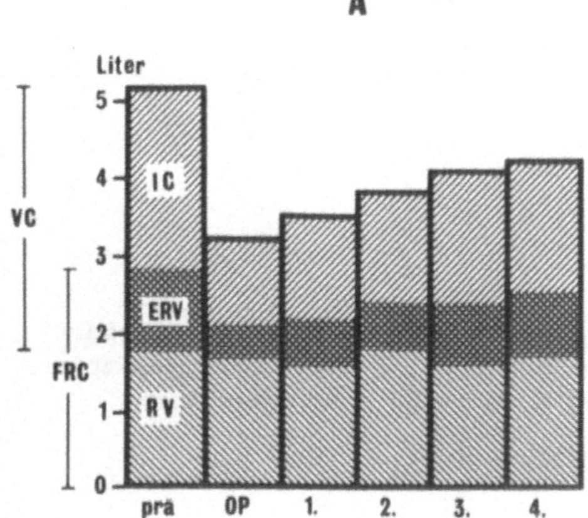

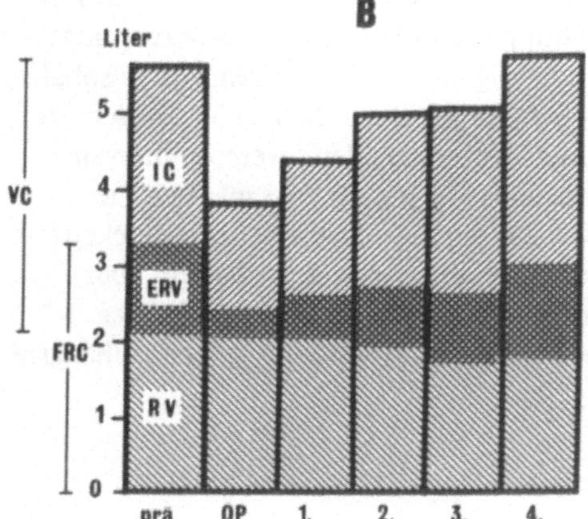

Abb. 2. Verhalten der statischen Lungenvolumina
bei Analgetika (A, n = 15) und Interkostalblockade
(B, n = 15) zur postoperativen Schmerzbehandlung

Setzt man nun Residualvolumen und FRC ins Verhältnis zur jeweiligen Totalkapazität
(Abb. 3), dann zeigt sich, daß unterschiedslos für beide Gruppen sich sogar eine relative
Zunahme bestimmen läßt, die beim Residualvolumen ausgeprägt, bei der FRC in geringerem
Maße die üblichen Normbereiche von 35% bzw. 50% überschreitet. Exspiratorisches Reserve-
volumen und inspiratorische Kapazität nehmen bezogen auf die totale Lungenkapazität kurz-
fristig deutlich ab.

Diskussion

Die Ergebnisse bestätigen einmal mehr frühere Untersuchungen, daß es nach Oberbaucheingriffen zu ausgeprägten restriktiven Ventilationsstörungen kommt — erkennbar an der Reduktion der totalen Lungenkapazität. Diese Minderung geht vornehmlich zu Lasten der Vitalkapazität — zusammengesetzt aus inspiratorischer Kapazität und exspiratorischem Reservevolumen und ist als Zeichen einer u. a. auch schmerzbedingten Bewegungseinschränkung zu
werten. Eine rasche und deutliche Normalisierung der Vitalkapazität läßt sich zwar durch
eine Interkostalblockade, nicht aber durch zentral wirkende Analgetika erzielen. Ohne Ein-

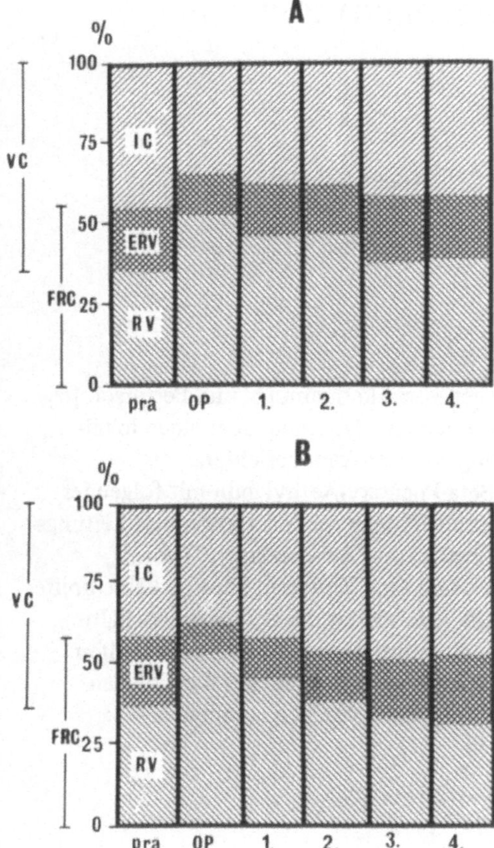

Abb. 3. Verhalten der statischen Lungenvolumina in Relation zur totalen Lungenkapazität (TLC) bei Analgetika (A, n = 15) und Interkostalblockade (B, n = 15) zur postoperativen Schmerzbehandlung

fluß bleibt das Analgesieverfahren auf die nicht oder nur teil mobilisierbaren Lungenvolumina: die FRC und das Residualvolumen. Die Reduktion der FRC muß aber als Ursache der postoperativen Hypoxämie angesehen werden. Die relative Zunahme von Residualvolumen und FRC kann nicht als Überblähung gewertet werden, sondern ergibt sich aus den schweren restriktiven Störungen, die vornehmlich die Vitalkapazität betreffen.

Die Notwendigkeit einer ausreichenden inspiratorischen Kapazität, um durch tiefe Inspiration einer Mikroatelektasenbildung vorzubeugen, läßt zwar den Schluß zu, mit der Interkostalblockade eine effektivere Schmerzbefreiung zu erzielen. Dennoch scheint dieses Verfahren nicht hinreichend überzeugende Vorteile zu bieten, daß es als echte Alternative zu den stark wirkenden Analgetika routinemäßig Verwendung finden könnte.

Literatur

Moore DC (1975) Intercostal nerve block for postoperative somatic pain following surgery of thorax and upper abdomen. Br J Anaesth 47:284

Perkutane Applikation von Ketokain zur Spalthautentnahme

W.L.A. Simgen und G. List

Unsere Untersuchungen stützen sich auf Mitteilungen von Akermann [1] und Petterson [6], die einerseits tierexperimentell, andererseits bei Studien am Menschen, über einen lokalanaesthetischen Effekt nach epikutaner Anwendung von Ketokain berichten.

Ketokain ist ein Amino-Aether, genauer ein Beta-Phenoxy-Aethylamin mit folgender Strukturformel (Abb. 1). Über seine lokalanaesthetische Potenz zur Infiltration und Leitungsanaesthesie liegen bereits seit 1966 Berichte von Appiani und Laveneziana [2] vor.

Wegen der hohen Toxizität verglichen mit Lidokain fand Ketokain klinisch keine breite Anwendung [7, 8]. Ermutigende Ergebnisse über die Effektivität der Schmerzausschaltung an der intakten Haut zur Hautentnahme [5] veranlaßten uns, dies klinisch zu überprüfen.

Ketokain wird dazu in einer speziellen Präparation verwendet, bei der das Lokalanaesthetikum als Base weitgehend dominiert. Die Kompresse setzt sich zusammen aus:

1. Ketokain-Base 0,10 g/ml
2. Isopropanol 0,45 g/ml
3. Glyzerin 0,12 g/ml
3. Essigsäure 0,01 g/ml
5. Wasser 0,25 g/ml.

Die fertig beziehbare Kompresse ist mit einer Gesamtmenge von 8,4 ml der genannten Lösung getränkt. Sie hat eine Größe von 10,5 cm × 12 cm und ist vor Austrocknung durch eine Aluminiumfolie geschützt.

In die Untersuchung wurden Patienten einbezogen, die entweder in Regionalanaesthesie am Arm operiert wurden und bei denen eine Spalthautentnahme vom Oberschenkel voraussichtlich notwendig war, oder bei denen Spalthaut für frische oder granulierende Wunden gebraucht wurde. Alle Patienten waren nüchtern und wie zur Vollnarkose vorbereitet. Nach sorgfältiger Rasur der Spenderstelle wurde ohne weitergehende Vorbereitung die Aluminiumfolie geöffnet und die daran angeschweißte Kompresse am Oberschenkel mit Plastikfolie fixiert. Damit war die Kompresse sowohl vor dem Verrutschen als auch vor Austrocknung geschützt.

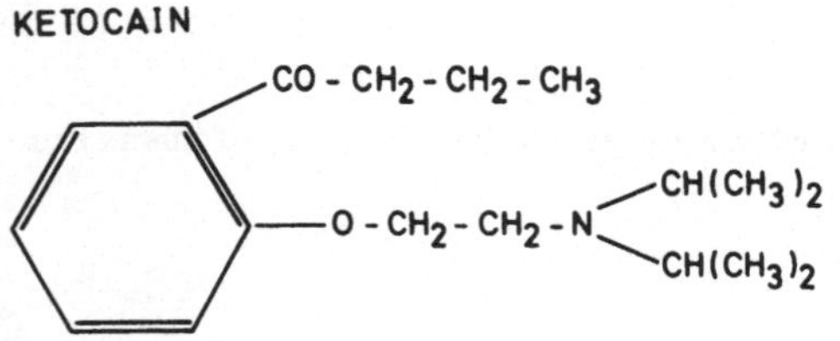

KETOCAIN

Abb. 1

Um den Kontakt mit der Haut zu intensivieren, wurde darüber ein elastischer Verband unter leichter Kompression angelegt. Eine Einwirkungszeit von 60 min wurde grundsätzlich eingehalten. Danach wurde die Kompresse entfernt und mit der Nadelstichmethode der Anaesthesieerfolg überprüft.

Zur Vorbereitung der Hautentnahme wurde die Haut nur mit 70%igem Alkohol gereinigt und mit sterilen Kompressen abgedeckt. Die chirurgische Analgesie wurde bei der Spalthautentnahme notiert. Blutdruck und Puls wurden fortlaufend gemessen, lokale und allgemeine Nebenwirkungen sorgfältig notiert. Zur Kontrolle der Ketokainspiegel im Serum wurde 7mal Blut zu verschiedenen Zeitpunkten abgenommen, und zwar vor Anlegen der Kompresse, bei Kompressenauflage, nach 15, 30 und 60 min Einwirkungszeit, zum OP-Ende und 60 min nach OP-Ende. Die Laboranalyse erfolgte massenfragmentographisch.

Ergebnisse

Die Studie umfaßt 31 Patienten. Bei 23 Patienten wurde Spalthaut gebraucht und abgenommen. 19 von 23 Patienten hatten weder Schmerz- noch Berührungsempfindungen bei der Spalthautentnahme. Bei 2 Patienten war die Berührungsempfindung noch erhalten; sie waren jedoch völlig schmerzfrei. Zweimal trat keine Analgesie ein, eine Spalthautentnahme war in Epikutananaesthesie nicht möglich (Abb. 2).

Eine alleinige Prüfung mit der Nadelstichmethode ergibt andere Ergebnisse. 28 von 31 Patienten hatten weder Berührungs- noch Schmerzempfindungen. Nur noch Berührungsempfindungen gaben 3 Patienten an und kein Patient empfand die prüfende Nadel als spitz (Abb. 3).

Als lokaler Nebeneffekt traten bei 77% der Patienten (24 Patienten) eine gut abgrenzbare Hautrötung und Wärmegefühl nach Kompressionseinwirkung auf. Dadurch war eine scharfe Abgrenzung des analgetischen Bereiches bei Hautentnahme möglich. 4 Patienten hatten keinerlei Änderung der Temperaturempfindung. Von Paraestesien in Form von leichtem Brennen zu Beginn der Kompressenauflagezeit berichteten 9 Patienten. Bei keinem Patienten kam es zu allergischen Reaktionen wie Jucken und Bläschenbildung. Puls und Blutdruckschwankungen waren in keinem Fall signifikant verändert. Die Ketokain-Spiegel im Serum stiegen bei allen Patienten allmählich an. Erst zum Zeitpunkt des Operationsendes konnte bis auf einen Patienten bei allen Ketokain im Blut nachgewiesen werden (Abb. 4).

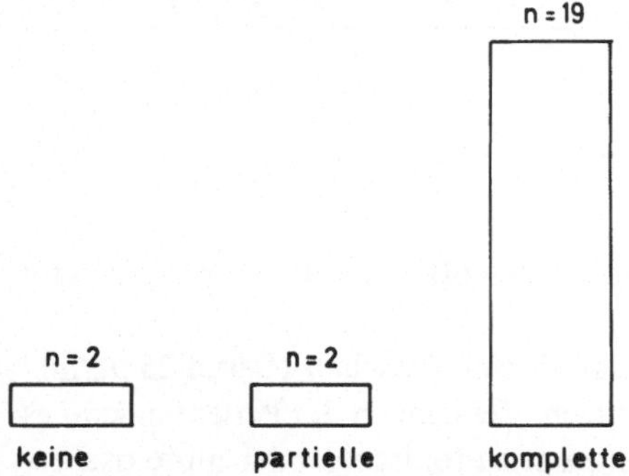

Abb. 2. Effektivität der Percutananaesthesie bei intakter Haut (n = 23)

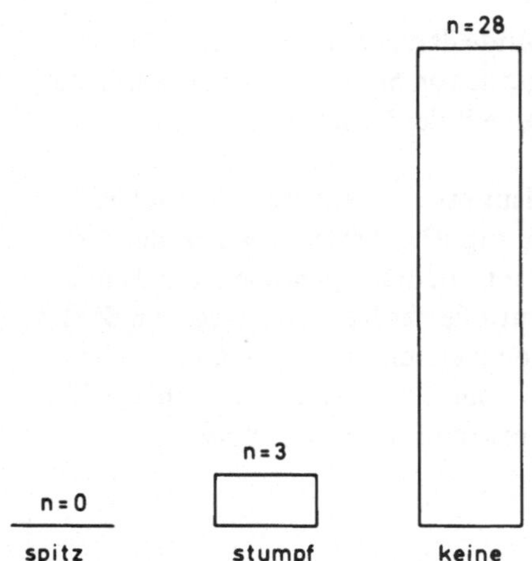

Abb. 3. Schmerzqualität nach Percutananaesthesie bei intakter Haut ($n = 31$)

Pat. n = 12 Zeitpunkt	Anzahl der Proben und Entnahmezeit						
	1 0 - Wert	2 Auflegen der Kompresse	3 15' danach	4 30' danach	5 60'danach Weg- nahme der Kompresse	6 Op.-Ende	7 60' postop.
1	ø	ø	ø	ø	ø	5	17
2	ø	ø	ø	ø	ø	6	12
3	ø	ø	ø	ø	ø	24	48
4	ø	ø	ø	ø	6	14	24
5	ø	ø	ø	ø	ø	10	9
6	ø	ø	ø	80	106	101	59
7	ø	ø	ø	7	24	27	31
8	ø	ø	ø	ø	ø	5	6
9	ø	ø	ø	11	62	110	121
10	ø	ø	ø	ø	ø	ø	ø
11	ø	ø	ø	ø	ø	7	10
12	ø	ø	ø	ø	6	24	10

ø   unterhalb der Nachweisgrenze

Abb. 4. Ketokainspiegel in ng/ml

Die gesamte Steubreite der erfaßten Zeitpunkte zwischen 60 und 150 min postoperativ lagen zwischen 10 und 121 ng/ml (Abb. 5).

Betrachtet man die Medianwerte, so sieht man, daß sie sich zwischen 10 und 25 ng/ml bewegen. Sie liegen damit in einem sehr niedrigen Bereich. Bei keinem der Patienten kam es in der postoperativen zweistündigen Nachbeobachtungszeit zu toxischen oder subtoxischen Reaktionen. Ausführliche Blutspiegelstudien von Berlin-Wahlen [3] zeigen eine Zunahme der

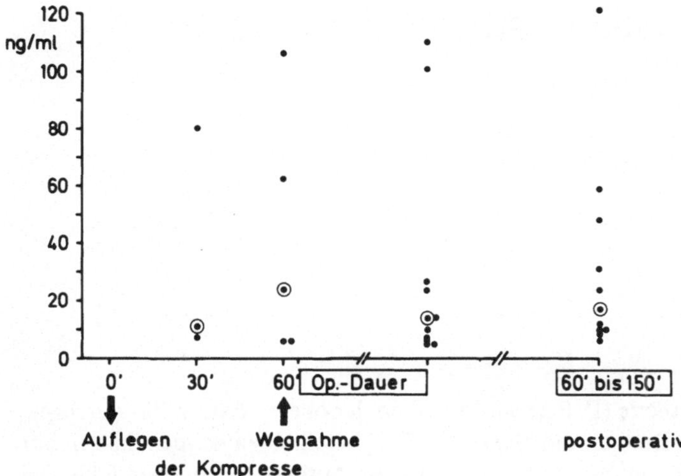

Abb. 5. Gesamtstreubreite der Blutspiegelwerte von Ketokain und Medianwerte ($\odot$)

gemessenen Werte bis zu 2 h nach Kompressenentfernung. Erst danach kommt es zu einem allmählichen Abfall der Serumkonzentrationen. Die Haut stellt demnach ein gutes Reservoir für das Lokalanaesthetikum dar, das nur langsam an den Kreislauf abgegeben wird. Wir sehen ein deutliches Konzentrationsgefälle von der Epidermis zur Subcutis [3]. Die Metabolisierung von Ketokain erfolgt in der Leber. Die Ausscheidung geschieht nur sehr verzögert [4]. Mit der perkutanen Applikation der Ketokain-Kompresse sind gute Analgesieergebnisse zu erreichen. Es ist ein einfacher Weg, Spalthaut bis zu einer Stärke von 0,5 mm schmerzfrei zu gewinnen.

Literatur

1. Akermann B (1978) Percutaneous local anaesthesia problems solution. Acta Anaesth. Scand. Suppl. 70:90
2. Appiani L, Laveneziana D (1966) Il blocko peridurale con chetocaina (REC 70518). Anaesthesia e. rianimazione 13:41
3. Berlin-Wahlen A (1979) Brit J Anaesth Vol 51, Suppl. 1:61
4. Berlin-Wahlen A, Sandberg R (1977) Biotransformation and elimination of cetocaine in rats. Acta Pharm Surg 14:425
5. Ohlsen L, Englesson S (1980) New anaesthetic formulation for epicutaneous application tested for cutting skin split grafts. Brit J Anaesth 52:413
6. Petterson LC (1977) Percutaneous anaesthesia for taking skin split grafts. Scand J Plast Reconstr Surg 11:79
7. Setnikar I (1966) Ortho-substituted beta-phenoxyethyl-amino-derivates. Arzneimittelforschung 16:1025
8. Setnikar I, Tirone P, Magistretti MJ (1966) Cardiovascular and other pharmacologic activities of three beta-phenoxyethylamines with local anaesthetic activity. Arzneimittelforschung 16:1275

Intravenöse Regionalanaesthesie der unteren Extremität

T.A.R. Palas und H.R. Gerber

Die intravenöse Regionalanaesthesie (IVRA) wird meist an der oberen Extremität durchgeführt. Von 779 Fällen, die von Dunbar und Mazze 1967 [1] beschrieben wurden, hatten nur 43 Patienten eine Operation der unteren Extremität. Andere Autoren beschrieben Fälle, bei denen die Blutleeremanschette am Oberschenkel angebracht wurde [2]. Chloroprocain wurde für diese Untersuchung gewählt wegen der geringen Toxizität und der schnellen Metabolisierungsrate [3]. Mit dieser Untersuchung wollten wir feststellen:
1. Die Effektivität der Methode, die Blutleeremanschette unterhalb des Knies zu plazieren.
2. Die Durchführbarkeit und Sicherheit der IVRA mit 0,75%igen Chloroprocain.

Methode

Alle Patienten wurden mit 10 mg Diazepam p. o. prämediziert. EKG, Herzfrequenz und Blutdruck wurden kontinuierlich gemessen. Eine kleine Fußvene (die V. saphena magna wurde absichtlich wegen des möglichen Rückflusses über interossäre Venen vermieden) wurde mit einer 22-Gauge-Teflon-Kanüle punktiert. Eine Doppelmanschette wurde mindestens 6 cm distal des Fibulaköpfchens angelegt und dann das Bein mit einer Esmarch-Binde von den Zehenspitzen aus bis zum Kniegelenk ausgewickelt. Die proximale Manschette wurde dann zwischen 350–400 mmHg aufgeblasen und dann 60 ml einer 0,75%igen Lösung durch die liegende Kanüle in die Fußvene injiziert und anschließend die Kanüle entfernt. Peroperativ, falls die Patienten über Druckschmerzen von seiten der Manschette klagten, wurde auf die distale Manschette überwechselt. Die durchgeführten Operationen sind aus Tabelle 1 ersichtlich. Von den untersuchten 160 Patienten waren 90 Männer und 70 Frauen. Der jüngste Patient war 15 Jahre alt, der älteste 76 und das Durchschnittsalter lag bei 35 Jahren. Das Körpergewicht der Patienten variierte zwischen 44 kg und 105 kg, wobei das Durchschnittsgewicht bei 67 kg lag.

Tabelle 1. Operationen

Fibulo-talare Bandnaht	69
Metallentfernung	57
Exostosen, Ganglien etc.	34

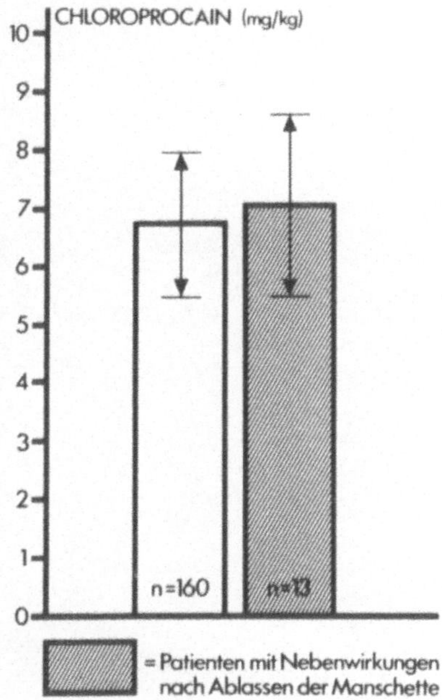

Abb. 1. Durchschnittliche Dosierung von Chloroprocain in mg/kg. Offene Säule = durchschnittliche Dosis der Patienten. Schraffierte Säule = durchschnittliche Dosis der Patienten, die eine zerebrale oder kardiale Nebenwirkung nach Ablassen der Manschette zeigten

Resultate

1. Alle Patienten zeigten eine gute chirurgische Anaesthesie während der Operation. Am Operationsende wurde die Blutleeremanschette abgelassen und die Patienten hinsichtlich irgendwelcher zerebralen oder kardiovaskulären Reaktionen beobachtet.
2. Die mittlere Dosierung war bei allen Patienten durchschnittlich 6,8 mg (± 1,2 S. D.) Chloroprocain pro kg KG (Abb. 1, offene Säule). Die durchschnittliche Dosierung bei den Patienten, die eine Reaktion zeigten nach Ablassen der Manschette, lag 7,1 mg pro kg KG (± 1,5 S. D.) (Abb. 1, schraffierte Säule). Die beiden Gruppen unterschieden sich nicht voneinander.

Tabelle 2. Nebenwirkungen nach Ablassen der Blutleeremanschette

Schwindel	10 (6,26%)
Bradycardie	2 (1,25%)
Knotenrhythmus	1 (0,63%)
	13 (8,13%)

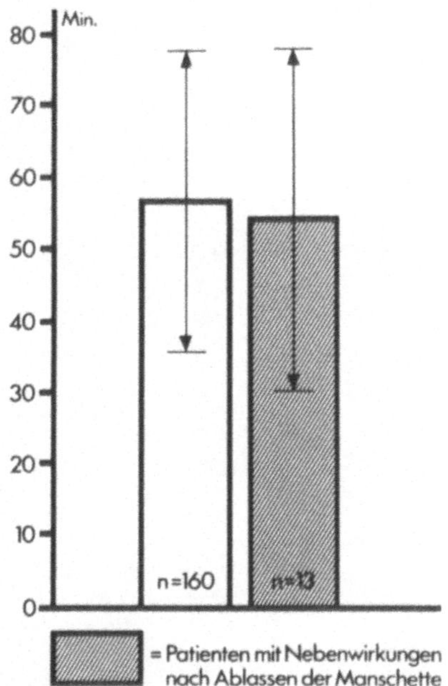

Abb. 2. Durchschnittliche Blutleerezeit in Minuten. Offene Säule = durchschnittliche Blutleerezeit aller Patienten. Schraffierte Säule = durchschnittliche Blutleerezeit der Patienten die eine zerebrale oder kardiale Nebenwirkung nach Ablassen der Manschette zeigten

3. 13 Patienten (8%) reagierten hinsichtlich der durchschnittlichen Dosis entweder mit zerebralen oder kardiovaskulären Nebenwirkungen nach Eröffnen der Manschette am Operationsende. Die häufigste Symptomatik war Schwindel (Tabelle 2). Alle Symptome dauerten nur wenige Minuten und verschwanden spontan ohne irgendwelche Therapie.
4. Die durchschnittliche Blutleerezeit (Abb. 2, offene Säule) war 57 min (± 21 S. D.). Bei den Patienten, die am Operationsende nach Ablassen der Manschette eine Nebenwirkung zeigten, betrug die Blutleerezeit 55 min (± 24 S. D.) (Abb. 2, schraffierte Säule).
5. 73% aller Patienten benötigten keine Analgetika innerhalb von der ersten postoperativen Stunde (Tabelle 3).

Tabelle 3. Postoperative Schmerzen

Innerhalb 30 min	32 (20%)
Zwischen 30 und 60 min	11 (6,9%)
Keine Schmerzen innerhalb der 1. Stunde	117 (73,1%)

Tabelle 4. Kontraindikationen

Infektion der Extremität
Diabetes mellitus
Periphere arterielle Verschlußkrankheit
Venenthrombose + postthrombotisches Syndrom
Antikoagulation
Läsion des N. peroneus
Thalassaemia minor + major

Schlußfolgerung

1. Eine 0,75%ige Chloroprocain-Lösung ist wegen der geringen Toxizität beruhend auf der schnellen Metabolisierungsrate ein sicheres Lokalanaesthetikum für die IVRA, auch wenn Volumina bis zu 60 ml verwendet werden.
2. Die in 8% der Patienten auftretenden Nebenwirkungen sind kurzdauernd und unabhängig von der Blutleerezeit, wenn sie mindestens 20 min beträgt.
3. Mit einer residualen Analgesie kann in ca. 70% der Patienten gerechnet werden.

Als Kontraindikation für diese Anaesthesiemethode betrachten wir Diabetes mellitus, periphere arterielle Verschlußkrankheit, tiefe Venentrombose, alle antikoagulierten Patienten und vorhandene Läsionen des N. peroneus (Tabelle 4). Besondere Aufmerksamkeit muß bei der intravenösen Regionalanesthesie auf die gutsitzende und technisch einwandfrei funktionierende Blutleeremanschette gelegt werden.

Literatur

1. Dunbar RW, Mazze RI (1967) Intravenous regional anesthesia: experience with 779 cases. Anesth Analg 146:606–613
2. Dickler DJ, Friedman PL, Susman IC (1965) Intravenous regional anesthesia with chloroprocaine. Anesthesiology 26:244–245
3. Foldes FF, Molloy R, McNall PG, Koukal LR (1960) Comparison of toxicity of intravenously given local anesthetic agents in man. JAMA 172:1493–1498

Die Atemtraktwirksamkeit inhalativ verabreichter Lokalanaesthetika

D. Renz, L. Brandt, H. Pokar, M.-J. Polonius und G. Renz

Lokalanaesthetika können in Form von Ultraschall-Aerosolen für die Oberflächenanaesthesie der Atemwege verwendet werden [5, 6, 9, 10]. Wir verwenden diese Methode, die als topische Inhalationsanaesthesie bezeichnet wird, um
1. fiberoptische oro- oder nasotracheale Intubationen [7, 8] und
2. Bronchoskopien [5, 6, 9, 10]
in Lokalanaesthesie durchzuführen. Es stellen sich folgende Fragen:
1. In welchem Ausmaß werden inhalativ verabreichte Lokalanaesthetika über den Atemtrakt systemisch resorbiert und
2. welche Auswirkungen haben sie auf die Lungenfunktion?

Abbildung 1 zeigt das von uns verwendete Inhalationssystem (Fa. Hirtz, Köln). Es besteht aus Ultraschallvernebler mit spez. Einmalverneblerbecher, Einatemventil, Ausatemventil, Mundstück und Nasenklemme. Der Verneblerbecher wird mit 10 ml des entsprechenden Oberflächenanaesthetikums gefüllt. Die Inhalationsdauer beträgt 5 min. 2–3 min nach der Inhalation ist der Oropharynx, der Larynx und das Tracheobronchialsystem gleichmäßig topisch anaesthesiert.

Um Aufschluß über die systemische Resorption von 10%igem Lidocain zu erhalten, wurden Plasmaspiegel gaschromatographisch bestimmt. Es handelt sich um 8 Patienten mit terminaler Niereninsuffizienz, die mit Hilfe der topischen Inhalationsanaesthesie endotracheal intubiert wurden. Die dafür vernebelte Menge lag bei 592 ± 97 mg Lidocain.

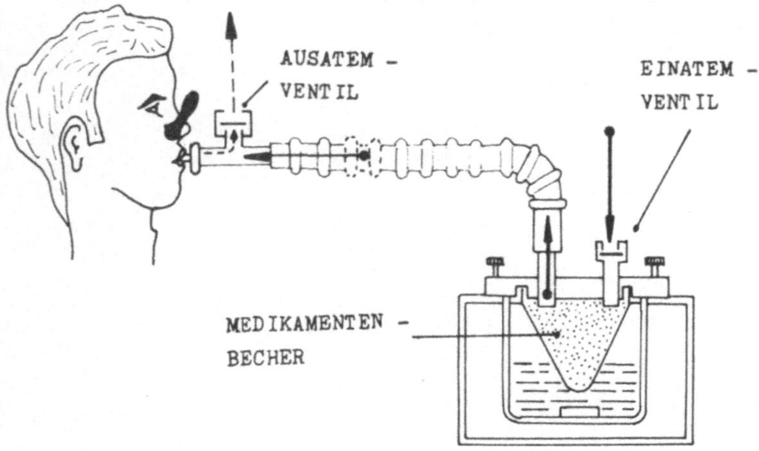

Abb. 1. Inhalationssystem für die topische Inhalationsanaesthesie mit Ultraschall-Aerosolen

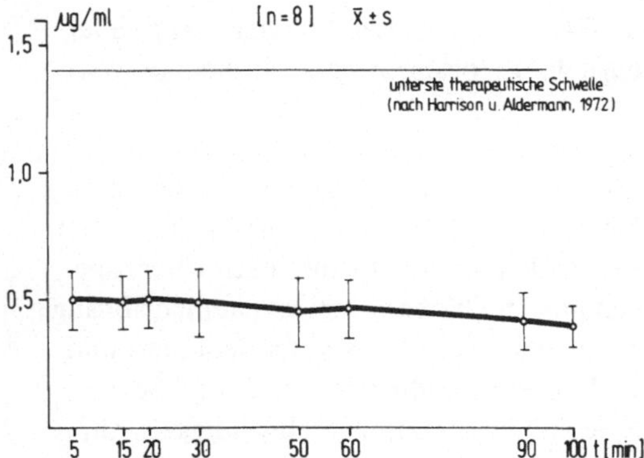

Abb. 2. Lidocainplasmaspiegel nach der topischen Inhalationsanaesthesie mit Ultraschall-Aerosolen bei Patienten mit terminaler Niereninsuffizienz (vernebelte Lidocainmenge 592 ± 97 mg)

Abbildung 2 zeigt, daß sich die Plasmaspiegel nach diesen hohen Dosen zwischen der 5. und 100. min nach Inhalationsende nur um 0,5 µg/ml bewegen. Diese Werte liegen weit unter dem niedrigsten therapeutisch noch wirksamen Spiegel für Lidocain.

In Tabelle 1 werden die Ergebnisse anderer Untersucher verglichen, die während und nach der topischen Inhalationsanaesthesie mit nur 4%igem Lidocain Plasmaspiegel gaschromatographisch bestimmt haben. Es ist zu sehen, daß nach einer vernebelten Gesamtmenge von 400 mg Lidocain die maximalen Plasmaspiegel im Mittel zwischen 0,4 und 1,3 µg/ml liegen und unmittelbar nach Inhalationsende oder 5–8 min danach auftreten.

Diese niedrigen Plasmaspiegel können dadurch erklärt werden, daß nur ein geringer Teil der vernebelten Lidocainmenge über die Atemwege resorbiert wird. Nach Untersuchungen von Gottschalk [2] und Wijngaarden [11] geht etwa ein Drittel eines Aerosols durch Exhalation und Niederschlag im Inhalationssystem verloren. Etwa die Hälfte des vernebelten Aerosols gelangt über den Magen-Darm-Trakt in die Leber, wobei Lidocain − nach Harrison [3] − schon während der ersten Passage zu 70% metabolisiert wird. Demnach

Tabelle 1. Maximale Lidocainplasmaspiegel bei der topischen Inhalationsanaesthesie mit Ultraschall-Aerosolen

Lidocain Konzentration (%)	Menge (mg)	Inhalationszeit (min)	Maximale Blutspiegel (µg/ml)	Zeitpunkt der maximalen Blutspiegel	Untersucher
4	400	10–15	0,41 ± 0,05	Inhalationsende	Chinn et al. (1977)
4	400	10	1,07 ± 0,54	Inhalationsende	Karvonen et al (1976)
4	462 ± 81	15	0,50 ± 0,35	5 min nach Inhalationsende	Korttila et al. (1981)
4	400	10	1,27 ± 0,68	Inhalationsende	Palva et al. (1975)
10	592 ± 97	4	0,59 ± 0,07	29 ± 26 min n. Inhalationsende	Renz et al. (1981)*

* Pat. mit terminaler Niereninsuffizienz

kann davon ausgegangen werden, daß nur etwa 20% der vernebelten Lidocainmenge über den Atemtrakt resorbiert wird und die Restmenge die Lidocainspiegel nicht nennenswert beeinflußt.

In Zusammenstellung (s. Tabelle 1) fällt auf, daß unsere maximalen Lidocainspiegel sehr niedrig sind, obwohl wir 10%iges Lidocain verwenden und die vernebelten Mengen deutlich höher liegen als bei anderen Untersuchern. Die Ursache ist in einer unterschiedlichen regionalen Aerosoldeposition zu sehen, da unsere Patienten nach einem speziellen Atemmuster inhalieren. Die Höhe der maximalen Plasmaspiegel ist nämlich abhängig von derjenigen Lidocainmenge, die im alveolaren Bereich des Atemtraktes deponiert und dort schnell resorbiert wird. Bei langsamer Atemflußgeschwindigkeit wird ein größerer Aerosolanteil im Alveolarbereich abgelagert als bei hoher Atemflußgeschwindigkeit. Um

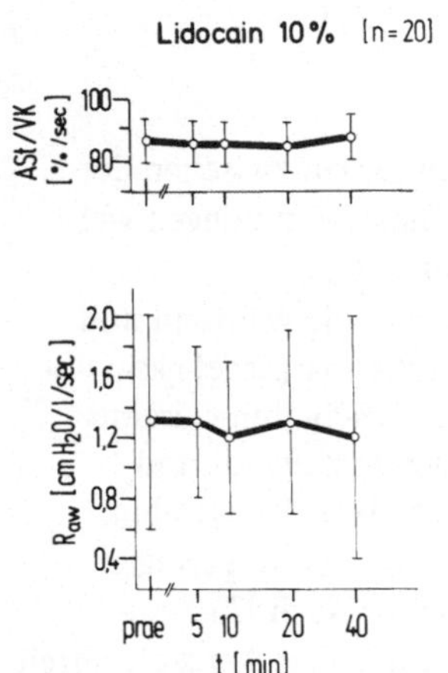

Abb. 3. Lungenfunktion vor und nach der topischen Inhalationsanaesthesie mit 10%igem Lidocain. ASt/VK = Relative Einsekundenkapazität; R_{aw} = Atemwegswiderstand

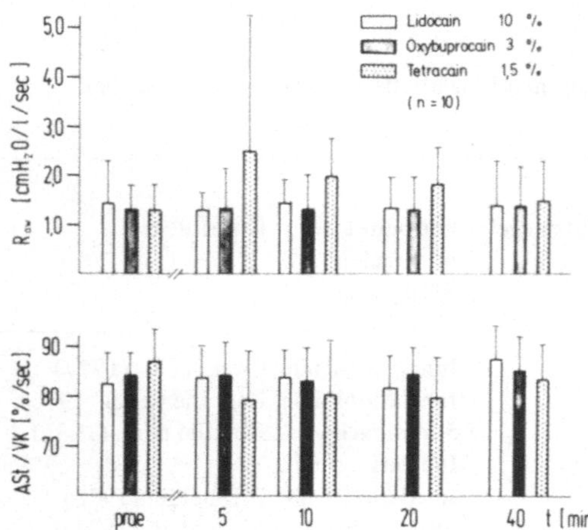

Abb. 4. Lungenfunktion vor und nach der topischen Inhalationsanaesthesie mit 10%igem Lidocain, 3%igem Oxybuprocain und 1,5%igem Tetracain. ASt/VK = Relative Einsekundenkapazität; R_{aw} = Atemwegswiderstand

diese hohe Flußgeschwindigkeit zu erreichen und eine möglichst große Aerosoldeposition im oropharyngealen und tracheo-bronchialen Bereich zu erreichen, lassen wir unsere Patienten mit folgender Technik atmen: schnelle, tiefe Inspiration und langsame Exspiration, um eine Hyperventilation zu vermeiden.

Zur Prüfung der Lungenfunktion nach der Inhalation verschiedener Oberflächenanaesthetika wurden 30 lungengesunde Probanden untersucht. Folgende Parameter wurden spirometrisch und bodyplethysmographisch bestimmt: Vitalkapazität (VK), Atemstoßtest (ASt) und Atemwegswiderstand (R_{aw}). Die Werte wurden vor sowie 5, 10, 20 und 40 min nach der Inhalation gemessen.

Abbildung 3 zeigt die relative Einsekundenkapazität und den Atemwegswiderstand bei 20 Probanden vor und nach der Inhalation von im Mittel 6 ml einer 10%igen Lidocainlösung. Die Parameter zeigen keine signifikanten Veränderungen (Friedmann-Test). Abb. 4 zeigt dieselben Parameter bei 10 Probanden, die an verschiedenen Tagen 10%iges Lidocain, 3%iges Oxybuprocain und 1,5%iges Tetracain in Volumina von im Mittel 6 ml inhaliert haben. Der Atemwegswiderstand und die relative Einsekundenkapazität zeigen in der Lidocain- und Oxybuprocaingruppe keine signifikanten Veränderungen (Friedmann-Test).

In der Tetracaingruppe nimmt der Atemwegswiderstand zu. Die Veränderungen sind aber nicht signifikant. Die relative Einsekundenkapazität nimmt signifikant ab (Friedmann-Test). Im statistischen Mittel ist diese Abnahme jedoch klinisch nicht relevant. In Einzelfällen kann es allerdings zu einer Beeinträchtigung der Lungenfunktion kommen.

So entwickelte sich bei einem Patienten aus der Tetracaingruppe unmittelbar nach der Inhalation eine behandlungsbedürftige Bronchospastik mit einem Atemwegswiderstand von über 9 cm $H_2O/l/s$, der durch ein Katecholamin-Dosier-Aerosol schnell zu senken war (R_{aw} 3,9 cm $H_2O/l/s$ nach 7 min, R_{aw} 2,9 cm $H_2O/l/s$ nach 15 min und R_{aw} 1,9 cm $H_2O/l/s$ nach 40 min). Dieser Proband reagierte ebenfalls auf Oxybuprocain mit einer Erhöhung des Atemwegswiderstandes über 3 cm $H_2O/l/s$. Ein zweiter Proband zeigte nach Tetracain eine Erhöhung des Atemwegswiderstandes ebenfalls über 3 cm $H_2O/l/s$.

Für die Lokalanaesthesie der oberen Atemwege mit Hilfe der topischen Inhalationsanaesthesie empfehlen wir Lidocain. Die Lidocainplasmaspiegel liegen bei einer vernebelten Gesamtmenge von 400—700 mg Lidocain deutlich im sicheren Bereich. Da mit hohen Konzentrationen bessere Anaesthesieergebnisse erzielt werden und die Inhalationszeiten wesentlich kürzer sind, verwenden wir statt 4%igem Lidocain 10%iges Lidocain. Bei Patienten mit schwerer Leberinsuffizienz verwenden wir Oxybuprocain. Tetracain verwenden wir nicht, weil es schon bei Lungengesunden zu einer behandlungsbedürftigen bronchialen Hyperreaktivität führen kann.

Literatur

1. Chinn WM, Zavala DC, Ambre J (1977) Plasma levels of lidocaine following nebulized aerosol administration. Chest 7:346
2. Gottschalk B, Leupold W, Wolter P (1978) Deponierung von Aerosolen in den oberen und unteren Atemwegen. Atemwegs- und Lungenkr 4:378
3. Harrison DC, Stenson RE, Constantino RT (1970) The relationship of blood levels, infusion rates and metabolism of lidocaine to its antiarrhythmic caution. Symposium on cardial arrhythmics (AB Astra), p. 427
4. Karvonen S, Jokinen K, Karvonen P, Holmer A (1976) Arterial and venous blood lidocaine concentrations after local anesthesia for the respiratory tract using an ultrasonic nebulizer. Acta anaesth scand 20:156

5. Kortilla T, Tarkkanen J, Tarkkanen C (1981) Comparison of laryngotracheal and ultrasonic nebulizer administration of lidocaine in lokal anesthesia for bronchoscopy. Acta anaesth scand 25:161
6. Palva T, Jokinen K, Saloheimo M, Karvonen P (1975) Ultrasonic nebulizer in local anesthesia for bronchoscopy. ORL 37:306
7. Renz D Die Verwendung der topischen Inhalationsanaesthesie (TIA) für die Intubation am wachen Patienten. Anaesthesiologisches Colloquium u. Fortbildungsveranstaltung d. DGAI am 27.6.1981 in Hamburg
8. Renz D, Brandt L, Pokar H (1981) Die Verwendung von Ultraschall-Aerosolen zur Oberflächen-anaesthesie der Atemwege. Anaesthesist 30:259
9. Renz D, Brand L, Endell W, Pokar H, Polonius MJ, Renz G: Die topische Inhalationsanaesthesie (TIA) mit Ultraschall-Aerosolen: Eine sichere und bewährte Alternative für Bronchoskopien in Lokalanaesthesie. Prax Pneumol (im Druck)
10. Tomashefski JF, Nelson SW, Christoforidis AJ (1962) Oropharyngeal and tracheobronchial aerosol anesthesia. Chest 42:181
11. Wijngaarden B, Fokkens JK, Hockstra A (1978) Untersuchungen zur Effektivität der Aerosol-Therapie mit Hilfe eines radioaktiv markierten Aerosols. Atemwegs- und Lungenkr 4:381

Die fiberoptische oro- und nasotracheale Intubation mit Hilfe der topischen Inhalationsanaesthesie (TIA)

D. Renz, L. Brandt, A. Chalaris, H.-Ch. Müchler und H. Pokar

Bei der „schwierigen Intubation" kann der Patient durch hypoxämische Zustände und Intubationsverletzungen schwer geschädigt werden. So kann z.B. bei Patienten mit Halswirbelfraktur unter direkter Laryngoskopie eine cervikale Querschnittlähmung auftreten. Beim Patienten mit Peritonsillarabszeß und Kieferklemme kann die herkömmliche „blind-nasale" Intubationstechnik eine spontane Abszeßspaltung mit Eiteraspiration verursachen. In solchen Fällen bietet die Intubation mit Hilfe fiberoptischer Geräte eine sichere Alternative, die noch wenig praktiziert wird [1–3, 5–7].

Bisher führten wir die fiberoptische oro- bzw. nasotracheale Intubation bei 41 Patienten durch. Die Indikationen waren: Akromegalie ($n = 19$), Verlagerung des Kehlkopfes und der Kompression der Trachea ($n = 3$), eingeschränkte Beweglichkeit (traumatisch, rheumatisch) der HWS ($n = 3$), Kieferklemme ($n = 6$), Prognathie ($n = 1$), vermutliche Intubationsschwierigkeiten ($n = 9$).

I. Orotracheale fiberoptische Intubation ($n = 29$)

Methode:

1. Prämedikation mit Atropin und Thalamonal (i.m.).
2. Topische Inhalationsanaesthesie (TIA) mit Ultraschall-Aerosolen für die Schleimhautanaesthesie der Oropharyngeal- und Larynxregion einschließlich der Trachea.

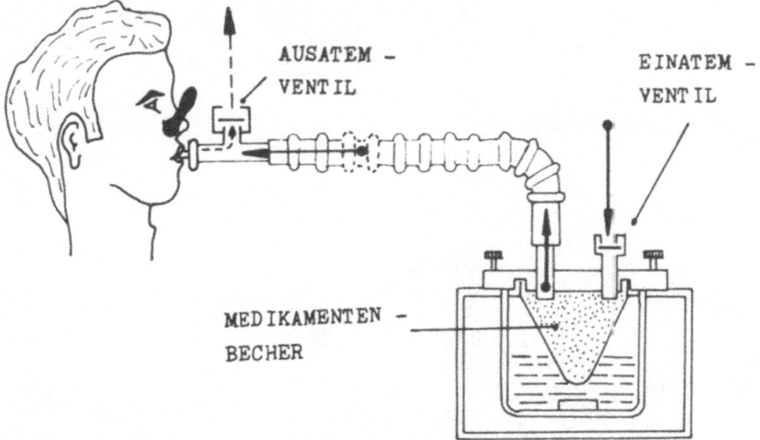

Abb. 1. Inhalationssystem für die topische Inhalationsanaesthesie mit Ultraschall-Aerosolen

Hierfür verwenden wir ein Inhalationssystem (Abb. 1), das aus Ultraschallvernebler (Fa. Hirtz, Köln) mit Einmalverneblerbecher, Einatemventil, Ausatemventil, Mundstück und Nasenklemme besteht. Inhalationslösung: 15%iges Lidocain mit 0,5% Saccharin und 0,04% Pfefferminzöl als Geschmackskorrigentien. Der Verneblerbecher wird mit 10 ml dieser Lösung gefüllt. Atemtechnik: Schnelle, tiefe Inspiration und langsame Exspiration. Inhalationsdauer: Einheitlich 5 min. Vernebelte Lidocainmenge: 4,5–5,5 ml (675 –825 mg).
3. Fiberoptische Tracheoskopie (Machida FBS 6TII) durch den Mund mit auf dem Bronchoskop schon vorher aufgesteckten Endotrachealtubus.
4. Endotracheale Intubation über den flexiblen Teil des Bronchoskops. Kurz vor Intubation: Diazepam (i.v.) in subhypnotischen Dosen.

II. Nasotracheale fiberoptische Intubation ($n = 12$)

Methode:

1. Prämedikation mit Atropin und Thalamonal (i.m.).
2. Topische Inhalationsanaesthesie.
3. Der Naseneingang wird mit 1 ml 4%igem Lidocain besprüht und die Nasenpassage mit 2 ml 2%igem Lidocain-Gel lubrifiziert.
4. Fiberoptische Tracheoskopie (Machida FBS 5TII) durch die Nase mit auf dem Bronchoskop schon vorher aufgesteckten Endotrachealtubus.
5. Endotracheale Intubation über den flexiblen Teil des Bronchoskops. Kurz vor Intubation: 1,0–1,5 mg/kg KG Ketamin i.v. *Sonderfall:* Kieferklemme. Topische Inhalationsanaesthesie in den meisten Fällen nicht durchführbar.

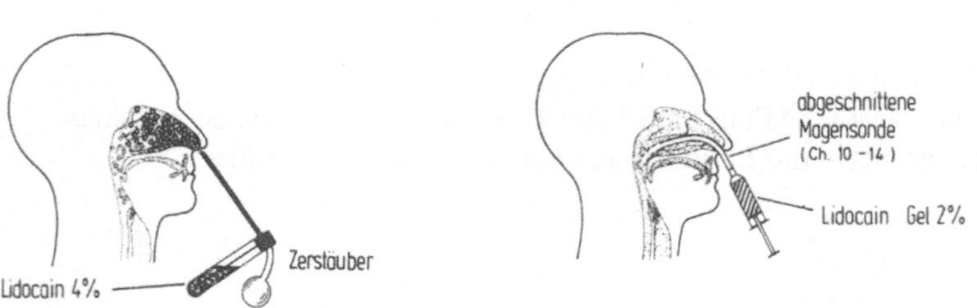

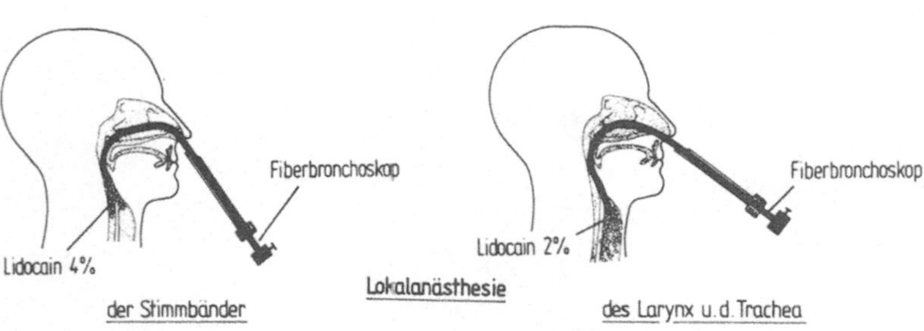

Abb. 2. Technik der Schleimhautanaesthesie bei Patienten mit Kieferklemme

Methode der Schleimhautanaesthesie (Abb. 2):

1. Naseneingang wird mit 1 ml 4%igem Lidocain besprüht.
2. Nasenpassage wird mit 2 ml 2%igem Lidocain-Gel lubrifiziert.
3. Oropharynx wird mit 1–2 ml 4%igem Lidocain besprüht, wenn der Patient den Mund etwas öffnen kann.
4. Anschließend wird das Bronchoskop (mit schon aufgestecktem Endotrachealtubus) transnasal eingeführt und über den Instrumentierkanal des Bronchoskops werden der Larynx mit 3 ml 4%igem und die Trachea mit 3 ml 2%igem Lidocain besprüht.

Die fiberoptischen Intubationen dauerten von TIA-Beginn bis zum Intubationsende im Mittel 11 min (min. 7,5; max. 16) und bei den Patienten mit Kieferklemme im Mittel 10 min (min. 5; max. 15). Die Intubationen gelangen problemlos. Bei enger Nasenpassage wurde in zwei Fällen durch das Bronchoskop die Nasenschleimhaut verletzt und durch Blut die Sicht behindert. Die Lidocaininhalationen wurden ohne Intoxikationserscheinungen gut toleriert und die sich anschließenden Narkosen verliefen komplikationslos.

Die fiberoptische Intubation bietet bei Patienten mit anatomischen Besonderheiten folgende Vorteile:

1. Sichere Methode

Die fiberoptische Tracheoskopie wird beim wachen, spontan atmenden Patienten in Lokalanaesthesie durchgeführt. Die Intubation erfolgt ohne Zeitdruck und die Gabe von Narkotika bleibt auf ein Minimum beschränkt.

2. Schonende Methode

Die obere Zahnreihe kann nicht verletzt werden und eine Traumatisierung des Pharynx, des Larynx und der Trachea wird bei entsprechender Technik vermieden. Voraussetzungen für das einwandfreie Gelingen dieser Technik:
1. Die fiberoptisch-endoskopische Technik muß beherrscht werden.
2. Die Schleimhäute der oberen Atemwege müssen ausreichend topisch anaesthesiert sein.
Hierfür empfehlen wir die topische Inhalationsanaesthesie mit Ultraschall-Aerosolen. Diese
– noch weitgehend unbekannte – Oberflächenanaesthesietechnik [4] erfüllt folgende Kriterien:
1. adäquate Schleimhautanaesthesie,
2. sichere Methode,
3. einfache und schnelle Technik,
4. geringe Belästigung und Belastung des Patienten.

Nach unseren Erfahrungen sind wir der Meinung, daß die Indiktion für die fiberoptische Intubation großzügig gestellt werden kann und nicht nur bei bekannten, sondern auch bei vermuteten Intubationshindernissen verwendet werden sollte.

Literatur

1. Mansfield RE (1957) Modified bronchoscope for endotracheal intubation. Anaesthesia 12:477
2. Murphy P (1967) A fiberoptic endoscope used for nasal intubation. Anaesthesia 22:489
3. Renz D (1981) Die Verwendung der topischen Inhalationsanaesthesie (TIA) für die Intubation am wachen Patienten. Anaesthesiologisches Colloquium und Fortbildungsveranstaltung d. DGAI am 27. 6. 1981 in Hamburg
4. Renz D, Brandt L, Pokar H (1981) Die Verwendung von Ultraschall-Aerosolen zur Oberflächenanaesthesie der Atemwege. Anaesthesist 30:259
5. Stiles CM, Stiles QR, Denson JS (1972) A flexible fiberoptic laryngoscope. JAMA 221:1246
6. Tahir AH, Yarbrough WM, Adriani J (1973) Bronchofiberscope as an aid to endotracheal intubation and respiratory care in surgical patients. Sth med J (Bgham, Ala) 66:772
7. Taylor PA, Towey RM (1972) The bronchofiberscope as an aid to endotracheal intubation. Br J Anaesth 44:611

Sachverzeichnis

Anaesthesiologie und Intensivmedizin

Anaesthesiology and Intensive Care Medicine

vormals „Anaesthesiologie und Wiederbelebung"
begründet von R. Frey, F. Kern und O. Mayrhofer

Herausgeber: H. Bergmann (Schriftleiter),
J. B. Brückner, M. Gemperle, W. F. Henschel,
O. Mayrhofer, K. Peter

Band 128
P. Lemburg
Künstliche Beatmung beim Neugeborenen und Kleinkind

Theorie und Praxis der Anwendung von Respiratoren beim Kind
1980. 85 Abbildungen. X, 146 Seiten. DM 63,-
ISBN 3-540-09659-0

Band 129
25 Jahre Anaesthesiologie und Intensivtherapie in Österreich

Herausgeber: K. Steinbereithner, H. Bergmann
1979. 54 Abbildungen, 40 Tabellen. X, 149
Seiten. DM 69,-. ISBN 3-540-09777-5

Band 130
25 Jahre DGAI

Jahrestagung in Würzburg, 12.-14. Oktober 1978
Herausgeber: K. H. Weis, G. Cunitz
1980. 689 Abbildungen, zahlreiche Tabellen.
XXXVIII, 1012 Seiten. DM 158,-.
ISBN 3-540-10140-3

Band 131
Akute respiratorische Insuffizienz

Herausgeber: K. Peter
1980. 83 Abbildungen, 12 Tabellen. IX, 131
Seiten (18 Seiten in Englisch). DM 58,-
ISBN 3-540-10185-3

Band 132
Endocrinology in Anaesthesia and Surgery

Editors: H. Stoeckel, T. Oyama
With the Co-operation of G. Hack
1980. 101 figures, 45 tables. XI, 203 pages.
DM 94,-. ISBN 3-540-10211-6

Band 133
Lormetazepam

Experimentelle und klinische Erfahrungen mit
einem neuen Benzodiazepin zur oralen und
intravenösen Anwendung
Herausgeber A. Doenicke, H. Ott
1980. 98 Abbildungen, 14 Tabellen. XXI, 133
Seiten. DM 59,-. ISBN 3-540-10387-2

Band 134
Thrombose und Embolie

Herausgeber: H. Vinazzer
Mit Beiträgen zahlreicher Fachwissenschaftler
1981. 124 Abbildungen, 48 Tabellen.
XII, 345 Seiten. DM 118,-. ISBN 3-540-10393-7

Band 135
P. Sefrin
Polytrauma und Stoffwechsel

1981. 28 Abbildungen. VIII, 90 Seiten. DM 49,-.
ISBN 3-540-10525-5

Band 136
W. Seyboldt-Epting
Kardioplegie

Myokardschutz während extrakorporaler Zirkulation
1981. 36 Abbildungen. IX, 74 Seiten. DM 78,-
ISBN 3-540-10621-9

Band 137
G. Goeckenjan
Kontinuierliche Messung des arteriellen Sauerstoffpartialdrucks

1981. 49 Abbildungen, 11 Tabellen. IX, 110
Seiten. DM 78,-. ISBN 3-540-10730-4

Band 138
Neue Aspekte in der Regionalanaesthesie 2

Pharmakokinetik, Interaktionen, Thromboembolierisiko, New Trends
Herausgeber: H. J. Wüst, M. Zindler
1981. 72 Abbildungen. XIV, 178 Seiten (87
Seiten in Englisch). DM 78,-.
ISBN 3-540-10893-9

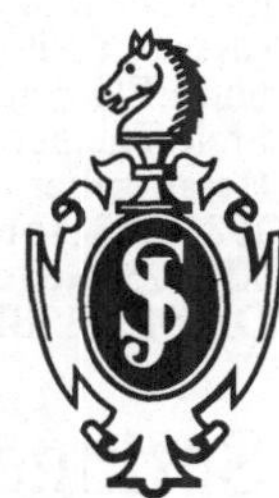

Springer-Verlag Berlin Heidelberg New York

Anaesthesiologie und Intensivmedizin

Anaesthesiology and
Intensive Care Medicine

vormals „Aneasthesiologie und Wiederbelebung"
begründet von R. Frey, F. Kern und O. Mayrhofer

Herausgeber: H. Bergmann (Schriftleiter),
J. B. Brückner, M. Gemperle, W. F. Henschel,
O. Mayrhofer, K. Peter

Beiträge des Zentraleuropäischen Anaesthesiekongresses

Band 139
Prae- und postoperativer Verlauf
Allgemeinanaesthesie

Band 1
ZAK Innsbruck 1979: Begrüßungsansprachen,
Festvortrag. Panel III: Präoperative Anaesthe-
sieambulanz. Freie Themen: Allgemeinanae-
sthesie, Postoperative Nachsorge.
Panel V: Anaesthesieletalität
Herausgeber: B. Haid, G. Mitterschiffthaler
1981. 106 Abbildungen, 86 Tabellen.
XXXIII, 225 Seiten (40 Seiten in Englisch).
DM 98,-. ISBN 3-540-10942-0

Band 140
Regionalanaesthesie
Perinatologie
Elektrostimulationsanalgesie

Band 2
ZAK Innsbruck 1979: Hauptthema I: Regionalanaesthesie. Freie Themen: Elektrostimulations-
analgesie. Panel II: Perinatalperiode
Herausgeber: B. Haid, G. Mitterschiffthaler
1981. 134 Abbildungen, 51 Tabellen. XI, 218
Seiten. DM 85,-. ISBN 3-540-10943-9

Band 141
Experimentelle Anaesthesie –
Monitoring – Immunologie

Band 3
ZAK Innsbruck 1979: Freie Themen: Experi-
mentelle und klinisch-experimentelle Anae-
sthesie, Technik und Monitoring, Anaesthesie
und EEG. Panel I: Immunologische Aspekte.
Freie Themen: Immunologie
Herausgeber: B. Haid, G. Mitterschiffthaler
1981. 183 Abbildungen, 32 Tabellen.
XIII, 252 Seiten (7 Seiten in Englisch).
DM 98,-. ISBN 3-540-10944-7

Band 142
Herz Kreislauf Atmung

Band 4
ZAK Innsbruck 1979: Freie Themen: Kontrollierte Blutdrucksenkung, Anaesthesie bei Cardio-
chirurgie, Haemodynamik, Atmung
Herausgeber: B. Haid, G. Mitterschiffthaler
1981. 263 Abbildungen, 51 Tabellen. XIV, 335
Seiten. DM 128,-. ISBN 3-540-10945-5

Band 143
Intensivmedizin – Notfallmedizin

Band 5
ZAK Innsbruck 1979: Hauptthema II:
Anaesthesie und Notfallmedizin. Haupt-
thema III: Grenzen der Intensivmedizin. Freie
Themen: Intensivmedizin, Parenterale Ernäh-
rung und Volumenersatz, Säure-Basen-Haushalt
Herausgeber: B. Haid, G. Mitterschiffthaler
1981. 269 Abbildungen, 95 Tabellen. XV, 373
Seiten (13 Seiten in Englisch). DM 148,-.
ISBN 3-540-10946-3

Band 144
Spinal Opiate Analgesia

Experimental and Clinical Studies
Editors: T. L. Yaksh, H. Müller
1982. 55 figures, 54 tables. XII, 147 pages. DM 68,-
ISBN 3-540-11036-4

Band 145
J. D. Beyer, K. Messmer
Organdurchblutung und
Sauerstoffversorgung bei PEEP

Tierexperimentelle Untersuchungen zur regionalen Organdurchblutung und lokalen Sauerstoffversorgung bei Beatmung mit positiv-endexspira-
torischem Druck
1982. 17 Abbildungen, 18 Tabellen. X, 84 Seiten.
DM 54,-. ISBN 3-540-11220-0

Band 146
H. Harke
Massivtransfusionen

Hämostase und Schocklunge
1982. 78 Abbildungen, 50 Tabellen.
XIV, 196 Seiten. DM 65,-. ISBN 3-540-11467-X

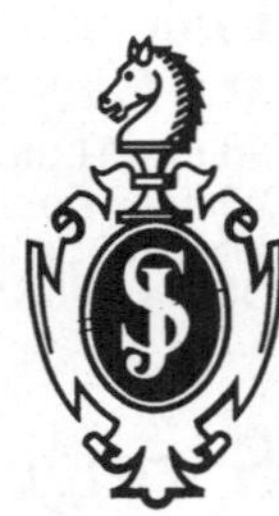

Springer-Verlag Berlin Heidelberg New York